中国分级诊疗制度的理论与思考
——基于珠海实践

编　著　梅文华　李文敏
副主编　徐　宁　陈菊莲　乔淑琴
编　者　（以姓氏笔画为序）
　　　　王子龙　艾　艳　布芸珂　叶仲书
　　　　朱惠敏　乔淑琴　李文敏　李婷婷
　　　　吴杨宇娟　张卫辉　陈美婷　陈菊莲
　　　　周鸿雁　徐　宁　徐玉良　郭文燕
　　　　郭伟文　黄芷薇　梅文华

华中科技大学出版社
http://press.hust.edu.cn
中国·武汉

内容简介

本书分为理论篇、政策篇、实践篇和思考篇，共十二章。基于统计数据、现况调查和国内外分级诊疗的实践，通过纵向和横向比较，以国家各项法律法规及规范为参考依据，分析中国分级诊疗制度推进过程中存在的问题，最后提出一些建设性的解决思路和意见。

本书可供国内各级卫生行政部门工作者决策参考，还可作为高等院校公共卫生管理、护理、全科医学、社会学等相关专业的教师、研究生等的教材与科研参考书籍。

图书在版编目(CIP)数据

中国分级诊疗制度的理论与思考：基于珠海实践 / 梅文华，李文敏编著． -- 武汉：华中科技大学出版社，2024.12.
ISBN 978-7-5772-1062-9

Ⅰ．R199.2

中国国家版本馆 CIP 数据核字第 2024ZU1632 号

中国分级诊疗制度的理论与思考——基于珠海实践　　　　　　　　梅文华　李文敏　编著
Zhongguo Fenji Zhenliao Zhidu de Lilun yu Sikao——Jiyu Zhuhai Shijian

策划编辑：余　雯
责任编辑：余　雯　张　寒
封面设计：原色设计
责任校对：朱　霞
责任监印：周治超

出版发行：华中科技大学出版社（中国·武汉）　　电　话：(027)81321913
　　　　　武汉市东湖新技术开发区华工科技园　　邮　编：430223
录　　排：华中科技大学惠友文印中心
印　　刷：武汉市洪林印务有限公司
开　　本：889mm×1194mm　1/16
印　　张：13.75
字　　数：417千字
版　　次：2024年12月第1版第1次印刷
定　　价：59.80元

本书若有印装质量问题，请向出版社营销中心调换
全国免费服务热线：400-6679-118　竭诚为您服务
版权所有　侵权必究

前言
Introduction

近年来,各地政府在分级诊疗的实施模式与推行方面进行了积极探索,特别在"强基层"和医联体、医共体建设方面投入较多。但从实际情况来看,分级诊疗的推行困难多、阻力大,进展缓慢,甚至在多个方面陷入了困境,一直未能找到有效的实施模式。其原因既包括政策和实施中的问题,也有理论上的认识误区和体制上的掣肘。在这种背景下,迫切需要回答一些重要的问题:我们到底为什么要分级诊疗?分级诊疗究竟是什么?国外是怎样进行分级诊疗的?我们需要什么样的分级诊疗?具体而言,分级诊疗在理论上应该呈现什么样的状态与特征?产生什么样的效果与价值?在实施中,我国的分级诊疗制度陷入了什么样的困境?其原因何在?面对这种困境,未来应当如何推行分级诊疗以达成分级诊疗格局的"合理"状态?对这一系列问题的回答既具有理论价值,又具有现实指导意义。

本书首先从分级诊疗的意义、中外分级诊疗的内涵辨析、国外分级诊疗的实践与借鉴、分级诊疗的影响因素四个方面进行了理论分析,然后对中国分级诊疗的历程、相关政策进行了回顾,接着对中国分级诊疗制度的具体实践、分级诊疗制度的实践效果、分级诊疗制度面临的困境进行了系统分析,并结合珠海市分级诊疗制度实施的做法和效果评价,对什么是符合中国国情的分级诊疗制度、未来中国分级诊疗制度的走向提出了一些思考。全书分为理论篇、政策篇、实践篇和思考篇,共十二章。基本思路是基于统计数据、现况调查和国内外分级诊疗的实践,通过纵向和横向比较,以国家各项法律法规及规范为参考依据,分析分级诊疗制度推进过程中存在的问题,最后提出一些建设性的解决思路和意见。

本书是《促进珠海市分级诊疗制度实施的策略研究》项目的研究成果,项目实施过程中,李文敏教授团队在珠海市开展了深入、细致的调研工作,她本人在英国牛津大学访问期间也进行了部分全科医疗的实地考察工作,同时也是本书的统稿人。周鸿雁、王子龙、布芸珂、朱惠敏、李婷婷、吴杨宇娟、张卫辉、黄芷薇等学者参与了本书部分章节的撰写。在项目实施和本书撰写过程中,珠海市公立医院管理中心徐宁、陈菊莲、徐玉良,珠海市中西医结合医院乔淑琴,珠海市中西医结合医院拱北社区健康服务中心艾艳,珠海市第三人民医院陈美婷、叶仲书、郭伟文,珠海市疾病预防控制中心郭文燕等人积极参与。同时,本书得到了珠海市卫生健康局医政科、基层卫生健康与妇幼健康科、中医药科等科室的大力支持,在此一并表示感谢!

由于编者水平有限,本书疏漏和不足之处在所难免,恳请各位读者批评指正!

梅文华

目录

理 论 篇

3　1　为什么要分级诊疗？
3　　一、提出分级诊疗时的政策背景
5　　二、提出分级诊疗时的卫生事业发展困境
6　　三、当前医疗格局所引发的后果
7　　四、实施分级诊疗的意义
8　　参考文献

9　2　什么是分级诊疗？
9　　一、中国分级诊疗的概念内涵
12　　二、国际上分级诊疗的相关概念
14　　三、分级诊疗概念的中外异同
15　　参考文献

17　3　国外是怎样分级诊疗的？
17　　一、英国分级诊疗的实践
21　　二、美国分级诊疗的实践
24　　三、德国分级诊疗的实践
27　　四、日本分级诊疗的实践
30　　五、古巴分级诊疗的实践
34　　六、借鉴与启示
36　　参考文献

38　4　分级诊疗的影响因素有哪些？
38　　一、英国就诊流程分析
40　　二、英国分级诊疗的影响因素分析
42　　三、分级诊疗的核心制度基础
45　　四、分级诊疗制度的其他影响因素
47　　五、几个与分级诊疗相关的问题

政 策 篇

51　5　中国分级诊疗的历程回顾
51　　一、中华人民共和国成立前的分级诊疗理念与实践
51　　二、计划经济时期的管制型分级诊疗格局(1949—1978年)
56　　三、改革开放后分级诊疗格局的瓦解(1979—2008年)

60	四、"新医改"重塑分级诊疗格局(2009年至今)
63	参考文献
65	**6 中国分级诊疗相关政策分析**
65	一、分级诊疗相关政策的文本分析
69	二、分级诊疗政策内容分析
82	三、分级诊疗政策述评
84	参考文献

实 践 篇

89	**7 中国是如何推进分级诊疗制度的?**
89	一、以区域医疗中心建设为重点,推进分级诊疗区域分开
91	二、以县医院能力建设为重点,推进分级诊疗城乡分开
95	三、以重大疾病单病种管理为重点,推进分级诊疗上下分开
97	四、以三级医院日间服务为重点,推进分级诊疗急慢分开
102	五、以紧密型医共体推动县域资源整合共享
105	六、以紧密型城市医疗集团构建城市网格化医疗服务新体系
110	七、中国分级诊疗试点城市典型模式
115	参考文献
116	**8 中国分级诊疗制度的实施效果评价**
116	一、政策目标
117	二、评价指标体系的构建
121	三、中国分级诊疗制度实施效果的概况
129	四、中国分级诊疗制度实施效果的综合评价
133	参考文献
135	**9 中国分级诊疗制度面临的困境及其成因**
135	一、影响中国分级诊疗制度推进的主要问题
138	二、三个重要问题的成因分析
142	三、中国分级诊疗制度推进的困境分析
145	参考文献
146	**10 案例分析:分级诊疗制度的珠海市实践**
146	一、珠海市概况
147	二、珠海市分级诊疗的相关政策分析
152	三、珠海市分级诊疗的主要做法
159	四、珠海市分级诊疗制度的实施效果
167	五、基层医疗卫生机构医生对分级诊疗的认知情况分析
169	六、患者与居民对分级诊疗的认知情况分析
174	七、珠海市分级诊疗制度实施效果的综合评价
179	八、小结与讨论
182	参考文献

思 考 篇

11　什么是符合中国国情的分级诊疗? ... 185
　一、什么是中国国情? ... 185
　二、在什么样的语境下推进分级诊疗? ... 189
　参考文献 ... 192

12　中国未来分级诊疗制度是什么样? ... 193
　一、分级诊疗制度的优化逻辑和突破点 ... 193
　二、未来中国分级诊疗制度的两种走向 ... 194
　三、未来中国分级诊疗制度的几个配套改革 ... 196
　参考文献 ... 198

附1:英国国民健康服务(NHS)指南 ... 199
　一、角色、职责和资金 ... 199
　二、总结 ... 201

附2:英国国民健康服务(NHS)基金会信托理事指南 ... 203
　一、本指南是什么? ... 203
　二、理事的职责是什么? ... 205
　三、什么是理事长? ... 207
　四、高级独立董事的职责是什么? ... 207
　五、什么是理事顾问组? ... 207
　六、理事通常如何与Monitor合作? ... 207

理论篇

1　为什么要分级诊疗？

自2015年3月6日，国务院办公厅印发了《全国医疗卫生服务体系规划纲要(2015—2020年)》(以下简称《规划纲要》)，在如何落实医疗机构功能定位、加强分级诊疗方面均有明确规定和要求以来，已有将近十年之久。其间，从中央到地方都纷纷进行了分级诊疗制度的探索，学界、卫生界、政府部门等都进行了大量的讨论，但时至今日，分级诊疗的格局仍未真正形成，这不得不让我们回到这个制度出台之初，思考一下为什么要分级诊疗？

一、提出分级诊疗时的政策背景

我国自2009年开始推进的"新医改"具有丰富的内容。其中，分级诊疗因其全面涉及整个医疗资源的配置格局和效应，直接影响众多主体的利益，深刻影响民众看病就医的可及性、公平性与效率，且具有"牵一发而动全身"的特点，而被认为是"新医改"的核心内容，其从推行之初便被寄予厚望并受到广泛讨论。"新医改"共经历了三个阶段，其中，诸多政策与分级诊疗制度息息相关。

(一) 第一阶段：2005—2008年

2005年7月28日，《中国青年报》刊登了由国务院发展研究中心负责的对中国医疗卫生体制改革(以下简称医改)的评估报告。报告通过总结和反思历年医改，得出结论：中国目前的医改基本上是不成功的。这一结论主要基于市场主导与政府主导模式的争论，因此该报告也标志着2005年成为新一轮医改的起点。

2006年，全国范围内继续深入开展"以患者为中心，以提高医疗服务质量为主题"的医院管理年活动。2006年9月，经国务院批准，劳动和社会保障部、物价局、财政部、民政部、教育部、工商总局等11个有关部委组成的全国医疗体制改革协调小组正式成立，国家发展改革委员会(发展改革委)主任和卫生部部长任双组长。

2007—2008年，医改进入最后冲刺。新的医改方案于2008年3月提交"两会"讨论，从而标志着中国医疗改革历经近三十年的历程进入了最后冲刺阶段。

(二) 第二阶段：2009—2015年

2009年，中共中央、国务院发布了《关于深化医药卫生体制改革的意见》，提出要建设覆盖城乡居民的公共卫生服务体系、医疗服务体系、医疗保障体系、药品供应保障体系，形成四位一体的基本医疗卫生制度。

同年，国务院发布《医药卫生体制改革近期重点实施方案(2009—2011年)》，重点提出五项改革：一是加快推进基本医疗保障制度建设，二是初步建立国家基本药物制度，三是健全基层医疗卫生服务体系，四是促进基本公共卫生服务逐步均等化，五是推进公立医院改革试点。旨在着力解决群众反映较多的"看病难、看病贵"问题。

2010年，医保覆盖面取得了巨大进步。提前一年在全国范围内推开城镇居民医保，将在校大学生纳入城镇居民医保范围。保障范围也从重点保大病逐步向门诊小病延伸。中央财政医疗卫生支出累计达到2490亿元。

2011年,公立医院的改革逐步展开,涉及管理体制、运行机制和监管机制的全面改革,同时推进了公立医院补偿机制的改革。

2012年,"十二五"医改规划的三项重点:加快健全全民医保体制(保基本)、巩固完善基本药物制度(强基层)、积极推进公立医院改革(建机制)。卫生部办公厅发布《关于加强基层医疗机构监管工作的通知》(卫办医管发〔2012〕56号),提出要高度重视基层医疗机构监管工作,加强机构、人员执业资格监管,规范医疗服务行为,加大培训和宣传力度,依法加强执业监管和监督检查工作力度。

2013年,基本药物扩容、大病医保、行业标准提高。2009年"新医改"以来,国家出台了一批医改政策,其中医药分开、医保控费、药品降价、基本药物目录扩容、基本药物招标纠偏、抗生素分级管理、新版GSP和GMP成为影响行业发展的最主要政策。

2014年,深化公立医院改革、提高保障力度、支持社会办医。2014年医改重点工作:县级公立医院综合改革试点扩大到1000个县,覆盖农村5亿人口和扩大城市公立医院综合改革试点;城乡居民基本医保财政补助标准提高到人均320元,积极推动城乡居民大病保险试点;创新社会资本办医机制和推进医生多点执业。

2015年,国务院办公厅发布了《深化医药卫生体制改革2014年工作总结和2015年重点工作任务》,全面总结了2014年深化医改取得的积极进展和成效,分析了医改面临的形势和挑战,在此基础上提出了2015年重点工作任务,包括全面深化公立医院改革、健全全民医保体系、大力发展社会办医、健全药品供应保障机制、完善分级诊疗体系、深化基层医疗卫生机构综合改革、统筹推进各项配套改革。

(三) 第三阶段:2016—2020年

2016年,国务院办公厅发布《深化医药卫生体制改革2016年重点工作任务》,其中明确提出要加快推进分级诊疗制度建设,包括加快开展分级诊疗试点,扩大家庭医生签约服务,到2016年底,城市家庭医生签约率达到15%以上,重点人群签约率达到30%以上;提升基层服务能力,继续加强基层医疗卫生机构和县级医院能力建设,鼓励城市二级以上医院医生到基层医疗卫生机构多点执业;完善配套政策。

2017年,形成较为系统的基本医疗卫生制度框架的关键之年。作为"工作落实年",深化医改的工作任务分为需要制定的政策文件和推动落实的重点工作两部分。国务院办公厅发布《深化医药卫生体制改革2017年重点工作任务》提出需要制定的政策文件主要包括加强医疗卫生行业综合监管、建立现代医院管理制度、加强医疗联合体建设、改革完善短缺药品供应保障机制等方面的14个指导性文件。重点工作为56项,主要是围绕分级诊疗、公立医院改革、全民医保、药品供应保障、综合监管等制度建设提出了具体任务。同时,对健康扶贫、人才培养、基本公共卫生服务、卫生信息化建设以及开展改善医疗服务行动计划等工作提出了有关要求。

2018年,卫生计生委员会(卫生计生委)改为卫生健康委员会(卫生健康委)。下半年出台的《深化医药卫生体制改革2018年下半年重点工作任务》指出深化医改重点工作任务包括:有序推进分级诊疗制度建设、建立健全现代医院管理制度、加快完善全民医保制度、大力推进药品供应保障制度建设、切实加强综合监管制度建设、建立优质高效的医疗卫生服务体系、统筹推进相关领域改革。

2019年出台的《深化医药卫生体制改革2019年重点工作任务》明确了两方面重点工作内容。一是要研究制定的文件,主要涉及健康中国行动、促进社会办医健康规范发展、二级及以下公立医疗机构绩效考核、加强医生队伍管理、医疗联合体管理、公立医院薪酬制度改革、医疗保障基金使用监管等方面的15个文件;二是要推动落实的重点工作,主要围绕解决"看病难、看病贵"问题和加强医院管理等方面,提出了21项具体工作。解决看病难方面,提出推进国家医学中心和区域医疗中心建设、有序发展医联体促进分级诊疗、深化"放管服"改革支持社会办医、促进"互联网+医疗健康"发展、统筹推进县域综合医改等重点工作;解决看病贵方面,提出巩固完善国家基本药物制度、推进医保支付方式改革、完善公立医院补偿机制、深化公立医院综合改革等重点工作。

2020年受新冠疫情影响,国务院办公厅年中出台的《深化医药卫生体制改革2020年下半年重点工作任务》中指出,重点任务应围绕加强公共卫生体系建设、深入实施健康中国行动、深化公立医院综合改革、深化医疗保障制度改革(推进按疾病诊断相关分组付费国家试点和按病种付费,探索紧密型医疗联合体实行总额付费,结余留用、合理超支分担)、健全药品供应保障体系、统筹推进相关重点改革(如区域医疗中心)等方面。

同年,《关于加强基层医疗卫生机构绩效考核的指导意见(试行)》出台,指出通过建立健全基层医疗卫生机构绩效考核机制,推动基层医疗卫生机构持续提升服务能力和改进服务质量,努力为人民群众提供安全、有效、方便、经济的医疗卫生服务。同时,进一步发挥绩效考核导向作用,引导医疗卫生资源下沉基层,推进分级诊疗制度建设。

综上所述,"新医改"时期国家先后提出关于家庭医生签约、基层首诊及配套管理等多项分级诊疗保障政策,主要在完善医疗体系建设,设定各级医疗机构功能定位,强调各级机构的建设标准,提升县医院及其他基层医疗机构硬件设施和服务能力,在扩充医疗资源等方面进行保障。同时利用医保配套政策引导患者合理选择医疗机构,为分级诊疗奠定基础。2015年分级诊疗制度迈向新的高潮,此时医疗资源得到有效补充,"缺医少药"和"看病难、看病贵"等问题逐渐被改善,而医疗资源不均等化的问题显得更为紧迫。

二、提出分级诊疗时的卫生事业发展困境

在2015年国家政策中提出分级诊疗制度前后,中国卫生事业的发展状况表现为以下一些特点。

(一) 医疗资源配置严重不均衡,公平性差

从全国范围来看,地区之间、城乡之间医疗资源配置严重失调。主要表现为城市之间(如一线城市与二三线城市)、城乡之间、机构之间(如大医院与中小医院)在设备、设施、人才等医疗资源方面存在巨大差异。《中国卫生健康统计年鉴》中数据统计显示:城市中约85%的医疗资源集中在二三甲医院,仅有15%左右的资源散存于基层社区医疗机构。第六次人口普查结果表明,我国居住在农村的人口比例高达50.32%,但是,80%的医疗资源却集中在城市,而农村卫生资源主要集中在县医院,且县医院正在替代乡镇卫生成为住院服务的主要供方,乡村两级医疗卫生机构的物力资源与人力资源配置相对落后。这种医疗资源的"倒金字塔"配置与居民健康需求"正金字塔"相矛盾,严重阻碍着我国卫生事业健康发展。

2006年,在世界卫生组织(WHO)对191个成员国卫生筹资和分配公平性的排序中,中国位列第188位。自1995年以来,在政府总收入年均增长率为17.5%的情况下,中国卫生预算年均增长率仅为14.2%,卫生支出长期未能与财政收入同步增长,而公共卫生筹资的核心正在于建立政府主导的投入体系。同期印度的公共投入同样只占其卫生总费用的17.9%,但按照WHO的评估排位,其公平性在全球居第43位。

(二) 公立医院规模持续扩张,基层医疗卫生机构服务量萎缩

近年来,医院门诊量持续增长,增长速度明显快于基层医疗卫生机构的增长速度。2010—2017年,基层医疗卫生机构诊疗量占总诊疗量比例从61.87%下降到54.12%,其占比年均递减1.89%,而公立医院所占比例从34.94%提高到42.02%,其占比年均递增2.67%,尤其是三级医院的诊疗人次占医院总诊疗人次的比重由37.3%增加到48.7%,增长了11.4个百分点;与此同时,基层医疗卫生机构入院人数占入院总人数比例从27.87%下降到18.21%,其占比年均递减5.9%,而医院占比从67.19%提高到77.41%,其占比年均递增2.04%。过去十多年里,除韩国外,多数经济合作与发展组织(简称经合组

织)国家大幅减少了医院床位数,有的国家降幅高达30%。但本轮医改以来,我国公立医院床位数却大规模增加,2015年医院床位数比2010年增加了57.4%,三级医院床位数增加幅度更是高于一二级医院。世界银行、WHO等机构关于中国医改的联合报告指出:中国的住院率从2003年的4.7%迅速升至2013年的14.1%,年均增长11.5%;医院支出占中国卫生总支出的54%,而经合组织国家的均值为38%。

(三)大医院无序扩张形成对基层人才、患者的大量虹吸

十多年来,各级医院尤其是三级医院无序扩张,形成对基层优秀医疗人才、患者的大量虹吸,进一步加剧了居民"看病难、看病贵"问题。据测算:2010—2017年,医院由20918个增加到31056个,增长48.47%;床位数由338.74万张增加到612.05万张,增长80.68%;医院卫生专业技术人员占总人数的比例从58.51%提高到64.36%,占比年均递增1.37%;而基层医疗卫生机构占比则从32.57%下降到27.87%,占比年均递减2.20%;医院床位使用率保持在85%~89%(其中三级医院在98.6%~102.9%),而社区卫生服务中心和乡镇卫生院分别仅保持在54.6%~57.0%和58.0%~61.3%。

这些数据明显体现了三级医院的超负荷运转。在三级医院"一床难求",住院需要排长队的同时,社区卫生机构、乡镇卫生院却有近一半的病床闲置。尽管自2012年三级医院的病床利用率达到104.5%以来,逐年有所降低,但仍远远高于基层医疗卫生机构。事实上,2012年之后我国住院率仍在持续上升,出现大医院病床利用率下降趋势的真正原因是此阶段大医院床位数的大规模增加,而不是基层利用率的提升。患者明显倾向于去城市大型综合医院就诊,大医院的虹吸现象明显。

(四)卫生总费用攀升,医患关系持续紧张

公开数据显示,1999—2019年,我国卫生总费用占GDP的比重从4.9%升至6.6%,政府卫生支出占卫生总费用比例从15.3%提高到26.7%,社会支出占比从25.5%升至44.9%,社会支出与财政压力双重增加。虽然个人支出相对卫生总支出比例逐年下降,但个人绝对卫生支出却在逐年上涨,如个人卫生支出的金额从2008年的5875.9亿元上升到2019年的18489.5亿元,增加了12613.6亿元,是2008年的3.15倍。

患者过多集中在大医院,导致医疗成本增高,专家资源"一号难求",进一步加剧了"看病难、看病贵"的社会矛盾。在这种背景下,大医院面临就诊患者多、医生工作压力大等问题,2018年中国医生协会发布的《中国医师执业状况白皮书》显示:在中国,有66%的医生曾亲身经历过医患冲突事件,超三成的医生有被患者暴力对待的经历。医院的级别越高,被报道的伤医事件发生的频率越高。十年内报道的暴力伤医事件中,有七成发生在三级医院,其中三甲医院就占了一半以上。

三、当前医疗格局所引发的后果

以上数据清晰地表明,我国医疗服务体系无论是从医疗资源配置上看,还是从患者流向上看,都是一个"以大医院为中心、以疾病治疗为中心"的模式。医疗资源的配置和医疗流程的设计都没有真正做到以患者为中心,而是让患者跟着医生跑、围着医院转,患者体会不到医学应有的人文关怀,缺少获得感。这与国际上普遍推崇的"以患者为中心"的服务理念和以初级卫生保健服务为中心的分级诊疗格局背道而驰。无序的诊疗格局造成一系列不良后果,主要体现在以下几个方面。

(一)高成本、无序竞争的医疗模式

当前我国医疗服务体系以大医院和治疗为中心,忽视健康管理和预防保健,这是国际公认的高成本医疗模式。同时,无序的诊疗格局造成各医疗机构普遍缺乏相对稳定的患者群,对工作量、收入等都缺

乏稳定预期,只能通过各种方式盲目争抢患者,进一步加剧了无序竞争的态势,重复建设、盲目扩张问题依旧突出。医疗机构企业化运行的方式导致的大量过度服务、诱导需求,不但造成医疗资源的极大浪费,也给公众带来极大的健康损害,给政府、医保和居民个人都带来沉重经济负担。

世界银行等联合研究结果显示:若继续现有的服务提供模式,不进行改革,中国卫生总费用将由2014年占GDP的5.6%增长至2035占GDP的9%以上,分阶段预测的平均年增长率为8.4%,且这些增长中超过60%都将来自住院服务。医疗费用的迅速增长给医保带来巨大压力,不少地区城镇职工基本医疗保险、城乡居民基本医疗保险已经出现亏空,今后可能面临更大的财政风险,居民个人和家庭也面临严重的经济负担,"因病致贫、因病返贫"问题仍非常突出。

(二)碎片化、低质量的医疗服务

医疗服务的无序安排对连续性构成严重威胁,对医疗服务的质量造成极大破坏。在缺少基层首诊的情况下,不同医疗机构之间可能存在竞争或相互推诿的现象。原本可以在基层医疗机构通过门诊解决的问题,由于多种因素,如医护能力、积极性、报销制度限制和患者期望等,患者可能被转至大医院治疗,甚至需要住院治疗。康复期患者由于医疗机构的利益驱动或缺乏适宜的康复护理机构接收,只能滞留在医院接受不必要的治疗。类似情况中,患者未能在正确的地点获得适当的服务非常普遍,过度用药、过度治疗以及不必要的医学处置对患者健康造成的损害难以估量。同时,患者健康和诊疗相关信息未能有效共享和系统归集,患者和医疗机构都难以获取完整的患者健康和疾病状况信息,这将不利于医生的诊断和诊疗决策,严重影响诊疗的质量。

这种高成本、低质量的医疗服务模式是不可持续的。更为紧迫的是,我国正面临严重的传染病和慢性病双重威胁,受人口老龄化、城市化、生活方式改变、医疗技术进步等多方面因素的影响,未来我国医疗费用将长期面临巨大的增长压力。如果不能有效遏制医疗费用的快速上升,将对整个经济社会发展构成严重挑战。为解决这一问题,迫切需要全面调整服务模式,建立强有力的初级卫生服务体系和有效的分级诊疗制度,提高整个医疗卫生体系的宏观绩效,尽可能缓解群众健康需求与医疗资源有限性的矛盾,确保患者在正确的地点获得适当的服务,切实提升患者满意度。

四、实施分级诊疗的意义

为了更好地应对这些问题,更合理地分配医疗资源,改善医患关系,降低医疗费用,完善卫生服务体系,促进卫生事业的可持续发展,国家明确提出了分级诊疗制度。这也体现了对卫生系统改革的迫切需求。分级诊疗在合理配置卫生资源,解决"看病难、看病贵"问题,缓解医患矛盾等方面均具有重大意义。

(一)以服务的连续性,确保服务的高质量

分级诊疗的第一大优势是通过提供连续性服务确保服务的高质量。分级诊疗的基本理念是让大多数健康问题在基层得到解决,在必要的时候交由高层级医疗机构处置,处置结束后再转回基层医疗机构继续康复。基层医疗机构贴近社区,通过与社区居民保持长期、稳定的诊疗关系,能够更加全面地了解社区居民的健康需求,并对患者的健康问题及时做出反应。基层医疗机构便捷的地理位置进一步提高了服务的可及性,从而确保了高质量的医疗服务过程。

(二)提供适宜服务,确保医疗服务体系宏观高效率

分级诊疗的第二大优势体现为经济性。让所有患者每次都能在正确的地点获得适当的医疗服务不仅是高质量的表现,也是经济性的体现。医院、特别是大医院的建设和运营成本远高于基层医疗机构,治疗服务的成本也远高于预防保健服务。"以医院为中心、以疾病治疗为中心"的直接后果是提高成本,

让医院、特别是大医院处理原本可以由基层医疗机构处置的常见病、多发病,更是对医疗资源的极大浪费。对任何一个国家而言,民众的健康需求都是无限的,且随着人口老龄化、疾病谱变化、医疗技术进步等,医疗费用会持续攀升。因此,建立有效的分级诊疗制度,让患者能够在正确的地点获得适宜的服务,是有效控制医疗费用、确保医疗服务体系宏观高效率的重要基础。

(三)利于机构功能分工,提高医疗资源利用效率

分级诊疗的第三大优势体现为效率性。建立分级诊疗制度,引导患者有序分流,大部分常见病、多发病在基层得到解决,可缓解大医院的就医压力,使大医院可以集中医疗资源去解决疑难重症并开展科研教学工作。同时也有助于提高基层资源的利用效率,减少资源闲置,从而促进卫生资源合理配置,为各级医疗机构的协调发展提供有利条件。

(四)促进医疗服务模式调整,降低医疗费用

随着医学模式从"生物-医学"模式向"生物-心理-社会"医学模式转变,将更加强调身体、心理和社会因素的相互关系,这就对医疗服务模式提出了新的挑战。新的医学模式更强调综合性治疗观念、个性化医疗服务以及健康促进和疾病预防,而只有提供连续性、高质量的医疗卫生服务,并确保医务人员与患者充分的沟通时间和良好的就医环境,才有可能适应新的医学模式,而分级诊疗无疑在这方面具有较好的优势。

实行分级诊疗制度,能够优化配置医疗卫生资源,引导患者合理就诊,使他们在身边的基层医疗机构就能获得便捷规范的诊疗,大大提高了医疗服务的可及性,同时可以为患者提供良好的就医环境,医务人员与患者的沟通时间也随之增多,有利于患者与医务人员的充分交流,同时分级诊疗的实现也促使基层医务人员能够与患者建立长期稳定的关系,并得到患者的认可,从而构建良好的医患关系,提高患者满意度。由于基层医疗机构门诊和住院次均费用比三级医院低50%以上,实施分级诊疗减少了医疗费用支出,减轻了患者医疗费用负担,同时也大大缓解了医保基金支出压力。

参 考 文 献

[1] 丁方妍.医疗资源扩容视域下优质医疗卫生人力资源(三级公立医院)指标体系构建研究[D].沈阳:中国医科大学,2023.

[2] 韩俊江,王胜子.试论我国农村医疗卫生服务体系的完善[J].东北师大学报(哲学社会科学版),2015(2):72-76.

[3] 程梓瑶.完善我国农村三级医疗卫生服务体系研究[D].蚌埠:安徽财经大学,2017.

[4] 夏敬.我国城乡基本医疗卫生服务均等化研究[D].大连:东北财经大学,2019.

[5] 刘一欧.我国城乡医疗卫生资源投入对比研究[J].合作经济与科技,2015(23):179-180.

[6] 朱晓丽,陈庆琨,杨顺心.新一轮医改以来我国基层卫生人力资源现状及问题分析[J].中国卫生政策研究,2015,8(11):57-62.

2　什么是分级诊疗？

2015年，国务院《关于推进分级诊疗制度建设的指导意见》中首次提出分级诊疗，正式确立了推动分级诊疗制度建设的方向。自此，中国在各地方层面陆续推动分级诊疗的实施，各地医联体、医共体建设如火如荼，卫生届、学术界都开展了大量的探讨与试点工作，试图找到突破点以推进我国卫生体制的改革。那么，分级诊疗到底是什么呢？是一项制度？一些政策？一项法律？还是一种医疗服务组织和管理的模式？

一、中国分级诊疗的概念内涵

（一）概念内涵

根据《人民日报（理论版）》的论述，分级诊疗是指按照疾病的轻重缓急及治疗的难易程度进行分级，不同级别的医疗机构承担不同疾病的治疗，逐步实现从全科到专业化的医疗过程。

分级诊疗制度则是具有中国特色的卫生服务概念，是中国深化医药卫生体制改革的核心战略，更是解决医药卫生领域供需矛盾，构建合理有序就医格局，促进人民健康水平提高的重大举措，也是中国从"十三五"跨越到"十四五"期间，在医疗改革领域最重要的政策。

中国在政策中首次明确提出"分级诊疗制度"可以追溯到2015年。国务院《关于推进分级诊疗制度建设的指导意见》正式确立了推动分级诊疗制度建设的方向。这一政策文件强调了加强基层医疗卫生服务能力，优化医疗资源配置，实施分级诊疗，引导患者科学合理就医。可以被视为中国政策中首次明确提及"分级诊疗"的文献。

同样是2015年，国务院办公厅又发布了《全国医疗卫生服务体系规划纲要（2015—2020年）》明确提出要建立并完善分级诊疗模式，建立不同级别医院之间，医院与基层医疗卫生机构、接续性医疗机构之间的分工协作机制。2016年8月，习近平总书记在全国卫生与健康大会上将"分级诊疗制度"列在五项需要重点突破的基本医疗卫生制度建设的首位。2017年，在国务院办公厅《关于印发深化医药卫生体制改革2017年重点工作任务的通知》中，进一步明确了全面启动多种形式的医疗联合体建设试点，三级公立医院要全部参与并发挥引领作用，建立促进优质医疗资源上下贯通的考核和激励机制，增强基层服务能力，方便群众就近就医。国务院办公厅《关于印发深化医药卫生体制改革2019年重点工作任务的通知》中，进一步加强了对医联体建设的指导，强调医疗资源整合、分级诊疗、信息化建设等方面的任务。《关于印发医疗联合体管理办法（试行）的通知》中，进一步明确了城市医疗集团、县域医疗共同体、专科联盟和远程医疗协作网等医联体的建设目标和功能定位；《关于印发紧密型县域医疗卫生共同体建设评判标准和监测指标体系（试行）的通知》中，制定了县域医共体建设评判标准和监测指标体系。

根据以上政策文件，我国分级诊疗制度的核心定义可以概括为基层首诊、双向转诊、急慢分治、上下联动四个方面。

1. 基层首诊

基层首诊是指坚持群众自愿的原则，通过政策引导，鼓励常见病、多发病患者首先到基层医疗卫生机构就诊。

所谓"基层"是指基层医疗卫生机构,我国的基层医疗卫生机构根据地理位置可划分为农村基层医疗卫生机构和城市基层医疗卫生机构。农村基层医疗卫生机构包括乡镇卫生院和村卫生室,乡镇卫生院负责提供公共卫生服务和常见病、多发病的诊疗等综合服务,并承担对村卫生室的业务管理和技术指导。村卫生室负责为辖区内的居民提供公共卫生服务及一般疾病的诊治。城市基层医疗卫生机构是指社区卫生服务中心(站)和诊所,主要提供基本公共卫生服务,包括健康咨询、慢性病管理和康复服务,以及常见病、多发病的初级诊疗服务。

所谓"首诊"是指参加职工基本医疗保险、城镇居民基本医疗保险和新型农村合作医疗保险的参保人员,原则上应选择居住地或发病时所在地附近的基层医疗卫生机构接受首次诊查,并由首诊的全科医生根据疾病的轻重缓急以及治疗的难易程度确定是否需要转诊。

基层首诊是分级诊疗实施的第一步,也是关键的一步,起到诊疗初筛的作用,能对常见病、多发病进行判断和治疗。基层首诊主要是由基层医疗卫生机构中的全科医生提供,这不仅要求基层的全科医生要有治疗常见病、多发病的能力,还要准确及时地判断患者疾病发展情况,把握转诊的最佳时机,因此,全科医生是我国初级卫生保健网络和"健康中国"战略实施进程中不可或缺的重要部分。

2. 双向转诊

双向转诊是指通过完善转诊程序,重点畅通慢性期、恢复期患者向下转诊,逐步实现不同级别和类别医疗机构之间的有序转诊。简而言之就是"小病进社区,大病进医院",积极发挥大中型医院在人才、技术及设备等方面的优势,同时充分利用各社区医院的服务功能和网点资源,促使基本医疗逐步下沉社区,社区群众危重病、疑难病的救治到大中型医院。

双向转诊具体是通过明确转诊标准和程序、畅通转诊渠道来实现的,对于超出基层医疗卫生机构诊疗范围和服务能力的疾病,由全科医生或家庭医生为患者开具转诊单,至上级医院接续治疗,并享受绿色通道以及一定的医保报销优惠,这一流程称为向上转诊;而对于病情稳定或处于疾病恢复期的患者,则由上级医院为其提供向下转诊服务,回到社区或居住地进行康复。

除纵向的转诊外,还有横向转诊,即医疗卫生机构向同级别专科、专长医院转诊患者。这两种转诊方式是为了实现患者在不同级别医疗卫生机构之间的合理、有序流动,有利于患者在适宜的医疗卫生机构及时有效的诊治疾病,并减轻医疗负担,实现医疗资源的有效利用和服务效率的整体提升。我国的双向转诊体系一般是在医联体的框架内运行,包括初步就诊的医疗卫生机构和接收患者的医疗卫生机构之间的信息传递、协调和合作,通常需要有清晰的沟通和协调机制,以确保患者的医疗信息能够顺利传递,医生之间能够有效合作,为患者提供全面的医疗照顾。

3. 急慢分治

急慢分治是指通过完善亚急性、慢性病服务体系,将度过急性期患者从三级医院转出,落实各级各类医疗机构性和急慢性病诊疗服务功能。明确并落实各级医疗卫生机构在急慢性病诊疗服务中功能定位,上级医院通过调整门诊病种结构,降低慢性病患者比重,增加对急危重症患者的诊疗;而基层医疗卫生机构则通过家庭医生签约服务、医防融合、医养结合等,优先做好慢性病患者等重点人群的健康管理与诊疗服务工作。

急慢分治最根本的要求是准确分诊,本质上属于业务分工与合作,这一过程需要明确各级医疗卫生机构的职责。各地区可以从几十种常见病、多发病的病种里因地制宜确定试点病种,制定分治目录。由于患者疾病具有个性化的特征,疾病变化多端,目录是原则性目录,可以根据实践情况不断调整。

急慢分治需要医疗卫生机构积累经验,形成有普遍意义和个性特征的分治方案,经过不断实践和总结,以及持续改进,逐步走向成熟。急慢分治这一体制通常也是在医联体内运行效率比较高,这就要求牵头医院应当逐步减少常见病、多发病、病情稳定的慢性病患者比重,主动将慢性病恢复期患者、术后恢复期患者及危重症稳定期患者及时转诊至下级医疗卫生机构继续治疗和康复,为患者提供疾病诊疗-康复-长期护理连续性服务。

4. 上下联动

上下联动是指在上下级医疗卫生机构之间建立权责明晰的分工协作机制、人才培养机制、业务沟通机制等,并促进医疗资源的合理配置和纵向流动,特别是推动优质医疗资源下沉,为建设分级诊疗体系提供条件。

(1) 建立牵头医院与成员单位间双向转诊通道与平台,建立健全双向转诊标准,规范双向转诊流程,为患者提供顺畅转诊和连续诊疗服务。

(2) 要形成全科与专科联动、签约医生与团队协同、医防有机融合的服务工作机制,由医联体内基层医疗卫生机构全科医生和医院专科医生组成团队,为网格内居民提供团队签约服务。

(3) 加强对医联体成员单位的指导,通过专科共建、教育培训协同合作、科研项目协作等多种方式,重点帮扶提升成员单位医疗服务能力与管理水平。

上下联动旨在聚焦功能协同,整合医疗卫生资源,制度实施的关键是构建服务共同体、责任共同体、利益共同体、管理共同体和发展共同体的集成,形成资源整合与共享机制。

(二) 概念内涵的特点

总的来说,中国分级诊疗制度是根据医疗机构的服务能力和辐射范围对其进行分级并进行功能定位,使居民(患者)按照疾病的轻重缓急与治疗的难易程度自觉选择合适的医疗机构就诊,从而形成基层首诊,双向转诊的就医格局。建立分级诊疗制度,需实现慢性病、常见病、多发病的基层首诊和转诊,并构建布局合理、层级优化、功能完善、协同联动的城乡医疗卫生服务体系,结合疾病诊疗特点,围绕患者预防、治疗、康复、护理等不同需求提供科学、适宜、连续、高效的诊疗服务。其概念内涵的特点主要有以下几点。

1. 中国的分级诊疗是一项制度

制度是指在特定社会、组织或系统内部约定的一套规范、规则、程序和体系,用于组织和调节各种社会行为、活动和关系。制度涵盖了法律、规章、习惯、规范、程序等各种规则和规定,它们共同构成了一个社会、组织或系统运作的基本框架。制度的存在有助于维持秩序、促进合作、规范行为,并为社会成员提供一种可预期的行为准则。中国分级诊疗制度制定一系列的规章、习惯、规范、程序等各种规则和规定,通过医疗卫生服务"供给侧"的专业分工与协作,实现医疗资源的合理配置与整合利用,以满足"需求侧"健康需求的系统性、社会化活动。具体而言,包括基层首诊、双向转诊、急慢分治、上下联动这四个方面的制度设计,希望通过这些分级诊疗制度的实施,降低庞大的医疗支出,提高医疗效率,同时引导患者树立正确的就医观念,保障人民群众的健康。这项制度是自上而下通过行政权力推动、各地根据实际情况采取试点的方式实施的。

2. 目的是以"分"来实现"合"

中国分级诊疗虽然包含"分"一词,但实际上目的是"合"。其中的"分"不是单纯地将我国的医疗服务体系分开,而是做到四个分开,即以学科建设为抓手,做到区域分开;以县医院为抓手,做到城乡分开;以病种为抓手,做到上下分开;以支付方式改革为抓手,做到急慢分开。"级"不是指医院的等级或规模,而是指在患者的就诊过程中不同层级的医院所能承担的责任限定。"合"代表各个医疗机构是相互配合的整体,通过医疗信息共享实现患者上下转诊,急慢分治的诊疗模式,以实现整合性医疗服务体系的建设。长期以来我国卫生事业一直坚持城乡三级医疗服务网络建设,新常态下分级诊疗制度建设的内涵,侧重于体系各层级间诊疗功能的有机整合与协同,通过统筹城乡医疗资源,明确各级各类医疗卫生机构职责分工,有效引导优质医疗资源和患者的下沉,规范就医秩序,确保基本医疗卫生服务的公平可及。这与WHO 2015年提出的"以人为本的一体化服务(PCIC)"的理念是高度一致的,即"将包括健康促进、疾病预防、治疗和临终关怀等在内的各种医疗卫生服务的管理和服务提供整合在一起。根据健康需要,协调各级各类医疗机构为病患提供终身连贯的服务"。在中国,分级诊疗不仅是医疗资源的整合,更是医疗卫生机构的整合,如"医联体""医共体"的建设。

3. 以引导的方式推进基层首诊

基层首诊制是分级医疗制度的核心要素,对于建立层次分明、功能合理的卫生服务体系、合理使用卫生资源、控制卫生费用不合理增长至关重要。但是,由于基层医疗资源限制等种种原因,我国主要通过报销杠杆来引导患者去基层首诊,同时通过加强基层首诊政策宣传、签约家庭医生来加强对慢性病、老年病的管理、健康教育等柔性手段引导居民自愿基层首诊,逐步规范患者就医秩序。与强制性首诊不同,非强制性基层首诊模式更加注重患者的自主权和选择自由,不强制患者必须首先在社区进行初步的诊疗。这种模式的特点包括:①患者自主选择。在非强制性基层首诊模式下,患者可以根据自身的情况、病情和个人意愿选择就医的地点,不受政府或医疗管理部门的强制规定。②医疗自由度。医疗自由度相对较高,患者可以根据个人偏好、医生建议或其他因素,选择就医的层级和医疗卫生机构,不受强制性首诊政策的制约。③有助于社区医疗服务水平的提升。由于患者具有选择权,社区医疗卫生机构需要提高服务水平,以吸引患者主动选择基层首诊,这有助于推动社区医疗服务的提升和优化。

4. 涉及三个地域层面的分级诊疗

根据近年出台的政策来看,中国的分级诊疗主要涉及三个地域层面:一是全国各大区域之间的分级诊疗,意在通过建设区域医疗中心的方式,大幅缩小重点病种在相关地区与京、沪等地治疗水平的差距,使得跨省、跨区域就医大幅减少(详见2019年出台的《区域医疗中心建设试点工作方案》);二是区域内的分级诊疗,意在通过构建各种形式的城市医联体、专科联盟、医疗集团,合理分配区域内不同级别医疗机构的服务功能,提高医疗资源利用效率,满足患者不同层次的医疗需求;三是城乡之间的分级诊疗,意在通过构建紧密型县域医共体的方式,推进以城带乡、以乡带村和县乡一体、乡村一体,大力提升基层医疗卫生服务能力,让群众就近便享有更加公平可及、系统连续的预防、治疗、康复、健康促进等健康服务(详见《关于全面推进紧密型县域医疗卫生共同体建设的指导意见》)。

二、国际上分级诊疗的相关概念

国际上分级诊疗的思想起步较早,但并没有一个与我国分级诊疗定义和内涵完全对应的英文词组。与分级诊疗密切相关的概念主要有三级医疗卫生服务(hierarchical care)、首诊或守门人制度(gatekeeper)和转诊系统(referral system)、整合型医疗服务体系(integrated healthcare system)等。

(一)相关概念

1. 三级医疗卫生服务

早在1920年,英国就出现了三级医疗的概念,到1957年,WHO提出三级医疗卫生服务模式,并建议各国实施。三级医疗卫生服务包括以下几种。

(1)基础/初级卫生保健(primary health care)。主要围绕常见病、多发病展开的治疗性服务和预防保健服务。1978年9月6日至12日,为保障并增进世界所有人的健康,WHO与联合国儿童基金会在阿拉木图联合召开134个国家的代表参加的国际初级卫生保健大会,提出了关于初级卫生保健的《阿拉木图宣言》。1979年洛克菲勒基金会赞助的在意大利召开的"健康与人口发展会议"(Health and Population Development Conference)提出更现实的初级卫生保健实现途径——有选择的初级卫生保健(selective primary health care),即针对特定的、常见的死亡原因,并认为"有选择的初级卫生保健"目标清晰、成本低廉、环节可控、易于观测评估。《阿拉木图宣言》号召各签署国关注初级卫生保健,并作为卫生体系的重要部分。从此,WHO多次强调初级卫生保健是建立一个卫生系统最经济有效的方式。

(2)二级医疗(secondary care)。在发达国家的医疗体系中,二级医疗通常指的是次级医疗服务,提供较为专业化和复杂的医疗服务,居于医疗服务体系的中间层级。二级医疗服务通常由地区医疗中心、县级医院等机构提供,这些机构在医疗服务体系中扮演了次级医疗服务的角色。通常配备了一定水平的医疗技术和设备,能够进行一些较为先进的医学检查和治疗,主要提供较为专业的医疗服务,包括各类专科门诊、医学检查、简单手术等,一些二级医疗卫生机构可能具备一定的医学科研和医学教育功能,参与一些研究项目和培训工作,其在医疗服务网络中与初级医疗机构和三级医疗机构形成协作关系,进行病例转诊,确保患者能够得到合适的医疗服务。

(3) 三级医疗(tertiary care)。通常指的是最高级别的医疗服务,提供最为专业、复杂和高级的医学诊断和治疗服务,由大型医学中心、综合性医院或专业性的医疗机构提供,涵盖各个医学专科领域,如心脏病学、神经外科、器官移植。这些机构在医疗服务体系中扮演着最高层级的角色。三级医疗机构通常配备最先进的医学技术和设备,包括高级的影像学设备、手术室设备、实验室设备等,一般能够进行高难度的手术和治疗,包括复杂的外科手术、器官移植、放射治疗等,负责处理初级卫生保健和二级医疗难以解决的疑难病例,提供专业的诊断和治疗方案,具备紧急抢救和重症监护的能力,处理危重病例和急诊情况,并具备强大的科研和教育功能,参与临床研究、医学教育、医学培训等。

2. 首诊或守门人制度

首诊是指当居民产生健康方面的需求(包括疾病状态下的诊疗需求以及非疾病状态下的预防保健需求)时,首先接受提供基础保健的全科医生的诊断或指导意见,即由基层全科医生对于辖区内的居民健康进行照顾的制度。基层全科医生是最适宜提供首诊或第一线照顾的医务人员,居民初始的健康需要主要来自健康疑问、自限性疾病以及未分化疾病等,涵盖了从健康到疾病动态转变过程中可能出现的一系列问题,具有广泛性、不确定性的特点,此时没有必要进入专科医疗服务体系;但全科医生通过与患者之间的连续性关系,对患者进行密切医学观察,伴随着疾病进程,疾病不确定性逐渐减少,全科医生即可尽早介入常见病、多发病的诊断和治疗;当患者疾病较复杂、病情较重或者病种少见,需要专科服务时,全科医生则利用自己的专业知识甄别、判断,及时地将患者转介给最匹配的专科医生。首诊常被称作"守门人制度",国外首诊大多采取强制性手段,以严格的预约制度和医保报销制度约束和规范居民选择全科诊所进行首诊,否则将无法享受相应的医疗服务和福利优惠。

3. 转诊系统

转诊系统的概念并没有一个具体的提出者,而是在医疗体系的演变中,医疗专业人员意识到不同层级和不同专业领域的医疗服务需要有机结合,以提供更为全面和协调的医疗照顾。因此,转诊系统的发展是医疗体系组织和卫生政策制定的自然产物。广义的转诊是指更换服务提供者的过程,国外卫生政策和专业学会广泛关注的转诊主要指发生在全科医生和专科医生(医院)之间。这类转诊对卫生资源配置影响最为深刻、对医生之间的服务行为影响最大,对患者利用服务影响最为重要。全科医生不能解决患者的医疗需求时,则由转诊系统将患者转介到二级医疗(专科医疗或医院服务)或三级医疗(亚专科医疗或医院服务)。

转诊系统绝非仅指全科医生单纯地将患者"上转"或接受"下转"的孤立动作,而是指全科医生在整个转诊过程中与患者、专科医生和医院之间的互动、责任传递与协调活动。包括全科医生与患者讨论转诊的必要性;与患者商量和选择所要转诊的专科医生和医院;开出转诊信并帮助预约专科医生或联系安排住院和手术;专科医生或医院完成患者的诊治后,将专科检查结果和进一步的治疗措施书面通知全科医生,全科医生将所有这些信息存在患者档案中,并根据和参考专科医生的建议对转回社区的患者进行后续治疗和照护。

4. 整合型医疗服务体系

整合型医疗服务体系的概念最早由美国的学者和卫生政策制定者提出。其中,提出这一概念的先驱之一是哈佛大学医学院的克里斯托弗·福克斯。他在20世纪60年代中期提出了"综合性医疗服务"的理念,强调整合和协调医疗服务,以提高医疗系统的效率和患者的整体健康水平。在此基础上,整合型医疗服务体系的概念逐渐发展。2016年,世界银行等"三方五家"机构联合发布《深化中国医药卫生体制改革》研究报告,提出实现以人为本的整合型服务(PCIC)及其一揽子建议,即通过强有力的初级卫生保健体系,围绕居民及其家庭的健康需要,组织提供服务的模式,并提出八大核心行动领域及实施策略。"以人为本"的核心是促使患者及其家属积极参与到诊疗过程中,服务提供方能够根据患者需求和偏好提供人性化、一体化的服务。一体化的服务是指将包括健康教育、预防、疾病治疗、康复和临终关怀等各种医疗卫生服务整合在一起,其核心是满足不同类型居民的健康。这一概念的提出是对传统医疗模式的挑战,强调将卫生服务与医疗服务相结合,以更全面、协调和连贯的方式提供医疗服务,减少因恶性竞争造成的医疗卫生机构"内耗",促进医疗卫生服务可持续发展,同时能够引导医疗服务重心向疾病预防和健康促进转变,进而提升社会的整体健康水平。

(二)内涵与特点

1. 分级诊疗是制度运行良好的结果

根据文献资料搜索与分析,目前国际上未发现有直接命名为分级诊疗的制度,更多的是以分级诊疗为目的的多项制度设计,包括医疗卫生服务体系、医疗保险制度、医学教育体系以及政府购买机制等,这些制度相互之间协调运作,最终形成了分级诊疗的格局。因此,大多数国家的分级诊疗实质上是在各类制度制定和运行良好基础上的一种结果。

2. 分级诊疗是以全科医疗为枢纽的三级医疗卫生服务

单纯的三级医疗服务是一个静态概念,不足以反映具有动态属性的分级诊疗概念;首诊和转诊系统这两个动态概念则把三级医疗服务划分出功能上并行且互补的两类医学专业的服务,即全科医疗和专科医疗。全科医生、专科医生和患者是分级诊疗制度中三个直接的利益相关者,全科医生始终与患者和专科医生保持密切联系,为患者提供首诊和第一线照护,在患者有需要时,即通过转诊系统将患者转介给适当的专科医生(医院),并为患者协调组织各类服务,传递、收集和保存患者的临床信息等,体现了全科医疗所独有的首诊、可及性、综合性、协调性以及连续性服务的特征功能。由此,全科医疗即居于三个核心概念的中心,使三个概念连接形成相互联系、互为支撑的分级诊疗制度,实现了三级医疗服务的分工与协作。

3. 部分国家实施严格的基层首诊制度

严格的基层首诊制度的目的是更有效地利用医疗资源,提高医疗服务的质量。严格的基层首诊的实施可能受到地区、国家以及特定医疗体系的政策和法规的影响。分级诊疗效果较好的国家,大多实行了不同严格程度的基层首诊制度。主要包括以下几点。

(1)规定流程。制定明确的法规或政策,要求患者在需要医疗服务时先到基层医疗卫生机构就诊,而非直接前往专科医院。

(2)医保政策。通过医保政策,设定患者在享受医疗报销或其他医疗福利时必须先进行基层首诊。

(3)信息系统支持。建立健全的医疗信息系统,支持患者的医疗记录在基层和专科医疗卫生机构之间的共享,以确保医疗信息的连贯性。

三、分级诊疗概念的中外异同

通过前文对部分国家以及我国分级诊疗制度内涵和特点的分析,我们发现,国际上的分级诊疗其本质都是通过对医疗资源"供给侧"的专业化分工来构建合理有序的诊疗秩序,与我国的分级诊疗理念如出一辙,但是,由于各国社会背景与卫生制度不同,对分级诊疗概念内涵的理解存在一定差异性。主要不同表现在以下方面。

(一)对制度运行与分级诊疗之间因果关系的理解不同

我国的分级诊疗主要是作为一种或一套制度在自上而下地推行,是一种手段。而在其他国家,分级诊疗是一套良好制度体系运行的产物,是一种结果,分级诊疗被视为医疗服务体系中的一种良性状态,其运作并不依赖于专门的法律规范,而被看作是医疗服务体系管理和医疗保障制度的理想目标。简而言之,分级诊疗被认为是整个医疗、医药和医保制度运作的结果,而非一个独立存在的制度。在这些国家,形成分级诊疗格局的主要原因在于其医疗体系建立在开放、竞争的医师自由执业制度等管理制度的基础上。政府进行的区域医疗规划并不是强制性地规范就医选择,而是医疗机构的功能分级和患者的就医取向在这些管理制度下逐渐自然演化而成的结果。我们需要清晰地理解这种因果关系和内在逻辑。

(二) 对"分"与"合"的理念和侧重点有所不同

我国分级诊疗概念中的"分",比较侧重于两个方面:一是疾病的"分",指按照疾病的轻重缓急及治疗的难易程度进行分级,二是机构的"分",指不同级别的医疗机构承担不同疾病的治疗。而疾病的"分",无论是对患者还是全科医生来说,均提出了较高的要求,因为有些疾病是在轻重缓急中迅速变化的。对于大多数患者来说,要做出疾病的轻重缓急的专业判断,然后理性选择就诊地点,无疑是比较困难的。而对于全科医生来说,若背后没有一个协调运转的专科服务体系的支持,其在基层医疗机构的医疗行为会趋于保守。而在发达国家中,分级诊疗的"分"并非医疗机构在地理空间上的刻意分隔和指令性功能层次划分,而是全科医疗与专科医疗之间的协作和协调,"合"则是医疗服务在功能上的无缝衔接,并不是指机构的兼并融合。患者期望能够享受到各类医生之间紧密协作的连续服务,同时能够有效节省时间和其他间接医疗成本。在当前的医疗服务体系下,如果强行要求患者从基层机构直接转诊到三级医疗机构,而未能提供服务内涵上的衔接,即使是在医联体或医共体这些形式上是"合"在一起的单元内进行转诊,也未必能得到一个好的结果。

(三) 对"双向转诊"目的理解不同

在我国,双向转诊的数量已经成为评价分级诊疗制度执行效果的一个重要指标。但是,双向转诊并不是简单地将患者就诊的空间进行转移,而是患者接受医疗服务在内涵上的有效衔接。转诊的动力源于专科医疗的资源独占性,全科医生和专科医生因各自的角色、责任、教育经历、知识类型以及专业特长等方面存在差异,在工作地点、执业方式、设备资源、服务对象、资金补偿等方面也截然不同,形成了各自独占性的资源,这种独占性资源意味着一个专业无法通过发挥其优势来弥补自身的不足。例如,在我国目前的医疗体系中,三级医院的专科医生无法通过展示其高超的医疗技术水平来解决患者对于连续性和易达性服务的需求,而这种不足必须通过将患者转诊给在社区工作的全科医生来弥补。目的是根据患者病情需要提供不同级别的医疗服务,而不是要求患者按照医疗机构的级别逐级就诊。建立分级诊疗制度的根本目的在于实现最高标准的服务质量,即所有患者每次都能在正确的地点获得适当的医疗服务。

(四) 对分级诊疗的实现手段不同

目前我国分级诊疗作为一种制度,国家进行了积极鼓励和提倡,由政府自上而下以行政管理的方式在推进,出台了国家层面的原则性指导意见,但总体上缺乏具体的政策措施,目前主要还是以地方为主进行探索。而大多数国家的分级诊疗则是在各类制度制定和运行良好基础上的一种结果,也就是说,已形成分级诊疗格局的国家大多已经具备与分级诊疗相适配的医疗卫生服务体系和医保制度等,在此基础上更多的则是基于专业治理的关于医疗行为的制度设计,医生的转诊与接诊行为规则由各自专业的规范决定。医生在是否转诊、何时转诊、是否接诊等医疗决策方面可以自由判断,但这些决策实质上受医生所属的专业学会的影响。医生在转诊决策中所遵循的原则和依据最终取决于医学界内部专业学会的专业判断以及由此制定的专业临床指南。

参考文献

[1] Linden M, Gothe H, Ormel J. Pathways to care and psychological problems of general practice patients in a "gate keeper" and an "open access" healthcare system: a comparison of Germany

and the Netherlands[J]. Social Psychiatry and Psychiatric epidemiology,2003,38(12):690-697.

[2] 匡莉,Li Li.全科医疗特征功能视角下分级诊疗的定义及制度层次[J].中国卫生政策研究,2016,9(1):19-26.

[3] 朱有为,柏涌海,刘宇,等.国外双向转诊制度的启示[J].中国卫生资源,2014,17(3):244-246.

[4] 杨辉,Christ Anderson,Shane Tomas.转诊类型学和驱动力辨析[J].中国全科医学,2006,9(22):1833-1836.

[5] 杨辉,Shane Tomas,Colette Browning.患者旅程与转诊行为:澳大利亚的模式及对中国的启发[J].中国全科医学,2009,12(1):3-10.

[6] 杨辉,许岩丽.社区医生的转诊服务——我们还不知道什么[J].中国全科医学,2009,12(3):184-186.

3 国外是怎样分级诊疗的?

当前,通过合理布局诊疗体系,提高医疗服务连续性、改善医疗系统整体功效,已是大部分国家卫生改革的共识性思路。本章选取了五个具有代表性的国家——英国、美国、德国、日本和古巴进行分析,既包括发达国家,又包括发展中国家,通过系统梳理这些国家分级诊疗的特点和模式,归纳出经验启示,以期为我国分级诊疗制度的优化和进一步推进提供一定的决策参考。

一、英国分级诊疗的实践

(一)英国医疗体系组织架构

英国是典型的政府主导型医疗卫生体制,政府承担着国家医疗服务和药品供需双方的经营管理责任。英国公立医疗服务即国民健康服务(NHS)是欧洲最大的由公共财政资助的医疗服务体系,被WHO认为是世界最好、最公平的医疗服务体系,也是最悠久、最健全的国民医疗健康保障系统。据英国《泰晤士报》调查显示,NHS被广泛认为是影响英国人生活的最大业绩。NHS最大的特点是全民免费医疗,这使得收入较低的民众成为最大的受益者。"人人享有免费医疗"已经成为英国普遍接受的社会理念,同莎士比亚、哈利·波特一样,NHS已经成为英国国家软实力的象征,该医疗体系主要通过国家预算来筹集医疗资金和支付医疗费用。

NHS构建了分工明确的三级医疗体系,分别为初级卫生保健、二级医疗服务以及三级医疗服务。NHS通过建立以全科医生提供基本医疗保健服务为主的初级卫生保健网络、提供综合和专科医疗服务的地区综合医院(即二级医疗服务),以及提供疑难杂症诊疗的专科医院组成的三级医疗服务网络,合理配置卫生资源,向民众提供服务。总体结构呈金字塔型(图3-1),底部为初级卫生保健,中间为二级医疗服务,塔尖为三级医疗服务。这一医疗体系的结构使得NHS能有效满足不同层次、不同类型的医疗需求,确保医疗资源得到最大化利用,为民众提供全方位、高质量的医疗服务。

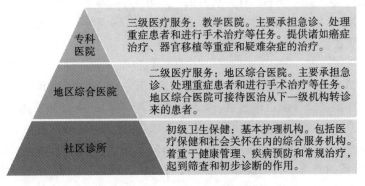

图3-1 英国的三级医疗服务体系

初级卫生保健是NHS的基石,由社区诊所的全科医生提供。居民需与所在社区的一名全科医生签约注册,确保全天候获得基层医疗服务。尽管全科医生并非直属于政府部门,但他们的报酬由NHS支付,通过签署合同形式,NHS"购买"了他们的初级卫生保健服务,并对其服务进行管理。这一级别的服务着重于健康管理、疾病预防和常规治疗,起到筛查和初步诊断的作用。初级卫生保健的内容一般包括公共卫生、各类疾病的预防与控制、环境卫生和基本卫生设施、改善营养与妇女儿童保健,以及疾病早期诊断与治疗、提供基本药物等,这些工作由全科医生和护士完成,除了全科医生以外,从事初级卫生保健的医护人员还包括注册护士、社区护士、助产士、健康访视者、眼科医生、牙科医生、药剂师、物理治疗师、职业病医师等。所有的医护人员都有严格的准入标准。

地区综合医院作为提供二级医疗服务的关键机构,其规模和服务范围受到地区人口密度的影响。这些医院主要承担急诊、处理重症患者和进行手术治疗等任务。患者通常是在病情复杂或需要更专业诊断的情况下由社区诊所转诊至地区综合医院。地区综合医院也可能向更高级别的医院专家寻求协助,确保患者得到最佳治疗。

专科医院作为提供三级医疗服务的最高级别机构,致力于解决更为特殊、疑难和复杂的疾病。这些医院通常具有教学医院的地位,扮演医学教育和研究方面的角色。专科医院的医生通常是在特定领域内的专家,处理疾病的确诊和高度专业的治疗。这些医院不受规模的约束,其主要任务是提供高度专业的医疗服务,包括紧急救治和对重大疑难病例的处理。

这三级医疗服务体系形成了一个相互协作的系统,确保患者能够在不同级别的医疗机构中得到最适宜的治疗,通过有效地配置医疗资源,实现医疗服务的全面覆盖。

(二) 基层首诊和双向转诊

1. 基层首诊

英国建立了严格的基层首诊制度,即"守门人"制度。患者必须先接受全科医生的首诊,只有遵守这一规定,才能享受到免费的医疗服务。在英国,NHS 号码就相当于身份证号码。全科医生会为每一名签约的居民建立终身健康档案,内容涉及病史、家族史等与居民健康相关的多方面情况,档案的建立使患者就诊更为省时高效,也为患者的转诊提供了坚实的基础,患者在就诊时可以方便地进行档案的调阅和新病情的添加录入。

全科医生是患者接触医疗体系的第一站,如果不经过全科医生的转诊,非急诊患者一般无法接触二级和三级医疗服务。英国社区诊所遍布全国,每个诊所配备 3~6 名全科医生,服务 5000~10000 人。医生人力中有一半以上在基层从事社区卫生服务,体现了在医疗卫生资源分配上对社区诊所的倾斜,所有民众的首诊医疗保健都能在基层解决,体现了医疗卫生资源利用上对社区诊所的注重。英国全科医生通过严格的教育培训,获得认定的资质后,掌握了众多的专科知识,作为居民健康的"守门人",承担了绝大多数常见病、多发病的诊治,解决了英国居民 90% 的就医需求,而消耗的医疗费用仅占 NHS 经费的 8%,这样的全科医生数占据了 NHS 总劳动力的一半左右,故能胜任基层的诊疗工作。另外,全科医生除了诊治常见病外,还承担了社区的妇保、儿保、计划生育、免疫接种、健康教育、心理咨询等职责,实现"六位一体"的医疗服务。

2. 双向转诊

英国的双向转诊制度是分级诊疗的第二大关键要素,旨在促使大医院和基层医疗之间形成高效的协作体系。大医院不直接接受普通门诊患者,除了急诊外,所有门诊患者必须通过全科医生的转诊方可就医。无论是专科门诊还是住院患者,专科医生给患者诊断、治疗后,必须将患者再转回到全科医生那里。打通双向转诊渠道,保证大医院和基层医疗之间的联系畅通,才能使不同级别机构各司其职、通力合作,形成一个高效运行的整体。大医院和基层医疗在功能上的互补互利,使整个医疗保健体系形成一种"接力棒"式的服务格局,即改变不同医疗机构各自为政的状况,根据服务对象的需要,组织起家庭、社区和医院之间的"一条龙"服务系统。可见,这种严格的转诊制度缓解了大医院人满为患的问题,减少了医院的床位压力;双向转诊同时也有效利用了医疗服务资源,通过"小病全科医生诊治,大病专业治疗,休养回社区",很好地规范了就医秩序。

双向转诊的流程如下:基层首诊→必要时向上级转诊,转诊需由全科医生填写转诊联络单并推荐合适的专科医生→ 转诊至上级医疗机构诊治→全科医生定时监督巡查转诊患者→治疗后如有需要,向基层转诊进行康复保健治疗,同样,转诊需要专科医生的转诊单。这一基本流程确保了患者在不同医疗机构之间的顺畅过渡。未经转诊越级就医将导致漫长的候诊时间,因此,遵循双向转诊制度对于获得及时有效的医疗服务至关重要。总体而言,双向转诊制度在英国的医疗体系中发挥着关键作用,促使各级医疗机构之间形成协同合作,为患者提供了全面的医疗服务。

(三) 英国分级诊疗的特点

1. 政府机构 NHS 主导强制分级诊疗

英国的分级诊疗制度在行政管理上呈现出强制性,着重强调居民与全科医生的签约关系。NHS 规定只有签约全科医生,居民才有资格享受 NHS 体系下的免费医疗服务。尽管有此强制性要求,但制度也给予了居民自由选择全科医生的权利。全科医生首诊制度是该体系的核心,规定了患病期间,居民必须首先前往签约的全科医生处接受首诊。之后,居民可以根据全科医生的建议决定是否需要转诊到上级医疗机构。若全科诊所未遵守转诊标准将诊疗范围内的患者上转,医保部门将减少拨款或进行扣款惩罚,上级医疗机构也不接待没有任何医生或医疗机构推荐转诊的患者。居民面临紧急病情也可以直接前往地区综合医院急诊治疗,但居民在地区综合医院接受专科医生治疗后达到出院标准,其后续的治疗、随访和康复需要转到全科诊所或在家中由家庭医生照护。居民如果没有按照此流程就医,则其医疗费用医保将不予支付。这种行政性的分级诊疗制度,不仅强调了居民与全科医生之间的合作,更确保了医疗资源的有效利用。根据上述,英国规范、清晰的分级诊疗制度通过明确的行政规定,既保障了居民的自由选择权,又确保了医疗服务的有序进行。可见,全科医生的角色至关重要,既是患者的首要医疗联系人,又是整个医疗服务链条的关键环节。

2. 高效的管理机制:供方管理

英国的医疗卫生管理制度非常注重供方管理。英国的医疗服务体系分为医院和诊所两大部分。医院和诊所有非常有序的分工合作机制。不管是在诊所还是医院,所有的医疗服务都由政府买单,在公立医院,医疗服务费用由财政资金支付。每年医院的总预算在提供服务后,结余的部分会下拨到诊所,这一机制激发了全科医生提供高质量服务的积极性。因为诊所的收入与服务的居民人数挂钩,医生倾向于提高服务质量,以吸引更多居民签约,增加诊所的收入。通过这一机制,诊所不仅成为医生的主要收入来源,还享受医院结余部分,形成了一种良性循环,激励医疗服务提供者不仅提供足够的服务,还追求服务的高质量。另外,公立医院不接受除急诊外的门诊,这有助于将患者留在基层接受医疗服务,促成了整个医疗服务体系的平稳运行。总之,英国的医疗服务体系通过供方管理、医院与诊所的有机合作,确保医疗资源的合理配置,为居民提供高质量的医疗服务。

3. 可持续的全科医生教育体系及丰厚的薪酬激励机制

医学教育在英国属于精英教育,政府一般会通过控制医学生规模来保障教学质量。截至 2022 年,英国有高等教育机构 285 所,但开设临床医学专业的大学只有 45 所。因为只有顶尖的大学才能开设医学专业,如牛津大学、剑桥大学、伦敦大学医学院等。英国的全科医生在专业素养方面经历了严格的培训体系,通常需要十年的学习才能上岗。这个过程包括医学学历教育、毕业后教育培训和继续教育三个关键阶段。期间学员需要学习如何与患者有效沟通、建立良好的关系以及如何为患者提供个性化的医疗服务等。这种培训体系确保了全科医生具备全面的医学知识和技能。因此,英国承担基层首诊的全科医生与地区综合医院的专科医生在医疗服务能力和质量上不存在较大差距,这为英国的初级卫生保健网络提供了强有力的支撑,能将患者留在基层,较好地实现了全科医生首诊制度。从全科医生的数量来看,英国全科医生占医生总数的 28% 左右(图 3-2)。

NHS 系统内的一二三级医疗机构的医护人员的薪酬均由 NHS 支付。英国全科医生有两种雇佣形式,一种为受雇于 NHS,他们可享受病假、节假日以及带薪休假等福利;另一种则为自雇形式,此类全科医生工作范围相对较广,不仅包括日常的门诊工作,还负责经营诊所,确保医疗质量,最后获得利润分

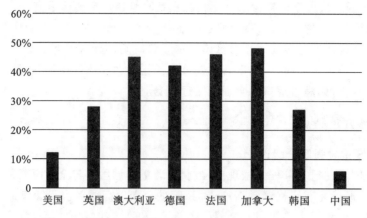

图 3-2　各国全科医生占医生总数比例

红,因此其薪酬波动较大。2004 年之前,NHS 的支付方式是"按人头付费",全科医生的薪酬按注册的人口数量支付。从 2004 年 4 月 1 日开始,英国实施全科医疗服务(general medical service,GMS)新服务合约,引入新的"按绩效付费"薪酬体系,打破了原来单纯的"按人头付费"的薪酬制度,不过"按人头付费"仍占医生全部薪酬的 60% 以上,全科医生经过质量与结果框架(quality and outcomes framework,QOF)考核,可获得额外的奖励,这部分约占全部薪酬的 20%。QOF 的实质是一套反映全科医疗服务质量的循证指标体系,将全科医生的绩效薪酬与一定质量指标评价的量化结果挂钩,其中的质量指标是由雇佣者、政策制定者、健康服务提供者和医疗协会之间的多方协议确定的,内容涵盖临床服务、机构服务、辅助服务和患者感受四个领域。QOF 考核的结果与医生的服务质量直接挂钩,医生达成一系列质量指标可获得额外的奖励。这一考核体制能够促进医疗服务质量的提升以及为医疗服务体制的改革注入动力,进一步规范了全科医生的转诊行为。全科医生另一部分的薪酬来自开展一些特色的政府购买服务项目,如外科手术、儿童健康、康复指导等,这部分也占全部薪酬的 20% 左右。根据一份调查报告,英国医生人均年收入 10 万英镑,位居各行业第二,约为英国社会平均收入的 4 倍(图 3-3)。这样的优厚待遇稳定了全科医生队伍,吸引了优秀的医疗人才留在基层医疗机构,确保了基层医疗服务的能力和质量。在 NHS 最高收入前 10 人中,有 7 人是全科医生,显示了其在医疗体系中的社会地位和影响力。

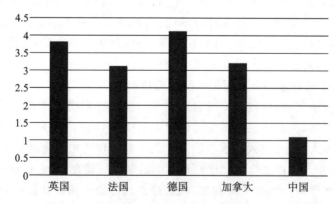

图 3-3　各国全科医生收入较社会平均收入的倍数

综上所述,英国通过全科医生的专业培训、薪酬体系的激励机制以及政府购买服务项目,构建了一个稳定、高效、高质量的基层医疗服务体系,保障居民的医疗需求得到及时满足。

4. 英国内部市场机制

NHS 在多年的改革推进中,形成了医疗服务体系内部市场的创新模式。在这一内部市场中,国家医疗管理机构充当居民医疗服务的代理人,负责分析医疗需求并购买相应的医疗服务。这种内部市场机制引入了合同制度,将医疗服务提供方(包括公立医院、私立医院和全科医生)与购买方之间的关系明确化。在这一机制下,医疗管理机构与服务提供方之间的交易以合同形式进行。合同严格规范和管理医疗服务提供方的行为,涵盖了全科医生的服务内容、服务范围以及全科诊所的最低标准等方面。服务提供方只有通过不断提升自身的服务质量,才能在竞争中获利。这种竞争机制有效地推动了医疗机构提供更高效、更优质的医疗服务。内部市场机制还使医疗服务的资金跟随患者流动,突显了医疗机构之间的相互竞争。这有助于提高医疗机构的效率,因为只有不断适应患者的需求,提供更优质的医疗服务,才能确保维持或获取合同,使整个系统的灵活性和透明度得以提升。可见,内部市场机制在 NHS 的医疗服务体系中发挥着推动效率和服务质量提升的重要作用,通过合同制度和竞争机制使患者获得更灵活、高效、优质的医疗服务,医疗机构也在这一竞争中不断提升服务水平。

二、美国分级诊疗的实践

(一)美国医疗体系组织架构

与英国的政府包揽不同,美国将市场引入医疗卫生体系,形成以民间私营医疗和保险为主的医疗体系,允许商业机构自由竞争,是典型的市场主导型医疗卫生体制,也是发达国家中唯一没有实现全面全民医疗保险的国家。政府在医疗卫生服务方面直接承担的责任有限,主要负责制定相关法律法规、监管基本医疗保障。政府医疗保险计划仅覆盖如低收入者、残疾人、65 岁以上老年人等特殊群体,而大多数美国人则是自主投保,承保公司为其提供定点医疗单位服务。

美国医疗机构分为基层社区服务机构(一级医疗机构)、二级医院和三级医院。美国不同层级医疗机构诊疗功能和任务层次清晰,分工明确。基层社区服务机构作为一级医疗机构主要负责社区居民的日常健康管理,常见病、多发病首诊及为住院患者提供出院后的康复服务,是美国医疗服务体系的基石。基层医疗服务由基层诊所的家庭医生来完成,在分级诊疗体系中,家庭医生充当医疗服务的"守门人"。美国有 2/3 的外科手术是在基层医疗机构完成的。基层医疗机构包括基层诊所、护理院、基层卫生教育中心、志愿者团体等机构。基层诊所医生以家庭医生为主,也涉及少量专科医生,主要以独立执业、集体执业或联合执业形式承担医疗服务。家庭医生主要为社区居民提供初级医疗服务,为患者在二三级医院就医提供转诊建议,向二三级医院医生提出治疗建议或方案,为出院患者提供康复治疗。护理院是为二三级医院出院患者提供康复护理的基层医疗机构,基层卫生教育中心主要在各社区设有门诊,由家庭医生为患者提供初级联合诊疗服务。志愿者团体是由医生、护士、社工以及志愿者组成,为社区居民提供健康咨询、健康教育和医疗服务。

美国的二三级医院属于技术密集型产业,主要接诊专科患者和病情复杂、危重的患者,以及基层社区服务机构转诊的患者,提供临床治疗、卫生人员培训并进行卫生保健研究。二级医疗保健又叫专科医疗保健,适用于当患者的病情需要更专业的医务人员提供医疗服务时,家庭医生会将其转诊给专科医生。专科医生指的是专注于身体某个特定系统或特定疾病的医疗专家,如心脏疾病医生、内分泌专科医生、肿瘤科医生等。三级医疗保健也叫综合医疗保健,主要负责为二级医疗保健系统转诊过来的患者提供更加精细复杂的治疗,如心脏搭桥术、需要治疗的严重烧伤等。不同层级医疗机构通过符合临床路径的双向转诊制度相互协作,满足不同患者医疗服务需求。

(二)美国分级诊疗的特点

1. 健全的基层首诊和双向转诊制度

家庭医生作为患者生命健康的"守门人",在医疗诊断和转诊中发挥着重要作用。在美国,家庭医生制度是医疗卫生服务体系的基层首诊制度。美国家庭医生的初级医疗服务分流了大部分患者。家庭医生负责基层群众的疾病预防、健康管理、疾病治疗及康复护理等工作,是患者疾病的第一线处理医生,根据患者的医疗档案,制订最佳治疗方案,并判断是否需要转诊。当家庭医生将患者转给专科医生后,专科医生会与家庭医生保持密切联系,随时互通信息,必要时交换意见。与家庭医生一样,绝大多数专科医生都有自己的私人诊所,同时也会签约几家合作医院。这种模式使患者能够在需要进行复杂的检查或手术时获得更全面的医疗服务,诊疗结束后,患者依然回家庭医生诊所复诊。虽然专科医生诊所和家庭医生诊所在规模上有所差异,但细致而人性化的服务是一样的,不过相比家庭医生诊所,专科医生诊所功能上更为强大一些,体现了美国医疗服务的"关注患者个体需求和全面健康管理"的理念。

在美国,居民可选择家庭医生的门诊或家访服务。通过缴纳医疗保险,他们可以在保险公司提供的家庭医生名册中挑选合适的医生。选择家庭医生的资历和级别通常与缴纳的保险费用有关,高保费可以选择更资深、级别更高的家庭医生,从而享受更优质的医疗服务。虽然基层医疗机构的患者进入二三级医院必须经过家庭医生的转诊,但是美国的转诊制度受市场体系的影响并没有英国那么严格,有时患者不需要预约或转诊就可直接到二三级医院的门诊部就诊,这主要是靠保险条款的约束来实现。美国医疗保险主要包括健康管理模式(HMO)、优选医疗服务模式(PPO)和定总医疗服务模式(POS)三类,根据美国保险政策的要求,购买PPO保险的人可以不用通过家庭医生转诊,直接看专科医生。尽管如此,绝大多数的PPO保险客户也都为自己找了家庭医生并更愿意由他们来协助转诊,而这归功于家庭医生在美国的医疗体系中扮演的重要角色。由于家庭医生具有与二三级医院医生同等的医学教育背景,家庭医生能得到患者的充分信任。相较之下,二三级医院的就诊预约等待时间通常较长,因此患者更倾向于首选家庭医生进行就医,这已经形成了一种就医习惯。这一趋势不仅体现了患者对家庭医生的信任,也在一定程度上维护了医疗服务的顺畅运作。

美国成功实施分级诊疗制度的核心原因之一在于医生的独立与多点执业体制。这种机制使医生能够更加便捷地在多个医疗机构工作,不仅为二三级医院提供优质服务,同时也为连锁医院和社区患者提供诊疗服务。这样的模式有效地将优质医疗资源快速下沉到基层医疗机构,促使居民更容易获得全面的医疗服务。美国的二三级医院中的顶尖医生不仅为本机构提供服务,还通过多点执业为其他连锁医院和社区患者提供专业医疗服务。基层医疗机构的服务范围包括基本诊疗、急诊服务、科学诊疗、门诊手术、癌症诊疗以及影像诊疗,确保了患者能够就近获取高水平的医疗照护。另一个关键因素是美国顶级医院的连锁化和社区化。连锁医院广泛分布于基层社区、工作场所和购物场所附近,方便患者就近治疗。这些医疗机构拥有顶级医院的品牌标志,由顶级医院掌控建筑设计、人员配备、诊疗服务流程等,以确保各连锁医院的医疗质量一致。这种连锁化和社区化的模式有利于优质诊疗资源的下沉与共享,为患者提供更加便利和高效的医疗体验。

2. 同质化的医学教育

美国的同质化医学教育保证了基层诊所与二三级医院的医疗服务具有大致相同的水平。美国专科医生专精于不同的细分领域,比如心、肺、肾、骨科、内分泌、肿瘤专科等。要想成为一名合格的专科医生,必须经历至少12年的磨砺。美国同质化医学教育也使家庭医生具有二三级医院医生相同的医疗服务水平,这使基层首诊能够顺利实施。美国医学院学生是从本科生中招录,经过4年本科教育后,通过考试被医学院录取,再经过4年医学教育,系统掌握医学基础理论,并通过临床医学见习掌握临床基本技能。4年医学教育后,还需经过3~5年的住院医师规范化培训,然后医学院学生才能选择去二三级医院工作,或者选择在基层诊所工作。

由此可见,无论是去二三级医院,还是去基层诊所,大家都经历了4年本科教育、4年医学教育,3~5年住院医师规范化培训,所以他们的医学知识、临床技能都大体相同,这也是美国居民愿意在基层诊所就诊的原因之一。此外,家庭医生与在二三级医院就业的医生享受相同的待遇,并得到地方政府的支持。这些政策导向使一批优秀的医学生愿意在基层医疗机构从事医疗服务,促进了家庭医生队伍的建设。家庭医生在知识结构和临床技能水平上与二三级医院的医生基本相同,这使患者更愿意在基层医疗机构接受治疗。

（三）美国的管理型医疗保健体系与医保支付制度

1. 管理型医疗保健体系

管理型医疗保健体系是实现分级诊疗的有效载体，美国是通过管理型医疗保健体系来实现分级诊疗的卫生服务秩序的。管理型医疗保健是将医疗服务资源和医疗服务所提供的资金有效集合起来的一种医疗服务模式，通过科学有效的管理，以最合理的价格获取最有效的、高质量的医疗服务。美国管理型医疗模式包括三种类型：健康管理模式（HMO）、优选医疗服务模式（PPO）和定点医疗服务模式（POS）。HMO 和 POS 医疗模式中，患者需指定自己的家庭医生，一般常见病由家庭医生进行诊疗，如有疑难杂症，则需要家庭医生将患者转诊到保险公司指定网络里的专科医生处就诊。这样就确保常见病能就近在基层诊所就医，疑难杂症则在专科医院就医。在 POS 医疗模式中，患者也可以直接去 POS 网络以外的专科医生处就诊，但患者自付的医疗费用会增加。通过医疗费用报销比例控制患者的医疗服务需求来实现对医疗服务秩序的控制。

美国是实行 HMO 医疗模式的代表，HMO 医疗模式按医生组织方式分为四种类型，分别是集团模式、雇员模式、个人医生协会模式和网络模式。集团模式是由 HMO 集团与某一医疗组织签约，HMO 集团提供场所和设备，医疗组织委派医生为患者提供医疗服务。雇员模式是由 HMO 直接雇佣医生，由医生为患者提供医疗服务。个人医生协会模式是由 HMO 集团与医生协会签约，由协会医生为患者提供医疗服务。网络模式是由 HMO 集团和医生或医生集团签约，由签约医生为患者提供医疗服务。

这些模式的共同特点是医疗保险参保人需选择特定组织内的医院和医生就诊。HMO 集团负责内部医疗费用的报销，但不负责在组织外就医所产生的费用。在门诊方面，采用全科医生医疗管理服务模式，患者需要选择一个指定的全科医生，该医生将协调和管理患者的医疗费用支付，充当医疗服务的"守门人"。参加 HMO 医疗模式的会员都被要求选择一个指定的全科医生，该医生负责管理他们的医疗和保健服务，并决定是否需要转诊。当病情超出全科医生的诊疗服务范围时，需要得到全科医生的批准，方可转诊至专科医院进行就医。患者在专科医院住院期满或病情好转后，需要再次经过全科医生的批准，方可转诊至基层医疗机构进行康复治疗服务，并享受相应的医保报销政策。这一完整的医疗服务链条在 HMO 医疗模式下形成，保障了患者在满足医疗需求的同时，也实现了医疗资源的有效分配。

2. 医保支付制度

美国是实行商业医保为主的多元化医保体系的代表，主要包括由雇主提供的团体医保、个人购买的医保以及政府提供的 Medicare 和 Medicaid 等公共保险计划。Medicare 是由联邦政府提供的保险计划，主要为 65 岁及以上的老年人、特定残疾人群体以及终末期肾病患者提供医疗保障。Medicaid 由联邦和州政府共同资助，为低收入人群提供医疗保障。另有儿童健康保险计划（CHIP），为不符合 Medicaid 资格的低收入家庭儿童提供医疗保障。雇主提供的团体医保是最主要的保险形式，个人购买的医保通过健康保险市场进行，这些个人医保受《平价医疗法案》（Affordable Care Act，ACA）的规定，低收入家庭可以获得政府补贴。据统计，2022 年，美国 92.1% 的人口有保险覆盖，65.6% 的人有商业保险覆盖。其中，54.5% 的人拥有雇主团体保险，9.9% 的人购买个人医疗险（存在同时覆盖的情况），36.1% 的人被政府保险覆盖（存在同时覆盖的情况），7.9% 的人没有任何保险。

医保支付制度是推动分级诊疗体系建立的关键性政策工具。美国医保通过选择适当的支付方式来实现对医保基金的有效控制，并确保双向转诊的有序进行。美国医保通过实施差异化医保报销政策，灵活运用医保支付方式，以达到对医保基金的有效控制，并保障双向转诊的有序进行。在医保支付方式改革中，疾病诊断相关分组（DRGs）是一种显著的方法。DRGs 将患者按照年龄、病症、临床诊断、疾病严重程度等因素进行分组，并给予相应的定额预付款。这种方法由耶鲁大学卫生研究中心提出，并得到美国政府的支持和逐渐完善。患者首先由家庭医生根据病情需要转诊到专科医院进行治疗，专科医院根据规范的疾病住院指征和住院时间确定患者的治疗周期。当患者在专科医院治疗的某个阶段或手术后康复到一定程度时,患者必须由专科医院转回到基层医疗机构接受进一步的诊疗。否则,患者延期出院的治疗费用将由患者自己承担。这种医保支付方式能够实现医疗服务机构之间的双向转诊,有助于平衡保险公司、医院和患者之间的利益。通过对患者就医行为的调节,医保基金得以更加有效地利用,同时也有利于推动和实现分级诊疗。

三、德国分级诊疗的实践

(一) 德国卫生服务体系组织架构

德国是典型的社会主导型医疗卫生体系,是一种混合社团主义和联邦主义特征的体系,政府和社会共同承担医疗卫生的组织与管理。1883 年,德国颁布的《疾病保险法》标志着德国社会保障制度的形成,同时也成为全球医保制度的雏形,德国医疗卫生体系的主导性原则从此确定。

德国医疗保障体系包括法定医疗保险(statutory health insurance,SHI)和私人医疗保险(private health insurance,PHI),其中前者为主,后者为辅。SHI 作为一种强制性医保制度,由德国政府运营,基本覆盖了 90% 以上的德国人口。它规定收入低于法律规定的水平(即保险义务范围)者都必须参加 SHI,收入水平高于保险义务范围者则可自由选择 SHI 或 PHI,没有收入来源的家属可以免费联保。PHI 是 SHI 的补充,按风险等价原则收取保费,主要为收入超过 SHI 义务范围并自愿加入其中的高收入者、自雇者以及相关公务人员等少数人群提供全覆盖、基本或补充的医保,不提供免费的家属联保,这一医保体系为绝大部分国民提供基本的社会医疗保障。

德国形成了层次分明的分级制度,第一级为基层医疗机构,包括家庭医生、社区卫生服务中心等;第二级为专科医疗机构,包括门诊部和日间诊所等;第三级为综合医疗机构,包括大型医院和综合诊所等,通过分级诊疗制度,将医疗资源合理分配,让患者尽可能接受到适宜的医疗服务。初级卫生保健服务由全科诊所、专科诊所、护理院和疗养院承担。这些医疗机构的医生多以合同形式成为当地医师协会的会员,接受组织与管理。而医院仅提供住院治疗,一般不提供普通的门诊服务,这些医院包括大学附属医院、私立医院、教会医院等。不过 2004 年以后,德国允许医院提供部分特殊的专业化门诊服务,门诊和住院之间的界限有所放宽,不再严格分离,使其医疗分级体系更具灵活性,这一点与英国有所区别,该措施实施以来,患者有权利在门诊和医院之间进行选择。近年来,非营利性私立医院对公立医院的兼并和收购日益活跃,发展壮大的趋势显著。

从服务供给角度来看,德国的医疗卫生服务体系分为以传染病监控为主的公共卫生服务体系和一般医疗服务体系。公共卫生服务体系是由联邦、州和县三级政府的卫生行政部门主管,各级政府财政分担投入形成的自下而上的完备的信息传递、反应和处理体系。一般医疗服务体系主要有四种类型:一是开业医生,负责对常见病、普通病患者进行一般的门诊检查、咨询等;二是医院,负责危重或急诊患者的住院治疗;三是康复机构,负责病情稳定进入恢复期的患者;四是护理机构,主要负责生活不能自理的老年人以及残疾人的基础护理。

1. 开业医生

开业医生一般由全科医生和专科医生构成,属于私人开业,主要提供一般门诊检查与咨询服务等。这些医生开设的诊所往往是由医生自行投资与建设的私人医疗机构。德国对开业医生的管理采用一定的规范,包括根据人口、地理等因素规定不同区域的开业诊所数量与基本资质标准。医护人员需要达到相应的标准才能申请独立开业,这一管理措施可以保障医疗服务的质量,确保患者能够获得高水平的医疗服务。患者在就医时享有一定的自主权,可以自由选择任意一家开业医生的诊所。如果开业医生认为患者需要住院治疗,可以为其开具转诊手续,确保患者能够获得进一步的医疗服务。另外开业医生的医疗保险支付采取总额预付制,这种制度考虑了地区总量、参保人数和参考价格等因素。保险机构根据这些因素确定一个费用总额,并根据每个医生的服务点数确定其收入。同时,为了控制医疗成本,设定了每个医生的最高点数。这一制度在一定程度上平衡了医疗服务的提供和医疗成本的控制。

2. 医院

德国的医院不提供门诊服务,主要提供各种住院治疗服务,分为公立医院、私立非营利性医院和私立营利性医院。其中,公立医院是由政府直接投资并管理,这些医院通常位于地区的中心,提供广泛的医疗服务,并在医学研究和教育中发挥重要作用。私立非营利性医院大多由教会、慈善机构或各种基金会捐助建立并管理,其运作方式与公立医院大致相似,致力于为患者提供高质量的医疗服务。私立营利性医院是由政府投资兴建并委托给私人机构经营,尽管数量相对较少,但它们在一些地区提供了额外的医疗选择,这种公私合作模式旨在确保医疗服务的多样性和可及性。在德国的医疗服务体系中,公立医院占主导地位,其次是私立非营利性医院,最后是私立营利性医院,这样确保了医疗卫生服务的公益性。德国医院的收入来源主要包括政府投入、医疗保险保费(包括法定医疗保险与私人医疗保险)及社会救济(如教会、慈善机构捐款)等。

3. 康复机构和护理机构

德国的康复机构和护理机构由政府投资建设,并以公立医院和私立非营利性医院为主,运营机制与医院的情况类似。康复机构主要提供医院治疗后的康复服务,护理机构主要为老年人或残疾人提供护理服务。

(二)德国医疗供给侧制度

20世纪90年代以来,德国社会老龄化问题逐年加重,65岁以上老年人在总体人口中所占比重呈逐年上升趋势,从2000年的17.1%上升到2013的23.9%。在逐渐老龄化的德国社会中,门诊诊疗和住院诊疗之间过于机械化的制度性分离使得既有的医疗服务供给体制无法适应老龄化社会和居民疾病谱的变化;而且,开业医生的老龄化等问题也导致开业医生整体数量不足和地区分布不均衡,无法很好地满足德国居民就近获得优质医疗卫生服务的需求。此外,由于未建立医保经办机构作为第三方购买医疗服务的机制,医保基金会对于医保医生和医院的医疗质量和医疗费用控制力不足,导致医疗费用上涨,医疗保障制度面临着财政稳定性的挑战。在此背景下,德国采取了一系列旨在改革医疗服务供给制度的措施。德国医疗供给侧制度有以下几个特征。

1. 以立法和修法推进医疗供给侧改革

20世纪90年代以来,德国的医疗供给侧改革体现出以立法和修法来推进的鲜明特点,以此回应社会不断变动的医疗服务需求,保证法律适应性和改革的民主性。

2. 政府宏观调控和行业组织自治有机结合

1949年生效的德国《基本法》(即德国宪法)规定,人的尊严不可侵犯,尊重及保护此项尊严是所有国家机关的义务。国家必须保障公民的最低生存基础,包括与健康息息相关的医疗保障。为此,政府必须在医疗卫生事业中进行必要的宏观调控。"社会自治"主要由社会组织之间以集体谈判达成契约的方式推进和展开,所有重要事项均按照法律事先约定的议事程序在各方合议的基础上制定框架协议,充分体现出行业自治的民主性、专业性和规范性。

3. 保障医保医生尤其是家庭医生数量充足和分布均衡

德国形成了一套较完善的全科医生教育培养体系,规范的医保医生培养和管理制度保障了医生技术水平和服务质量。德国医生大致可分为在诊所提供门诊的开业医生和在医院提供住院诊疗的住院医生。根据德国《社会法典》第5编规定,符合法定条件的开业医生可以依照法定程序获批成为医保医生。提供门诊服务的医保医生可为家庭医生和专科医生。医保医生所提供的门诊服务是德国分级诊疗体系中最基础也是最重要的一环,因此确保医保医生的数量充足和地区分布均衡,对于满足居民的医疗服务需求、控制医疗费用具有重要意义。

4. 建立"紧密合作"和"有序竞争"的医疗供给秩序

德国自20世纪90年代以来医疗供给侧改革的重要内容之一就是整合医疗供给秩序,通过推进整合医疗保障制度、实施针对慢性病患者的疾病管理计划以及建立医疗供给中心等举措加强不同医疗服务供给主体之间的合作,确保患者获得无缝对接的门诊和住院医疗服务。与此同时,德国医疗供给侧改革一直注重促进医疗服务提供主体之间的有序竞争,以提高医疗服务质量,降低医疗费用。法律一方面赋予国民在选择医疗服务主体的自由选择权,另一方面又规定医保基金对医保医生实行"按人头付费"的薪酬支付机制,激励医保医生通过提高自身服务质量以吸引更多的患者来获得更大的收益,从而在医保医生之间形成有序竞争的格局。在医院层面,公立医院、私立非营利性医院和私立营利性医院,由医保经办机构选择服务质量好的医院签订合同,以医保费用填补其运营成本,实现医院间的有序竞争。

德国的医疗供给侧改革是建立在已经建立起相对科学的分级诊疗体系、医药分业以及医生具备自由职业者的身份等良好基础之上的,因此德国20世纪90年代以来进行的医疗供给侧改革主要是因应人口老龄化和居民疾病谱的变化而展开的。从一定意义上说,德国的医疗供给侧改革是对既有医疗供给体制的有限调整和补充。

(三)基层首诊和双向转诊制度

1. 基层首诊

在德国的医疗服务中,分级诊疗体系实行门诊和住院分离制度,综合医院并不承担门诊医疗服务,患者先与社区医疗机构的家庭医生预约,由家庭医生根据不同病情安排就诊时间,并决定是否转至专业医院或上级医院。德国实施严格的转诊手续,患者住院治疗必须通过家庭医生的转诊,否则社会医疗保险不予报销,患者一般只需到社区卫生服务中心就能解决基本医疗服务问题,危重患者则转到大型医院住院并进行专业治疗,经过这样一个把关分流后,大型医院不会出现医疗浪费,各地的医疗水平更趋向同质化。德国的门诊服务由家庭医生负责提供,与美国和英国不同的是,德国的家庭医生不仅有全科医生,还存在部分专科医生,二者可联合开办小型综合诊所。这种灵活的组织结构使患者能够在家庭医生处得到更全面的医疗服务。德国家庭医生主要服务于家庭体系,是家庭健康保健的第一道"守门员"。在德国,医患之间有着极高的信任度,医患之间互相信任、尊重隐私、尊重生命。家庭医生所提供的优质医疗服务以及和谐稳定的医患关系,使居民在患普通病症时会优先选择在家庭医生处就诊,这自然而然地形成了家庭医生首诊制度。为鼓励患者优先选择家庭医生,德国还采取了一系列积极的政策措施。比如通过对签约家庭医生的患者提供更多的优惠服务,例如,支付门诊费用时自费部分可减免50%、在家庭医生处有优先就诊的权利以及预约上级专科医院和综合医院时提供支持等,使患者以及医疗机构主动依从家庭医生首诊制度。德国有约300家疾病基金组织,主要采取市场化运作,在政府监督下实行自我管理。在门诊服务中,疾病基金成员有权选择医生,可以直接咨询专家,增加医疗服务的多样性和竞争力。

2. 双向转诊

德国也通过医保制度对双向转诊做出了一定限制。医疗机构为了获得更多医保基金结余,会尽可能缩短住院天数,当患者病情稳定后,医院会及时将患者转诊至基层医疗卫生机构或者护理机构进行后续的康复治疗,从而实现患者向下分流,提高医疗卫生资源效益。此外,医疗保险机构可以对接诊"小病"患者的医院和随意转诊的诊所在费用支付上进行一定程度的扣款惩罚,有效地规范了接诊和转诊行为。德国通过对医疗费用的控制和相应的惩罚制度,有效实现患者合理分流,促进良好就医秩序的形成。

(四)德国的第三方支付与补偿机制

德国是世界上首个建立社会医疗保险制度的国家。与美国相同,德国公众的医疗支出也是由第三方(投保的保险机构或疾病基金)付费。德国医保由SHI和PHI两大部分组成,全民都要参加社会医保。医保包含了广泛的医疗服务,旨在提供全方位的健康保障,包括预防、早期诊断、治疗和康复等多个方面,还配有疾病津贴、丧葬补贴、剩余优惠等待遇。医保的实施使医疗机构受到更强大的监督。医保机构作为第三方支付者,对各级医疗机构的质量进行有效监督,从而形成了更有力的约束力,这有助于确保医疗服务的高质量和有效性,为患者提供更可靠的医疗保障。另外,德国医院的管理采取补偿机制、支付制度及税收政策的方法。医院补偿机制主要采用"双重补偿"的方法,即投入成本和运营成本各有其补偿来源。医院只要被列入政府医院发展规划,就可接受财政补助和签订社会健康保险合同。根据医院所能提供的服务数量,疾病基金会和医院通过谈判,确定医院可获得的预算数目。这使医院在提供服务时要得到政府财政补助,还必须签订社会健康保险合同,确保其服务的经济可行性。

德国医疗报销费用实行的是复合式支付方式。门诊服务实行按服务计点付费,住院服务实行按病种付费。按病种付费在一定程度上降低了供给诱导需求,医院会尽量缩短患者住院时间,降低医疗费用,减轻患者医疗负担。医院会在患者病情稳定后向下转诊,实现患者向下分流。医院协会与疾病基金会共同商定服务价格、数量和质量保证措施,若医院直接接诊患者,患者所有医疗费用将由医院独立承担,若社区医院将能够治疗的患者直接转至医院,疾病基金会将不会支付患者任何医疗费用,这有利于形成医疗体系良性发展的合作关系。可见,第三方付费方式有效地促进了"上下分明"的医疗体系和就医秩序的形成。综合医院也好,私人诊所也好,出于对自身利益的考量,都要认真地"各尽其责,各成其事"。德国通过这些医疗体制上的创新和合理的管理机制,成功构建了层次分明的医疗体系。另外,对医生的服务补偿方式也确保了医疗资源的合理分配,德国各地区的医生总薪酬预算由各类法定医疗保险机构的全国性最高协会和医生协会组成的联邦委员会上谈判而得,总预算根据服务收费情况确定,以"按人头付费"方式获得基金分配的医生协会按照医生的服务点数发放薪酬(每个服务点数薪酬是总预算费用除以该地区所有医生提供服务的总点数)。医生的服务数量、点数和薪酬呈正向相关,保证了医生的积极性和服务质量。

四、日本分级诊疗的实践

日本以其"高品质的医疗服务"和"医疗负担的平等程度""国民平均寿命高"等特征,长期位居全球医疗水平首位,尤其是在微创治疗癌症、重离子治疗、生物再造等领域,不仅居于世界领先水平,更是重大疾病患者治疗的首选之地。

(一)日本医疗体系组织架构

日本的卫生行政体制分为国家层面和基层。在国家层面,厚生劳动省负责制定国家卫生、社会保障和劳动就业等方面的政策并且领导全国47个都、道、府、县推行卫生保健计划。在基层的市、町、村,一般设有保健福利科,其下设民生系、保险系、卫生系等,主管当地的医疗卫生保健工作。日本的医疗卫生体系可分为医疗系统和保健系统,日本于1961年开始实施全民保险,医保制度是日本社会保障体系中的重要组成部分。与美国相似,日本的医疗体系也有极大成分的市场因素,其医疗服务运营呈现以市场为主、政府为辅的混合模式,其中约80%的医院和94%的诊所由私人运营。但日本为所有公民提供了平等的健康保险,患者可以免费地、自主地选择门诊医生,而医生根据服务情况进行报销。由于日本是一个狭长的岛国,偏僻地区较多,医疗体系有着明显的区域性特征,医疗卫生资源配置不平衡。所以,日本在实现分级诊疗的过程中,将工作重心放在了区域卫生规划的完善以及医疗机能分工的强化上。

日本的医保体系因极具地域特色,在医疗分级和区域划分上与其他国家有显著的不同。日本根据人口、经济、交通等因素,适度打破了行政区划,设定了层级错位、功能协同的三级医疗圈,包括一次(初期)医疗圈(以市、町、村为单位)、二次医疗圈、三次医疗圈(图3-4)。其中一次医疗圈负责基础的门诊服务;二次医疗圈根据交通、人口密度、社会经济、患者流进与流出比例设置,由主干医院提供住院服务;三次医疗圈以都、道、府、县为单位,是区域中心医院,主要提供高、精、尖的住院服务,除接受转诊的患者外,基本不提供门诊服务。

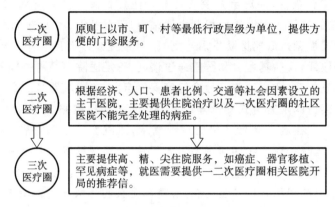

图 3-4　日本分级诊疗体系

(二) 日本分级诊疗的主要做法

1. 日本医疗机构分级分类

在引导患者就医分流方面,日本根据功能定位等,对不同医疗圈中的医疗机构和医疗机构里的病床进行划分。日本医疗机构主要分为医院(20张床位数以上)、普通诊所和口腔诊所。对医院的分类,按所有制可以分为公立医院和医疗法人。按等级和功能可以分为特定机能医院、地域医疗支援医院、中小型医院、疗养型医院、精神病医院、结核病医院等。特定机能医院是在日本医疗法第二次修订中(1992年)引入的,其功能定位不仅包括提供高、精、尖医疗服务,还涉及医疗技术引进和评价,以及高、精、尖医疗技术的培训;地域医疗支援医院是日本医疗法第三次修订时(1997年)启动的,功能定位有为转诊患者提供医疗服务(即区域分级诊疗中心)、医疗资源和设备共享(即区域医疗中心)、急救医疗(即区域应急救治中心)、区域医疗临床进修学习(即区域教育培训基地)。

此外,为加强专病和临床重点专科建设,日本通过专病定点医院的方式推进。以静冈县立综合医院为例,它挂靠着9个专病定点医院,分别涵盖肿瘤诊疗、急救、灾害救治、康复、远程医疗支援、结核病、罕见病、艾滋病和器官移植等多个领域。由于很多工作具有公益性、服务延伸性等特征,日本通过医疗价格加算[①]等形式激励医院提供这些服务,费用通过医保、患者自付和财政补助(如结核病)承担。

2. 医院病床功能分化

日本医疗法在医疗服务体系建设中不断调整病床功能,以适应人口老龄化和疾病结构变化的挑战。1948年日本医疗法制定时,医疗服务主要以急性期疾病为主,但随着社会的演变,康复治疗的需求逐渐突显。因此,在日本医疗法第二次修订中,特别设立了特定机能医院和疗养型医院,前者主要提供高、精、尖医疗服务,而后者则成为康复医院的代表。疗养型医院在医疗法的修订中逐渐得到明确,其中"一般病床"和"疗养病床"也在日本医疗法第四次修订中被明确定义(图3-5)。这一修订细分了病床的不同类型,考虑到了急性期和慢性期疾病的治疗需求,并规定了患者和医护人员的比例,进一步确保床位的合理利用。而在价格方面,针对"一般病床"和"疗养病床"也有了差异化的设定,这在一定程度上促使医

---

① 按照"分类指导,引导激励"的原则,一般情况下,执行常用的医疗价格收费标准;符合特定条件的,适当提高某项目的收费标准,增加的收费标准即为医疗价格加算。

疗机构更好地适应床位的分工。在2002年8月日本厚生劳动省发布的《医疗提供体制改革的基本方向》中期报告中,医疗机构的功能分化成为关键方向。强调以地区需求为中心,这不仅有助于提高医疗服务的地区适应性,也促进了更合理的医疗资源配置,满足患者多层次的医疗需求。这种灵活的制度调整有助于日本医疗体系的持续升级,确保医疗服务能够有效覆盖社会的各个层面。

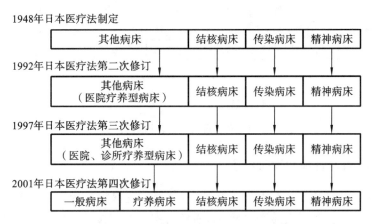

图3-5 日本医院病床区分的演变过程

(三)基层首诊和双向转诊

日本主要依靠完善区域规划、强化医疗机构的功能和分工、提高基层服务能力、宣传教育、人性化服务引导等举措,建立分级诊疗制度。首先,完善区域规划是实现分级诊疗的基础。日本根据地理、人口、经济等因素,合理划分了一二三级医疗圈,以实现医疗资源的合理配置。这种区域规划不仅考虑了人口密度,还充分考虑了社会经济状况和医疗需求,从而促进了医疗服务的地区性均衡发展。其次,强化医疗机构的功能和分工也是分级诊疗制度的重要一环。通过特定机能医院、地域医疗支援医院等的设立,不仅提高了医疗机构的专业水平,也加强了医院间的协同作战。例如,特定机能医院主要提供高、精、尖医疗服务,而地域医疗支援医院则为患者提供转诊服务和医疗资源共享。在分级诊疗制度的推进过程中,双向转诊率被确立为地域医疗支援医院的重要条件。通过设置80%以上的双向转诊率标准,日本鼓励医疗机构在患者就诊时实现向上和向下的有效转诊,以提升医疗服务的协同性。为了激励医院提高双向转诊率这一关键指标,日本采取了财政专项补助和医疗价格加算等手段。这不仅有助于确保医疗机构在分级诊疗中发挥积极作用,还为医疗机构提供了经济上的支持,促使其更好地适应和推动制度的进一步发展。

除对医疗机构的激励措施外,日本对普通患者也有激励和约束措施,即除了急诊外,患者都需要凭借诊所医生的介绍信才能到上一级医疗机构进行治疗。如果患者跳过一级医疗圈而直接选择二三级医疗圈治疗,则需缴纳额外费用(全部自费),不同医疗机构收费不同,一般在3000~5000日元(大医院甚至更高,且大医院不接受此类门诊患者)。因此,日本患者一般首选私人诊所或地域内的中小型医院(即一级医疗圈)作为初级医疗保健机构,由一级医疗圈内医疗机构开出转诊文书,再向上一级地域医疗机构转诊。

日本的转诊机制相较于其他国家有较大的不同,其转诊方向更加多元化,划分更细致。同时还给出了双向转诊比例规定,并对符合规定的医疗机构给予财政补助。在具体转诊形式上,双向转诊机制分为三类:一是具有专科特色的诊所间的转诊,即"诊诊连携"("连携"是日本的说法,即"双向转诊",下同),是同一区域内诊所间患者的转移;二是诊所与医院之间的转诊,即"院诊连携",对于基层医疗机构难以解决,需要高、精、尖检查以及进行手术的疾病,由基层医疗机构开出转诊文书向上一级医疗机构进行转诊。三是医疗机构与养老康复机构之间的转诊,即"医养连携"(图3-6)。

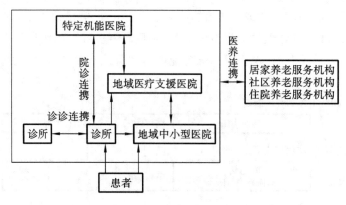

图 3-6 日本双向转诊机制

（四）日本的健康组合管理和支付制度

日本的医保制度是分级诊疗体系中不可忽视的一部分，医保机构的设置及其制度机制安排对分级诊疗有较大影响。日本国民医保覆盖率约 99%，看任何疾病个人最多承担 30% 的医疗费用。

日本有超过 5000 家独立的保险组合，分为雇主型和国民健康组合两大类。雇主型医疗保险由雇员和被抚养人组成，雇主和雇员共同支付保险费。这类组合又细分为四小类：①政府管理的健康组合，参加者是雇员少于 300 人的小企业职工，简称 GMHI；②社会管理的健康组合，参加者是雇员大于 300 人的大企业职工，简称 SMHI；③独立的船员组合；④公共部门雇员的共济组合。国民健康组合医疗保险按居住地加入，参加者是农林渔、个体工商户、退休人员等，简称 NHI。其中 GMHI 的财政状况由参加者健康状况、对医疗服务的需求和他们所支付的保险费来决定，负责方（政府）有强烈的动机控制医疗费用的增长。居民医保（即国民健康保险）主要是针对农业人口、退休人员、自由职业者和没有工作的人，可分为市、町、村国保和组合国保。保险金全部由自己负担，由国民健康保险团体承担，90% 的职工退休后转入居民保险。居民医保是以家庭为单位参保的。同时，日本针对 65~74 岁的老年人实行财政补贴制度，针对 75 岁以上老年人有专门的"后期高龄者医疗制度"。为了尽可能让更多人享受医疗资源，日本大幅减免了留学生、低收入者的保险费，保障人人交得起医疗保险、人人可以获得医疗保障。

在医疗服务费用的控制方面，政府通过对政府管理的健康组合的财政状况进行监控，通过参与者的健康状况和支付的保险费来调整医疗费用的增长。这种机制在维持医疗保险的财政可持续性的同时，可确保政府有足够的激励机制来控制医疗费用。在医生薪酬方面，采用全国统一的诊疗薪酬点数表，强调对医务人员积极性的激励。这一点数表的制定由政府、医疗服务提供方和医生协会等多方参与，旨在通过明确的点数体系来量化医疗服务的价值，确保医务人员获得公平的薪酬。日本的医保体系通过这些巧妙的安排，实现了分级诊疗的目标，为不同社会群体提供了更为精细化和全面的医疗保障。

五、古巴分级诊疗的实践

（一）古巴社会经济和医疗卫生发展状况

古巴共和国（简称古巴）是北美洲加勒比海北部的一个群岛国家。古巴的国土面积为 109884 平方千米，人口 1108.3 万（2023 年），14 岁以下儿童占总人口的 15.73%，60 岁以上老年人占总人口的 22.3%。古巴作为典型的第三世界国家，是西半球唯一的社会主义国家，虽然面临着美国长期的经济封锁，但在医疗卫生服务方面优于许多发达国家，在基本卫生指标方面表现出色，人均寿命达到77岁，人类发展指数多年来一直维持在高水平。

1959年民族民主革命胜利前，古巴的医疗状况可谓岌岌可危。当时的古巴只有6000名医生，随着50%的医生离开前往美国，医疗资源更加紧张。只占全国总人口22%的首都哈瓦那集中了全国60%的医生和80%的病床，使得偏远地区的医疗条件相当恶劣。1960年起，美国对古巴实行禁运，古巴传统的医药和医疗设备供应来源中断，加之古巴人口的快速增长，加剧了医疗卫生事业的困境。从那时起古巴政府着手建立符合其国情的医疗卫生体制。1958—1968年，古巴的公共卫生预算支出增长了10倍，通过扩建医学院等措施加大医疗卫生人才的培养，重点加强农村和基层卫生服务体系建设，为建立覆盖全国范围的社区卫生服务奠定了坚实的基础。到20世纪70年代中期，古巴初步建立了三级医疗卫生服务体系，并于1984年开始实行"家庭医生制"，改善了当时存在的诸多医疗卫生问题。经过15年的不懈努力，古巴终于在2000年实现了覆盖全国的家庭医生医疗模式，实现了"2000年人人享有卫生保健"的计划。

另外，为解决不同时期面临的各种健康问题，古巴政府还制定了一系列主要由基层医疗卫生机构落实的健康计划，包括母婴计划、老年计划、传染病计划、慢性非传染性疾病计划，在社区卫生服务工作中获得了明显成效。2015年WHO宣布，古巴成为世界上唯一一个可以阻断艾滋病和梅毒母婴传播的国家。古巴人均寿命(77岁)和美国持平，婴儿死亡率由1960年的60900降至2014年的42900，获得WHO的高度赞誉。

古巴政府认为公共卫生和教育是国家发展的优先领域，每个公民都享有免费获得预防、治疗、康复等卫生服务的权利。古巴实行的公立医疗体制是医疗服务公平性的基石。医疗筹资完全依靠国家税收，由人民政权代表大会负责监督其运转。这种体制鼓励居民积极参与，强调整个社会的健康责任。在古巴，私人医疗服务是被禁止的，所有医务人员都是政府雇员。政府通过推行全面的医疗保健政策，确保了医疗资源的合理配置，不论是城市还是农村，居民都能够获得同等的医疗服务，医疗服务的公平性得到普遍认可。

(二) 古巴三级医疗卫生服务体系

古巴在2000年已建成覆盖全国范围的三级医疗卫生服务体系。一级医疗卫生服务网络主要由家庭医生诊所、联合诊所组成，承担常见病、多发病的首诊服务，建立居民健康档案，健康教育，预防接种以及传染病和突发公共卫生事件的报告和处理等职责。每个地市平均按3万～5万人的规模分成若干个社区，每个社区设1个联合诊所，每个联合诊所一般由10～12名家庭医生组成。比如古巴首都哈瓦那就有82个联合诊所，负责全市的宣传、预防和治疗工作。联合诊所可以提供儿科、妇科、内科等专科诊疗以及牙科、X线片拍摄和一些新技术设备的服务，80%的疾病都可以在联合诊所进行诊疗；二级医疗卫生服务网络主要由省会和重要城市的中心医院组成，负责一级医疗卫生服务网络解决不了的较为复杂的疾病的诊疗工作；三级卫生服务网络由建在首都的全国性医院、部分专科医院或研究所组成，主要负责疑难杂病、危重症的诊疗、教学和科研工作。在古巴只有疑难杂病需要住院手术，其他都采用门诊手术的方式进行，如脊髓手术、关节手术不需要住院。医院的收入中绝大多数来源于政府投入。医院的病床使用率高，与一些西欧发达国家如荷兰、瑞士等接近。

三级医疗卫生服务体系实施基层首诊制。社区的家庭医生诊所和联合诊所为整个医疗卫生服务体系的"守门人"，在双向转诊、急慢分诊、上下联动中扮演不可或缺的角色。由于家庭医生诊所深入社区，且24小时提供服务，除了紧急情况外，古巴人一般会首选家庭医生诊所或联合诊所就诊。只有家庭医生诊所或联合诊所医治不了的患者，家庭医生才会将其及其完整的就诊信息推送至上级医院甚至专科医学研究所。同时，家庭医生随时跟踪和掌握患者的病情发展，与上级医疗机构协作配合治疗。此外，各地区医院还设立了24小时专科急诊，以便急症患者能够直接"越级"到医院就诊。这种完备的医疗服务网络确保了患者能够及时获得全面的医疗照护。

(三) 古巴医疗卫生体制的特点

1. 广覆盖的三级医疗卫生服务体系

古巴有较为完备的三级医疗卫生服务体系,覆盖各区域、省份和城市,基本上做到"哪里有人民,哪里就有医生",各地的医疗服务水平同质性较高。尤其是一级医疗卫生服务网络中的家庭医生诊所和联合诊所,对辖区内居民提供直接、全面、方便、快捷的医疗卫生服务,并与社区群众组织等社会力量的参与相结合,向本地政府负责。

2. 健全的家庭医生制度

家庭医生制度是古巴医疗卫生体制中的重要组成部分,是一级医疗卫生服务网络的主要载体。21世纪初,古巴家庭医生占医生总数的比例已经接近50%,每年约有97%的医学毕业生选择加入这个队伍。家庭医生的职责不仅仅局限于疾病治疗,更涉及全面的健康管理。他们承担预防工作,包括疫苗接种,同时通过药物治疗、康复训练和健康宣传等手段,全面提升居民的健康水平。家庭医生诊所设立在其服务的社区内,24小时对外开放,家庭医生一般住在诊所的楼上或附近。每个家庭医生都配有一名护士,他们为居民定期进行体检,充分掌握每个居民的健康情况,并轮流到社区中的联合诊所值班。家庭医生的工资、住房和家具均由政府提供,以保证其安心工作。除紧急情况,患者通常首先在固定的家庭医生处就诊。在职业发展方面,古巴采取了灵活的制度,给予家庭医生相同的职业发展机会。通过专家委员会审核,只要满足晋升条件,家庭医生就可以晋升到二级专家职称,这种公平的职业发展路径有助于激发家庭医生的工作热情,保障医疗服务的质量。

3. 高质量的药品研发、生产和政府定价

古巴的药品政策是其医疗体系的另一个亮点,古巴政府将药品视为国家战略的重要组成部分,注重药品的研发、生产和政府定价,保证了药品的质量、安全和可及性。古巴的药品研发主要依靠其强大的生物技术产业,它是古巴政府在20世纪80年代开始投资建设的,目的是摆脱对外国药品的依赖,提高国家的自主创新能力。

古巴的生物技术产业发展较好,拥有一批高素质的科研人员,以及先进的实验设备和生产设施,已经开发出了一系列具有国际水平的药品和疫苗,如肺癌疫苗的CIMAvax-EGF,治疗糖尿病的Heberprot-P,预防流感的VA-MENGOC-BC等。古巴的生物技术产业不仅为其国内市场提供了高效低价的药品,也从国外市场获得了巨大的收益,成为古巴经济的支柱之一。古巴的药品生产主要由国有药品企业负责,它们遵循严格的质量标准和管理规范,保证了药品的有效性和安全性。古巴的药品企业不仅生产本国研发的药品,也生产一些仿制药和基本药物,以满足国内的医疗需求。

古巴的药品政府定价是其药品政策的关键环节。古巴政府对药品的价格进行严格的控制,根据药品的类别和重要性,将药品分为三个等级:第一级是对国民健康至关重要的药品,如抗生素、抗病毒药、疫苗等,这些药品是完全免费的,由国家财政承担费用;第二级是对国民健康有重要影响的药品,如治疗慢性病的药品,这些药品是部分补贴的,由国家财政和患者共同分担费用;第三级是对国民健康有一定影响的药品,如治疗轻微疾病的药品,这些药品是无补贴的,由患者自费购买。这种差异化的定价机制,减轻了人民的医疗负担,提高了人民的健康水平。

4. 精英化的医学教育

优质的医学专业人才队伍是古巴优质卫生服务的基础和保障。古巴政府高度重视基层卫生人才的培养、建设和医学生毕业后的继续教育,建立了严格的终身医学教育制度,卫生人力费用占卫生总投入的17%~20%。联合诊所和家庭医生诊所的医生必须经过6年医科大学教育和3年专科医生教育(并有3年基层工作经历)。医学生在学习前期就开始参与临床实践,将理论知识与实际操作相结合,培养他们全面的医学能力。学校重视加强医学生树立追求医学科学真理,救助伤者、弱者,保护人民健康的高尚精神的教育。自中学生起,便有专门的组织和协会挑选优秀学生,培养其医学职业的责任感和社会使命感。

古巴医务人员的工资级别根据医生的教育、学历、学位制订，工资与绩效没有必然的联系，保障了医务人员在不同地区和医疗机构享有相等的待遇和发展机会。这种制度的稳定性使得基层卫生人才得以保持在医疗服务中的稳定性，但在一定程度上其工作效率也会受到影响。古巴家庭医生的住房和工资均由政府提供，其中工资是当地公务员的4倍左右。精英化的医学教育使古巴在脑外科、眼科、骨髓移植、心脏移植等方面堪称一流，而且费用低廉，所以医疗服务公司吸引大量来自阿根廷、巴西、委内瑞拉等拉丁美洲国家甚至西班牙、德国等欧洲国家的患者到古巴接受旅游医疗。同时，古巴推进输出医疗，派遣了众多的医务人员到国外从事医疗援助，以换回本国急需的石油和外汇。输出医疗和旅游医疗是古巴最重要的外汇来源。古巴设立了拉丁美洲医学院，为来自拉丁美洲、非洲、亚洲等地的贫困学生提供免费的医学教育。古巴还与其他国家合作，为他们的医学人才提供培训和指导。可见，古巴的医学教育是其医疗体系的重要支撑，它体现了古巴对医学人才的重视和培养，也体现了古巴对人类健康和福祉的贡献和奉献。

（四）古巴分级诊疗的四大保障

自1959年古巴革命胜利之后，古巴全民医疗制度的发展历程主要可以划分为四个阶段：其一，开始实行全民医疗免费制度阶段(1959—1974年)。这一时期古巴初步尝试全民医疗制度，为后续的医疗卫生服务体系建设奠定了基础。免费医疗为广大民众提供了可及的医疗服务，标志着古巴在医疗领域的第一步迈出。其二，以社区为重点的三级医疗卫生服务体系的建立阶段(1975—1983年)，表现为古巴的社区诊所不断兴起，地方医疗逐渐萌芽。这种基于社区的医疗卫生服务体系有助于更好地满足不同地区居民的医疗需求，扩大了医疗卫生服务的覆盖范围。其三，完善医疗卫生服务体系与建立家庭医生制度阶段(1984—1989年)。在这一阶段，古巴医疗卫生服务体系已趋于完善，家庭医生数量迅速增加。家庭医生制度的建立强化了基层医疗服务，使得医疗卫生服务更加贴近居民的生活，实现了全面的覆盖。最后，现有制度完善与发展阶段(1990至今)，体现为在已有的制度框架中不断完善相关监管制度等。经过六十余年的发展，古巴在医疗卫生领域已然跻身世界先进国家行列。

1. 体系与机制保障

古巴实施三级医疗体制，家庭医生为初级医疗体系，社区诊所、综合医院为二级医疗体系，专科医院为三级医疗体系。社区诊所遍布城乡角落，一名家庭医生和一名护士负责小区100~150户家庭人员的日常诊疗，还定期上门问诊，而每20~30个诊所就配备一个综合诊所。截至2020年，古巴有14708家社区医疗站和498家综合门诊部，由家庭医生、护士和社工组成的团队管理。该团队通常居住在诊所上方，负责周边地区所有家庭的福利。家庭医生每年至少会上门询问居民的健康状况，并进行彻底的体检。古巴有497593名医疗保健行业的工作人员，占工作年龄人口的6.8%，其医生与人口比例最高，每千人拥有9.27名医生。同时，古巴非常注重预防治疗，广泛开展疫苗接种、定期体检、妇幼和老年人保健、传染病控制以及重点人群的追踪等业务，成为全球可预防传染病发病率最低的国家。

2. 医护人力资源保障

古巴通过国家教育系统与医疗系统的联动，实现医学生的统一招生和国家管控招生数额与培养计划。这一机制有助于调动全国各地医学生的积极性，确保医学人才的培养有序而高效，赋予地方优化结构配置的能动性，减少资源浪费。地方医学院根据地方人口结构决定招生人数，依照人口结构分配毕业生工作，这样的差异化招生和毕业生分配机制使医护人力资源更加贴近实际需求，医患比例相对合理。除此之外，古巴也为"留住"医护人员煞费苦心，营造出良好的医患关系与从医口碑。尤其是根植基层的家庭医生，他们常被选为人民政权代表大会代表。社会营造出的医生形象使得很多医学生在毕业之后选择回归社区，担任家庭医生而非专科专家。

3. 时空保障

在就诊的时间上，古巴的家庭医生诊所或联合诊所24小时全天候提供医疗服务，保障了民众在夜间也能够及时就诊。古巴人普遍认为夜晚是疾病的高发时段，因此提供夜间医疗服务可以及时治疗，避免小病拖成大病。这种时空布局使得民众更加倾向于主动寻求医疗服务,有助于早发现、早治疗。在就诊的空间分布上,古巴力求分级诊疗制度全境覆盖,无论城市或农村,均建立了完备的居民家庭卫生档案,实现了医疗服务的无缝衔接。随着这一制度的不断完善与推广,家庭医生也逐渐进驻学校、工厂、船厂、合作社等工作单位,实现了"哪里有人民,哪里就有医生",医疗服务覆盖率高达98%,远超一众发达国家。

4. 监督保障

从顶层设计上看,一方面,古巴政府严禁私人医疗存在,对医疗资源进行严格的管控;另一方面,古巴政府要求每位医生皆应对患者抱有最高尚的人类感情,凡政治思想与业务技能不合格者,不得从医。医学生需要在完成相应培训之后,通过专门委员会组织的考试,方能成为家庭医生。家庭医生在职期间也不定期地安排学习与培训,提升理论知识与思想政治修养。从基层落实上看,实行民众对医护人员的分散监督与各地区人民代表与群众直接监督相结合的制度。具体而言,人民健康委员会具体负责监督工作,并对医疗服务机构的管理与医务人员提出建议,而其他群众组织则通过选举代表到地方人民健康委员会,参与医疗卫生工作的监督与管理。

六、借鉴与启示

纵观各国分级诊疗的实践,不难看出,能形成较好分级诊疗格局的国家,在医疗服务体系、医保制度、医学教育和薪酬制度均具备一些共同特点。

(一)由支付方(政府/医保)保障服务的连续性

各国医疗服务的主要支付方大致可以分为两类:一类是政府作为主要支付方,如英国、古巴都是由国家预算来筹集医疗资金和支付,在此基础上建立高效的供方管理机制,另一类是保险作为主要支付方,如美国的管理型医疗保健体系,德国的整合医疗保障制度、日本的雇主型和国民健康组合医疗保险等,都是通过第三方支付来实现控制医疗费用、保障医疗服务的连续性。无论是政府还是保险公司,这些支付方都具备一个共同的特点,那就是都有强烈的动机控制医疗费用的增长,而购买连续性的医疗卫生服务能让患者在合适的地点接受合适的医疗卫生服务,无疑是降低医疗费用的法宝。鉴于此,支付方会主动与医保支付范围内的机构进行谈判,倒逼这些机构对提供的医疗卫生服务进行整合,从而保障医疗卫生服务的连续性和经济性。如德国通过推进整合医疗保障制度、实施针对慢性病患者的疾病管理计划以及建立医疗供给中心等举措加强不同医疗服务供给主体之间的合作,确保患者获得无缝对接的门诊和住院医疗服务。因此,从这些国家的实践来看,支付方的购买机制与支付方式是医疗卫生服务能否连续性的关键因素,而医保制度的改革(支付方的购买机制与支付方式)应该先于医疗卫生服务体系的改革。

(二)建立了以初级卫生保健为重点的三级医疗服务体系

以上国家都建立了分工明确的三级医疗体系,且以初级卫生保健为重点。初级卫生保健、门诊服务由全科诊所、专科诊所、护理院和疗养院等机构承担。作为医疗体系中坚力量的全科医生,有效地承担了整个医疗服务体系的"守门人"职能,如英国的全科医生完成了90%的门急诊业务和大部分公共卫生服务业务,却仅仅花费了NHS经费的8%,美国有2/3的外科手术是在基层医疗机构完成。医院仅提供住院治疗,一般不提供普通的门诊服务,仅德国在2004年以后允许医院提供部分特殊的专业化门诊服务,门诊和住院之间的界限有所放宽,患者有权利在门诊和医院之间进行选择,但即便如此,也未见有明显的无序就医情况,这可能与统一的第三方支付与监管机制有关。

（三）同质化的医学教育保障了全科医生的质量

在这五个形成较好分级诊疗格局的国家中，无论是发达国家，还是发展中国家，医学教育都属于精英教育，全科医生经历了严格的培训，包括医学学历教育、毕业后教育培训和继续教育三个关键阶段，通常需要十年左右的学习才能上岗，政府一般会通过控制医学生规模来保证教学质量，同质化的医学教育保证了社区医院与城市大医院的级别医疗服务具有大致相同的水平。这些医疗机构的医生多以合同形式成为当地医师协会的会员，接受组织与管理。并且，这些国家的医学教育体系有非常清晰全科和专科设计，医学生可以自由选择并决定未来的职业发展道路，且在晋升或职业发展方面，全科医生与专科医生没有显著差异。

（四）激励性薪酬制度保障了全科医生的数量

医生的薪酬受多种因素影响，包括国家、地区、医院、专业、职称、年龄等。虽然以上各国医生的薪酬制度略有差异，但具备三个共同点：一是医生薪酬普遍处于当地中上水平。全职医生的薪酬至少是社会平均薪资的3~4倍，即使在古巴这样的发展中国家，医生工资也是当地公务员的4倍左右；二是虽然大多数国家全科医生的平均薪酬与专科医生有一定差别，但差距并不悬殊。根据2022年英国Nuffield Trust统计，美国全科医生的平均薪酬低于专科医生的28.2%，英国全科医生平均薪酬高于医院专科医生平均薪酬的26.4%；三是全科医生大多实行基于"按人头付费"和"按绩效付费"的薪酬制度。英国"按人头付费"约占医生全部薪酬的60%以上，全科医生经过质量与结果考核，可获得额外的奖励，这部分约占全部薪酬的20%，另外20%来自一些政府购买服务项目，如外科手术、儿童健康、康复指导等。日本则采用全国统一的诊疗薪酬点数表，强调对医务人员积极性的激励；四是大多数国家的全科医生薪酬制度是政府、医疗服务提供方和医生协会等多方协商谈判的结果，与签约人数、医疗质量、医生教育、资历等因素息息相关，与所在的地区、机构不直接相关。

（五）医生自由执业制度促进医疗服务的连续性和竞争性

医生自由执业是指获得执业资格的医生可以自主选择执业方式和执业机构，有选择个体行医、合伙行医或者受聘于医院行医的自由。世界上大部分国家都实行医生自由执业，医生以自己的医疗技术和服务质量，获得相应的薪酬。医生作为医疗服务系统中最关键的要素，能否自由执业涉及医生资源在医疗服务系统中的流向，是影响分级诊疗能否成功的重要因素。一方面，医生自由执业制度可以让医生在不同医疗机构之间流动，让医生跟着患者走，从而保持医疗服务的连续性。如美国医生能够非常便捷地在多个医疗机构工作，不仅为二三级专科医院提供优质服务，同时也为连锁医院和社区患者提供诊疗服务，这样的模式有效地将优质医疗资源快速下沉到基层医疗机构；另一方面，这个制度允许医生以自办诊所或合伙办诊所形式存在，自负盈亏，优胜劣汰，通过医保机构或政府的质量与结果考核获取资金，这在一定程度上在初级卫生保健层面促进了全科医疗的竞争性，有助于提高服务质量和拓展服务范围。除了古巴，英国、美国、德国、日本四国的私人诊所占其国内医疗机构7成以上，全科医生之间形成了有序竞争的格局，居民更容易获得全面的全科医疗服务。

（六）医保支付制度与激励约束机制有效地引导了患者基层首诊

这几个国家都实行了不同严格程度的基层首诊制度，其中，英国、德国、古巴都实行严格的"基层首诊制度"，即"守门人"制度。患者必须先接受全科医生的"首诊"，只有遵守这一规定，才能享受到免费的医疗服务。日本、美国的"社区首诊制度"则相对没有那么严格，日本目前还没有建立家庭医生制度和转诊制度，只是鼓励医疗机构在患者初次就诊时实现向上和向下的有效转诊，并通过财政专项补助和医疗价格加算等手段激励医院提高双向转诊率等关键指标，通过缴纳额外费用等机制约束患者越级就诊。而美国家庭医生只在某些保险项目中扮演着"守门人"和资金掌管者的角色。有时患者不需要预约或转诊就直接到大型医院的门诊部就诊,主要是靠保险条款的约束来实现。部分经济条件比较好的患者可不通过转诊直接到大型医院就医。由此可见,是否实行严格的基层首诊制度不一定是分级诊疗的必要条件,患者到基层首诊往往是医保支付制度、激励约束机制、患者信任等多个因素相互作用的结果。

参考文献

[1] 李妍嫣,袁祥飞. 主要发达国家医疗卫生体制模式比较及启示——以英国、美国和德国为例[J]. 价格理论与实践,2009(5):44-45.

[2] 陈文博. 公共服务质量改进机制建设的英国经验——基于医疗卫生领域的分析[J]. 东南学术,2012(1):113-121.

[3] 陈叶盛. 英国医疗保障制度现状、问题及改革[J]. 兰州学刊,2007(8):73-75.

[4] Zhang Z, Komine-kobayashi M, Tanaka R, et al. Edaravone reduces early accumulation of oxidative products and sequential inflammatory responses after transient focal ischemia in mice brain[J]. Stroke, 2005, 36(10): 2220-2225.

[5] Roland M. Linking physicians' pay to the quality of care--a major experiment in the United kingdom[J]. The New England Journal of Medicine, 2004, 351(14): 1448-1454.

[6] Kolozsvárl L R, Orozco-Beltran D, Rurik I. Do family physicians need more payment for working better? Financial incentives in primary care[J]. Atención Primaria, 2014, 46(5): 261-266.

[7] Siegrist J, Shackelton R, Link C, et al. Work stress of primary care physicians in the US, UK and German health care systems[J]. Social Science & Medicine, 2010, 71(2): 298-304.

[8] Goldfield N, Gnani S, Majeed A. Primary care in the United States: profiling performance in primary care in the United States[J]. BMJ (Clinical research ed.), 2003, 326(7392): 744-747.

[9] 于灿. 古巴、美国和智利医疗保障制度的比较及对中国的启示[J]. 当代经理人,2021(4):9-14.

[10] 王伟. 日本医疗制度的课题与改革[J]. 日本学刊,2002(3):99-109.

[11] 顾亚明. 日本分级诊疗制度及其对我国的启示[J]. 卫生经济研究,2015(3):8-12.

[12] 孟开. 从日本第四次医疗法的修改看医院病床分类[J]. 国外医学(社会医学分册),2004,21(3):120-126.

[13] 张莹. 日本医疗机构双向转诊补偿制度的经验与启示[J]. 中国卫生经济,2013,32(4):93-94.

[14] 刘晓红. 日本医疗系统结构特征及效率改进[J]. 财贸经济,2006(11):63-67.

[15] 王诺,王静. 古巴医疗体制发展历程及其启示[J]. 中国社会医学杂志,2009,26(1):19-22.

[16] 赵润泽,余海洋,韩旭. 古巴社区卫生服务介绍及对我国的启示[J]. 中国全科医学,2022,25(4):387-392,400.

[17] 毛相麟. 古巴全民医疗制度的建立与完善[J]. 中国党政干部论坛,2007(6):39-41.

[18] 王川,陈涛. 德国医疗保险制度的改革及启示[J]. 经济纵横,2009(7):105-107.

[19] 托马斯·格林格尔,苏健. 德国医疗改革的范式转变及其影响[J]. 江海学刊,2011(6):21-27.

[20] 房珊杉,孙纽云,梁铭会. 德国医疗保障体系改革及启示[J]. 中国卫生政策研究,2013,6(1):28-33.

[21] 周毅. 德国医疗保障体制改革经验及启示[J]. 学习与探索,2012(2):110-112.

［22］ 李杏果. 德国医疗服务管办分离改革及其对中国的启示［J］. 经济体制改革，2019（3）：151-156.

［23］ Amelung V, Hildebrandt H, Wolf S. Integrated care in Germany-a stony but necessary road![J]. International Journal of Integrated Care, 2012, 12(1)：e16.

［24］ Saekel R. China's oral care system in transition：lessons to be learned from Germany[J]. International Journal of Oral Science, 2010, 2(3)：158-176.

［25］ 丁纯. 德国医疗保障制度：现状、问题与改革［J］. 欧洲研究，2007（6）：106-119,161.

［26］ 顾亚明. 日本分级诊疗制度及其对我国的启示［J］. 卫生经济研究，2015（3）：8-11.

4 分级诊疗的影响因素有哪些?

对于大多数发达国家来说,分级诊疗是一套制度设计和运行的结果,结果如何取决于各国制度的完善性和制度运行的协调性。英国国民健康服务体系(NHS)是欧洲最大的由公共财政资助的医疗服务体系,也被 WHO 誉为是世界上卫生绩效最好、最公平的医疗卫生服务体系,同时也是全球的最佳分级诊疗实践体系。我们以英国的就医流程为例,结合其他国家的实践,剖析其中影响分级诊疗的因素。

一、英国就诊流程分析

(一)就诊流程

在英国,医患行为与制度支持见图 4-1。

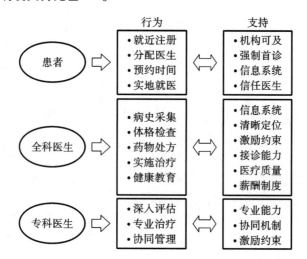

图 4-1 医患行为与制度支持图

1. 注册全科医生(General Practitioner,GP)

患者首先需要在当地的全科医生诊所注册,可以选择就近的 GP 诊所。注册后,患者会被分配给一个全科医生。

2. 初级医疗服务

当患者有健康问题时,首先联系分配的全科医生。患者可以通过电话、在线预约系统或亲自前往诊所预约就诊。

3. 全科医生就诊

在预约时间内,患者前往全科医生诊所进行就诊。全科医生会进行初步的病史采集、体格检查,并尽力在基层解决患者的健康问题。

4. 药物处方或治疗

如果需要药物治疗,全科医生可以开具处方,患者可以在药房购买所需药物。一些简单的疾病,全科医生也可以提供一些建议和自我管理的方法。

5. 专科医疗服务

如果全科医生认为需要更专业的医疗服务,可能会向专科医生提出转诊申请。患者在全科医生的协助下被转诊至相应的专科医生或医院。

6. 专科医生就诊

在专科医生处,患者接受更深入的评估和治疗。专科医生可能会制订更专业的治疗计划,并与全科医生协同管理患者的健康问题。

7. 协同管理

全科医生和专科医生之间保持联系,进行协同管理。包括共享病历信息、定期讨论患者情况,以确保患者得到全面的医疗服务。

(二) 医患行为分析

患者和医生的这些行为背后,是医疗保健体系和制度设计协调运作的结果,我们不妨对支持医患行为的制度进行分析。

(1) 问题一:患者为什么会首先选择在全科医生诊所就诊?

可能的原因包括:①首诊制度的要求。对于大多数常见病、多发病,全科医生诊所是患者可以接受医疗服务并享受NHS免费服务的唯一入口,因为除了急诊,英国的医院没有设门诊部,这就涉及医疗卫生服务体系的整体设计,尤其是初级卫生保健在整个体系中的定位。②享受相关福利。患者只有注册后才有NHS账号,才可以享受NHS提供的医疗卫生服务,而这些服务基本都是免费或费用极低的。③患者信任。患者认为全科医生诊所可以解决他的问题,如果不能解决,至少能从专业人士那里获得解决问题的相关信息。④比较方便。患者可以在附近诊所就近解决问题,时间与精力成本较低。⑤权益保障。一旦注册,所有的就诊行为都将记录在患者的就诊档案里,无论是全科医生、专科医生还是患者本人都可以随时查看,不仅有利于医生了解病史,做出正确诊断,保证服务的连续性,还为医疗质量的评估提供了真实数据,保障了患者权益。以上这一切行为与行为背后的动机,都离不开制度与基础设施的支持,具体来说,主要包括严格的基层首诊制度、全科与专科分开的医疗服务体系设计、区域协同的医疗卫生信息系统、全科医疗的可及性、医疗服务的福利性、高质量的全科医疗以及患者信任。

(2) 问题二:全科医生为什么能解决问题?

这可能涉及以下因素:①全科医生有能力解决问题。良好的接诊能力来自严格的医生培养与培训制度,这通常是一个长达10年左右的过程。全科医生首先要通过5~6年的本科医学课程和2年的临床基础培训,合格后可申请3年的全科医学培训。在这个过程中,全科医生将接受全面的培训,包括内科、外科、妇产科、儿科等多个领域,以确保他们能够处理各种常见疾病和健康问题,这个严格的筛选过程保障了全科医生的同质化。②全科医生不得不解决问题。无论全科医生在NHS诊所还是私立诊所工作,其薪酬大部分由NHS支付,通常按照医生的经验和级别来确定,同时,NHS会设定一些质量指标和患者满意度目标作为全科医生获得奖金或提升薪酬的依据。全科医生的工作表现将被评估,并可能影响其薪酬和职业发展。③全科医生愿意解决问题。这可能涉及全科医生的职业自豪感(如体面的收入、较高的社会地位)、良好的医患关系、医生的安全感(如医药分开等制度、二三级保健体系的支持)等因素。同样,以上这一切行为与行为背后的动机,都离不开制度与基础设施的支持,具体而言,主要有同质化的医学教育、区域协同的医疗卫生信息系统、清晰的全科功能界定、有效的激励约束机制、医疗质量导向的薪酬制度体系以及良好的医患关系。

(3) 问题三:专科医生为什么能保持服务的连续性?

专科医生和全科医生都面临着确保医疗服务连续性的挑战。维持服务的连续性可能涉及以下因素:①良好的转诊和沟通机制。专科医生与专科医院和全科诊所保持紧密的合作关系,确保有良好的转诊和沟通机制,以提供跨领域的医疗服务。②公立医院之间的非竞争性。除了几家私立医院,英国的绝大多数都是公立医院,由NHS管理。一般一个地区有各种类型的公立医院(综合医院和专科医院),公立医院的收入均来自NHS的财政预算,医院服务由临床委托小组监管,该小组与NHS一起通过绩效考核等方式确保提供高质量的医疗卫生服务。这种制度安排意味着公立医院的质量与医院收入息息相关,同时,由于各家公立医院功能定位不同(如专科医院与综合医院),但收入均来自NHS的财政预算,也导致公立医院之间更多的是合作关系,而不是竞争关系,关注的重点由趋利转向医疗质量。③财政投入的保障。自1990年以来,英国的医疗保健支出占国内生产总值(GDP)的比例不断增加,当时为5.1%。到2022年,英国的医疗保健支出占GDP的11.3%。其中,日常开支最大的是人员费,占开支的40%。其他重大支出领域包括初级保健(全科、牙科等)、采购(提供医疗保健的用品和服务)和非NHS医疗保健(独立、地方当局或志愿部门提供者)。同样,专科医生与全科医生共同保持服务的连续性,也离不开一系列的制度设计与基础设施的支持,具体而言,主要有良好的转诊和沟通机制、区域协同的医疗卫生信息系统、不断增加的财政投入、公立医院之间的非竞争性以及质量导向的医院绩效评估体系。

综上所述,英国医疗保健系统之所以能够较好地实现分级诊疗,同时能保障医疗保健服务的连续性,离不开以下制度设计和基础设施建设:严格的基层首诊制度、全科与专科分开的医疗服务体系设计、区域协同的医疗卫生信息系统、全科医疗的可及性、医疗服务的福利性、患者信任、同质化的医学教育、清晰的全科功能界定、有效的激励约束机制、医疗质量导向的薪酬制度、良好的医患关系、良好的转诊和沟通机制、不断增加的财政投入、公立医院之间的非竞争性以及质量导向的医院绩效评估体系等。这些因素中,一些因素互为因果,如同质化的医学教育和培训建立了患者的信任、患者信任又是良好医患关系的基础。这些因素相互作用,共同确保了医疗保健服务的稳定性、可及性和高质量性。

二、英国分级诊疗的影响因素分析

(一)基于SPO模型的因素分析

运用SPO模型(结构-过程-结果模型,结构structure、过程process和结果outcome),系列梳理以上因素。其中,结构性因素主要是指医疗卫生服务中各种医疗资源的静态匹配效率和关系,过程性因素主要是指影响医疗卫生服务运行效率和质量的因素,结果性因素主要是指结构性因素和过程性因素的输出结果。具体见表4-1。

表4-1 影响英国分级诊疗因素的SPO模型分析

分类	序号	影响因素	性质
结构	1	全科与专科分开的医疗服务体系设计(清晰的初级保健系统功能界定)	体系设计类
	2	区域协同的医疗卫生信息系统	基础设施类
	3	不断增加的财政投入	资源投入类
	4	严格的基层首诊制度	制度设计类
	5	公立医院之间的非竞争性	体系设计类
	6	同质化的医学教育	体系设计类
	7	医疗服务的福利性(政府购买与支付方式)	体系设计类
过程	8	全科医疗的可及性(全科诊所的布局)	体系设计类
	9	有效的激励约束机制	制度设计类
	10	良好的转诊和沟通机制	制度设计类
	11	质量导向的医院绩效评估和薪酬制度体系	制度设计类

续表

分　类	序　号	影　响　因　素	性　质
结果	12	高质量的全科医疗	—
	13	患者信任	—
	14	良好的医患关系	—

以上14个影响因素中，有7个因素是结构性因素，这些制度设计类、资源投入类、体系设计类和基础设施类因素相互作用，共同为分级诊疗奠定了良好的基础，是英国医疗保健系统的顶层设计，也是影响分级诊疗效果的核心因素；有4个因素是过程性因素，涉及体系设计类和制度设计类；有3个因素是结果性因素，这些是结构性指标和过程性指标之间运行良好的结果。结构性因素、过程性因素、结果性因素相互作用，共同铸就了分级诊疗的格局。

(二) 影响因素的层次结构分析

按照影响因素的性质，将以上14个因素分为以下四类。

1. 体系设计类

英国的《国民健康服务法案》规定了医疗服务的层级划分和患者的就医权利，医疗保健服务体系是基于全科与专科分开的设计，在纵向层面，初级、二级、三级保健系统各自都有清晰的功能界定，在横向层面，初级医疗保健系统的设计主要基于卫生服务的可及性，二级与三级医疗保健系统的设计主要基于服务功能的划分。最为重要的是，体系设计不仅仅是对医疗保健服务机构功能和层级的划分，还涉及全科医学、专科医学教育体系的设计，以及医疗保健服务政府购买机制和支付方式的体系设计，这些配套体系设计与医疗保健服务体系一起协调运作，以法规和政策的形式，奠定了英国分级诊疗的核心基础，对于分级诊疗的推动和实施起到关键作用。

2. 基础设施类

即区域协同的医疗卫生信息系统，NHS和英国的大多数医疗保健专业人员都使用一个名为SystmOne的集中托管临床计算机系统，这是一个"开创性的临床系统"，支持他们"一个患者，一个记录"的医疗保健模式愿景。主要功能是让医生能够访问单一信息源，其中详细说明了患者在其一生中与任何医疗服务的联系，并为每位注册患者提供电子健康记录。在实践中，这意味着每种类型的临床医生都应该可以轻松访问患者记录。同时，这个系统的数据也会提高医生的服务效率和NHS的管理效率，因为它会减少重复的数据输入。

3. 资源投入类

即不断增加的财政投入。2022年，英国的医疗保健支出占GDP的比例自1990年5.1%逐年增至约11%，为初级保健和专科服务的购买、医生的工作积极性提供了坚实的物质保障。

4. 制度设计类

此类因素贯穿在分级诊疗的结构和过程中，大多是基于体系结构已经确定基础上的制度设计。部分制度设计类因素是体系设计类因素运行良好的结果，如严格的基层首诊制度基于全科与专科分开的医疗服务体系设计和同质化的医学教育，良好的转诊和沟通机制基于区域协同的医疗卫生信息系统和有效的激励约束机制，质量导向的医院绩效评估和薪酬制度体系基于公立医院之间的非竞争性。

以上四类影响因素的层次不同(图4-2)，体系设计类、基础设施类和资源投入类因素是分级诊疗的核心层影响因素，以法律法规的形式确定了分级诊疗的系统结构。制度设计类因素是基于核心层基础上的制度设计，没有核心层的基本架构，准则层的制度设计很难取得良好成效。尤其是一个能够提供适宜的、连续性的、高质量服务的医疗服务体系作为基础架构，在此基础上，建立一套科学的基层首诊制度、转诊和沟通机制、激励约束机制、质量导向的医院绩效评估和薪酬制度，才能引导整个服务体系有足够的动力去提供适宜的服务。

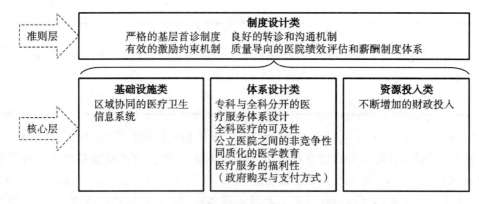

图 4-2 英国分级诊疗影响因素的层次结构图

三、分级诊疗的核心制度基础

从英国分级诊疗的实践来看，体系设计、资源投入和基础设施三类因素共同构建了分级诊疗格局的核心制度基础。体系设计类因素中，全科医疗的可及性、公立医院之间的非竞争性、专科与全科分开的医疗服务体系三个影响因素可归结为医疗卫生服务体系构架这一因素，与同质化的医学教育和政府购买与支付方式这两个影响因素一起构成了体系设计类的核心制度基础，也是影响分级诊疗格局形成的最核心的制度基础。基础设施类因素中，最核心的是区域协同的医疗卫生信息系统。资源投入类因素中，最核心的是不断增加的财政投入。因此，医疗卫生服务体系构架、同质化的医学教育、政府购买与支付方式、区域协同的医疗卫生信息系统、不断增加的财政投入五个因素一起构成了分级诊疗的核心制度基础。

（一）医疗卫生服务体系构架

分级诊疗格局形成的基础条件之一是要有布局合理、分工明确且能相互协作的完整的医疗卫生服务体系，这个体系的特点主要有全科与专科分开、全科医疗的可及性和公立医院之间的非竞争性。

1. 全科与专科分开

发达国家的初级卫生保健机构和医院之间往往有明确的职能分工，且这个分工不仅仅是规章制度上的要求，更是清晰地体现在体系的结构设计中。大多数发达国家医院基本不设普通门诊，只设急诊、专科门诊和住院服务。除急诊外，医院专科门诊和住院服务都需要全科医生的转诊及预约，医院不接收不经转诊和预约的患者。这样就从结构上划定了初级保健和二三级保健机构的功能。

2. 全科医疗的可及性

全科医疗的可及性不仅仅体现在地理位置上，更体现在功能上，即全科医疗开展的服务范围，且基层医疗机构有能力发挥"守门人"作用。大多数发达国家制定了全科医生首诊制度，初级卫生保健机构在自身能力范围之内尽可能解决患者健康问题，无力解决的则转诊给专科医生，发达国家往往有一个强有力的初级卫生保健体系。

3. 专科医疗的非竞争性

从卫生经济学来看，专科化的医疗市场和社区的医疗市场是两个市场。在社区层面是全科服务，在医院层面是专科医疗，它们在提供医疗服务的范围和专业性上有所不同。专科医疗机构更专注于特定领域或特殊疾病的诊断、治疗和管理，其服务更加专业化，在这个层面，医院之间的良性竞争可以提高患者选择权、服务质量，创新和发展、降低成本，但是，也会导致医院之间服务重叠、资源分配不均、合作意愿降低、提高医疗成本等不利后果，在某些地区，如果专科医疗机构之间的竞争激烈，可能导致一些医疗服务过剩或者分布不均匀的情况。有些地区可能会有过多的专科医疗机构，而其他地区可能会面临医疗资源不足的挑战，这可能会影响到医疗体系的整体协作和效率。而如果公立医院之间采取分工协作而不是竞争，在科学有效的监管下，可能会带来一些积极的影响。具体如下：①资源优化。分工协作可以让每家医院专注于自己擅长的领域，避免资源的重复投入和浪费。②提高医疗质量。医院可以根据自身专长和资源优势，提供更专业化、高水平的医疗服务。③患者流程优化。医院可以根据患者的病情和需求进行合理的转诊和协作，使患者能够及时获得最合适的治疗和护理。④合作共赢。医院可以共享资源、经验和最佳实践，互相支持和帮助，共同提高整体医疗服务水平，从而实现合作共赢的局面。⑤降低医疗成本。合理的资源配置和服务分工，可以减少医院的运营成本，从而降低患者和政府的医疗负担。

以英国牛津大学为例，牛津大学医院NHS基金会信托基金是英国最大的NHS教学医院信托基金，为牛津郡及其他地区的人口提供地方、区域和一些国家医院服务。它已在医疗质量委员会注册，并被NHS许可提供受监管的活动。该信托基金由四家医院组成，分别是位于牛津的约翰·拉德克利夫医院、丘吉尔医院和纳菲尔德骨科中心，以及位于北牛津郡班伯里的霍顿综合医院。该信托基金提供广泛的临床服务和专科服务，包括急诊护理、创伤和骨科、产科、妇产科、新生儿护理、普通和专科手术、心脏服务、重症监护、癌症、肾脏和移植、神经外科、颌面外科、传染病和血液疾病。信托基金的四家医院功能不同，相互之间是分工协作的关系，四家医院的运营均由NHS提供资金支持，并接受NHS基金会信托基金的监管和考核。该基金的大部分服务都是在这四家医院内提供的，但也在其他地点开展业务，其中包括社区环境中的门诊外围诊所、一些周边医院的卫星服务以及一些患者家中的服务。该信托基金还为牛津郡的社区医院提供服务，包括助产士主导的单位，并负责许多筛查计划，如肠癌、乳腺癌、糖尿病视网膜病变和衣原体的筛查计划。

（二）同质化的医学教育

分级诊疗格局形成的另一个基础条件是医学教育与培训和医疗卫生服务体系的需求相匹配。例如，在英国，若要成为一名全科医生，首先要完成获得英国认可的医学院校的医学学位课程，所有医学生在医学院学习的核心课程是大致相同的，通常包括基础医学、临床医学和医学人文三类科目，但医学院的具体课程设置可能会有所不同，甚至可能会提供一些特色课程或选修课程，以满足学生的个性化需求和兴趣。完成一个五年制的本科医学课程后，需要完成两年的实习计划，完成实习计划后将获得医师资格，可以申请成为注册医师，这由General Medical Council(GMC)负责管理，注册医师资格是在英国执业的基本要求。随后，医学生可根据自己的职业规划选择是参加全科医学培训还是专科医学培训，前者是一个3~4年的培训计划，后者是一个3~7年的专科培训计划，两类计划的培训内容不同，但都需要通过严格的Membership of the Royal College of General Practitioners (MRCGP)考试，才有资格在英国执业为一名合格的全科医生。以上严格的培训筛选过程保障了全科医生的同质化。

（三）政府购买与支付方式

政府购买医疗卫生服务是指政府为了向公众提供医疗保健，以某种方式购买医疗服务，这种方式可以通过不同的形式实现，如与医疗机构签订合同、购买服务包等。政府购买医疗卫生服务会对医疗服务提供产生多方面影响，主要包括以下几个方面。

1. 服务范围和质量

政府作为购买者，可以与医疗机构协商服务标准和质量要求，并监督其执行情况，以确保医疗机构履行服务合同并提供高质量的医疗服务。

2. 服务平等和覆盖范围

政府可以通过购买医疗卫生服务的方式向边远地区、贫困人群或特定群体提供医疗服务，以确保他们能够获得平等的医疗保健。

3. 成本控制和效率提高

政府可以通过与医疗机构签订合同的方式,协商价格、控制成本,并要求医疗机构提高效率,以确保医疗服务的质量和可及性,并提高资源利用效率。

4. 服务监管和质量改进

政府可以通过制定合同和监督执行情况来监督医疗服务的提供情况,并要求医疗机构进行质量改进,以提高医疗服务的质量和安全性。这有助于提高医疗卫生服务的可及性、可负担性和质量,从而更好地满足公众的医疗保健需求。

各国的医疗保障体系(不论是英国的NHS、德国的社会保险体系,还是美国的商业医保体系)都对不同类型医疗机构设定不同的支付方式,以激励其在自身职能范围内尽可能地控制成本并提供高质量的服务。如对初级卫生保健机构往往采取"按人头付费"和总额预付的方式,有些国家为了限制不必要的转诊,还将转诊率纳入考核体系,或将专科服务的资金池与初级卫生保健服务资金池设置联动机制,若专科服务利用过多将相应削减初级卫生服务资金总额。对医院住院服务往往采取诊断相关分组付费(DRGs)、总额预付等方式,以激励其降低成本,对医院专科门诊服务采取包括按项目付费、总额付费等多种不同方式。此外,为限制患者过度利用医疗服务,医疗保障方往往对患者的自由选择权或其他就医行为进行适当限制。

医疗保障体系能够对医疗服务体系的发展和运行进行有效的约束和引导,分级诊疗制度的强化有赖于医疗保障体系的强有力推动。医院(特别是大医院)运行成本高,医疗资源消耗大。而初级卫生保健服务机构更贴近社区和人群,能够更好地响应患者的需求,可以很好地保证服务的连续性,且运行成本低,具有很好的成本效益。因此,以基层医疗机构首诊为基础的分级诊疗格局,既能够有效地控制医疗费用,降低社会总成本,又可以促进服务可及、很好地保障医疗质量,成为政府及各类医疗保险部门着力推动的制度。

(四)区域协同的医疗卫生信息系统

英国的医疗卫生信息系统是一个综合性的系统,包括电子健康记录(EHR)系统、全科医生(GP)信息系统、医疗服务预约和排队管理系统、医疗资源管理系统等多个子系统,旨在支持和改善国家医疗卫生服务的提供和管理。最为关键的是,这些子系统在全国范围内是互通的,尤其是对于NHS内的医疗卫生信息系统。在英国,存在一些由NHS领导的数字化医疗服务网络,旨在促进医疗信息系统的互通和共享。这些网络通常覆盖全国范围,包括全科医生诊所、医院、诊断中心、药房等不同类型的医疗机构,以支持医疗信息的共享和协作。NHS一直致力于推进数字化医疗信息化建设,包括推动各地区和医疗机构实现医疗信息系统的互通互联,这是为了确保医疗信息的一致性、连续性和安全性,以及支持医疗服务的协同性和协作性。例如,电子健康记录系统和全科医生信息系统互通,这使得全科医生能够轻松地访问和管理患者的医疗记录,包括诊断、处方、检查报告等。全科医生信息系统和医疗服务预约系统互通,使全科医生可以直接从其信息系统中为患者预约就诊时间,并将预约信息同步到预约系统中,从而简化预约流程,提高服务效率。电子健康记录系统和医疗资源管理系统互通,这使得政府和卫生部门能够收集和分析患者的医疗数据,了解医疗需求和资源分配情况,从而优化医疗服务的提供和管理。

英国政府和NHS制定了一系列的国家标准和规范,以确保医疗卫生信息系统的互通性和兼容性。这些标准和规范包括数据标准、信息交换协议、安全和隐私保护规定等,为不同医疗卫生信息子系统的开发和实施提供了统一的框架和指导。虽然各个医疗卫生信息子系统在全国范围内相通,但在实际操作中,由于医疗机构的不同、技术平台的差异等因素,可能会存在一些局部的差异和障碍。然而,NHS和相关机构一直在努力促进医疗卫生信息系统的互通和共享,以实现更加高效、安全和智能的医疗信息化服务。无论如何,全国互通的医疗卫生信息系统架起了全科与专科之间、各类医疗卫生机构之间,患者与以医疗卫生服务提供者之间的信息桥梁,这有助于支持医疗服务的连续性、协调性和效率,提高患者的医疗体验和治疗效果,是构建分级诊疗格局的一项基础工程。

（五）不断增加的财政投入

财政投入在分级诊疗系统中扮演着至关重要的角色。基础设施建设（尤其是医疗卫生信息系统的建设）、医保支出、医疗设备和人力资源等，这些都需要大量资金的支持，而财政投入可以促进医疗资源的合理配置，提高医疗服务的效率和质量，降低患者的医疗成本，推动医疗卫生事业的可持续发展。英国政府对NHS的资金支持是保障公众健康和福祉的重要途径之一。NHS的绝大部分公共资金来自一般税收和国民保险缴款（NIC），一小部分资金（占2021—2022年度卫生和社会保健部总预算的1.0%）来自患者对处方和牙科治疗等服务支付的费用，以牛津NHS信托基金为例，该部门在2022—2023年度的支出为1817亿英镑。这些支出的绝大部分（94.6%，即1718亿英镑）用于日常项目。自1955年以来，国民保健服务的支出按实际价值计算平均每年增长约3.6%。由于大部分卫生支出来自政府，因此这取决于当时政府做出的决定，以确保医疗服务能够覆盖全民并保持免费或低成本。（详见附1）

四、分级诊疗制度的其他影响因素

（一）严格的基层首诊制度

严格的基层首诊制度又称强制性基层首诊制度，通常指对患者就医行为做出了较为严格的规定，要求患者在非紧急情况下需要医疗服务时，必须首先到基层医疗机构就诊，由基层医生进行初步的诊断和治疗，并在必要时进行转诊到更高级别的医疗机构。对违反基层首诊制度的患者可能会施加处罚，如罚款、限制就医权利或无法享受医保报销支付等。NHS一直面临医疗资源短缺的挑战，特别是大型医院部门，所以，为了减少对急诊和专科医疗机构的压力，同时也为患者提供更为连续和综合的医疗服务减轻医院的压力，提高医疗资源的利用效率，在NHS体系设计之初，严格的基层首诊制度就已经诞生了。然而，虽然NHS确实鼓励患者在出现非紧急症状时首先选择就近的基层医疗机构，但患者并不被强制要求必须在基层医疗机构就诊，或在某个基层医疗机构就诊。患者可以自由选择首次就诊的医疗机构，如NHS诊所、NHS医院急诊室、私人诊所或医院，无须经过基层医疗机构的强制性筛查或转诊。

强制性基层首诊制度的目的是优化医疗资源的利用，减轻大型医院和专科医疗机构的负担，降低医疗费用，提高医疗服务的效率和质量。通过引导患者优先选择基层医疗机构就诊，可以有效减少不必要的急诊和专科就诊，提高基层医疗机构的服务水平，加强对基层医疗机构的支持和培训，从而全面提升医疗体系的整体效能。

强制性基层首诊制度在不同国家和地区的实施方式和要求可能会有所不同，具体政策细节取决于当地的医疗体系、社会文化和法律法规。强制性基层首诊制度在医疗体系中是一个常见的政策安排，其必要性因国家、地区和具体医疗情况而异。这种制度旨在通过引导患者首先就诊于基层医疗机构，如社区卫生服务中心或家庭医生诊所，从而提高医疗资源的有效利用，降低医疗成本，优化医疗服务的分配和流程，改善就医体验，提高基层医疗机构的服务水平等。

然而，是否必须实施强制性基层首诊制度需要考虑多方面因素。这包括：①医疗体系的现状。医疗资源是否充足，医疗服务的质量如何，是否存在医疗资源过度集中的问题等。②患者就医行为。患者是否能够接受并理解强制性基层首诊制度，是否会因此增加患者的就医负担，是否会影响患者的就医选择。③医生和基层医疗机构的能力。基层医疗机构是否有足够的能力和资源来处理更多的患者，是否能够提供高质量的医疗服务，是否需要增加对基层医疗机构的支持和对基层医生的培训等。④社会文化和政策环境。是否存在能够支持和执行强制性基层首诊制度的社会文化氛围和政策环境。

（二）良好的转诊和沟通机制

英国良好的转诊和沟通机制是通过多种方式实现的,其中,最为重要的是具备了分级诊疗制度的核心制度。主要包括:①清晰的医疗卫生服务体系构架,尤其是明确的专科医疗与全科医疗功能界定和公立医院之间的非竞争性,这种制度设计能够较好地引导各类医疗卫生机构以患者病情为中心,为患者提供连续性的卫生服务。②区域协同的医疗卫生信息系统。NHS旗下所有的医疗机构都实现了患者病历和医疗信息的共享,这就提供了服务连续性的基础条件。③同质化的医学教育。严格的全科医学教育与培训不仅有利于全科医生提供同质化的卫生服务,同时也保障全科医生的身份地位,有助于全科医生与专科医生之间的良好沟通。

另外,良好的转诊和沟通机制也基于一些其他的制度设计与服务提供,主要包括:①专门的转诊服务。NHS设有专门的转诊服务机构或部门,负责管理和协调患者的转诊流程。②临床指南和标准化流程。NHS制定了一系列临床指南和标准化流程,规范了不同医疗机构之间的转诊流程和沟通方式。这些指南和流程旨在确保转诊时能够按照统一的标准操作,提高转诊的效率和质量。③跨部门合作和沟通。在NHS内部,不同医疗机构和部门之间通常会建立起良好的合作和沟通机制,包括定期会诊、专家讨论会、电话会议等形式,以便医生之间交流病例、商讨诊疗方案,并确保患者的转诊能够顺利进行。④患者信息和参与。在转诊过程中,NHS也重视患者的信息沟通和参与。患者通常会被告知转诊的目的、时间和地点,并有机会提出自己的意见和偏好。此外,患者也可以通过NHS提供的在线平台或电话服务查询转诊进展情况。

（三）有效的激励约束机制

NHS实行的激励约束机制旨在促进医疗机构和医疗专业人员提供高质量、高效率的医疗服务,同时控制医疗成本。这些激励约束机制同样也是建立在医疗卫生服务体系构架、同质化的医学教育、政府购买与支付方式、区域协同的医疗卫生信息系统、不断增加的财政投入这五个核心制度基础之上的。在这些制度基础上,NHS设定了一系列医疗服务的质量指标和绩效评估标准,用于评估医疗机构和医疗专业人员的表现。这些指标可能涵盖患者满意度、医疗结果、治疗效果、等候时间、医疗错误率等方面。根据医疗机构和个人在这些指标上的表现,NHS会进行评估和奖惩。

另外,有效的激励约束机制还有赖于:①患者选择权和竞争机制。NHS支持患者在医疗服务提供者之间进行选择,尤其是全科医疗层面,通过引入竞争机制,促使全科医生提高服务质量和效率,以吸引更多的患者。患者选择权也使得患者能够对医疗服务的质量和满意度进行投票,从而影响医疗机构和医疗专业人员的表现。②合同和契约制度。NHS与医疗机构和医疗专业人员之间通常会签订合同或契约,明确双方的责任和义务,包括服务质量和效率要求、奖励和惩罚机制等。这些合同和契约制度有助于确保医疗机构和医疗专业人员遵守激励约束机制的要求。

（四）质量导向的绩效评估和薪酬制度体系

质量导向的绩效评估和薪酬制度体系是一种将医疗机构绩效和医务人员薪酬与医疗服务质量直接相关联的制度。同样,这一因素也建立在五大核心制度基础之上,尤其是医疗卫生服务体系构架中的公立医院之间的非竞争性、政府购买和支付方式、区域协同的医疗卫生信息系统,使对NHS医院和全科医生的绩效评估基于医疗服务质量而不是经济效益成为可能。

具体来说,NHS设定了一系列医疗质量评估指标,用于衡量医疗专业人员的绩效和机构医疗服务的质量。这些指标可能包括患者满意度、医疗结果、治疗效果、医疗错误率、等候时间、转诊准确性等方面。根据质量评估指标,NHS对医疗专业人员的绩效进行定期评估,并根据评估结果制定相应的激励或处罚措施。绩效评估通常由医疗机构或相关管理机构负责进行,对医疗专业人员的绩效进行全面评估和监督。根据绩效评估结果,NHS可能向医疗专业人员提供额外的薪酬奖励或其他激励措施,以鼓励其提供高质量的医疗服务。反之,对于表现不佳或未达到预期水平的医疗专业人员,可能会对其进行薪酬扣款或其他处罚措施。

五、几个与分级诊疗相关的问题

(1) 患者的就医习惯是阻碍分级诊疗的主要原因吗?

就医习惯指的是患者在感到身体不适或需要医疗服务时所采取的行为模式和选择方式,通常包括就医地点选择、就诊时机、医生选择、就医态度和就医行为等方面,这些习惯受个人的偏好、文化背景、社会环境、经济条件等因素的影响。患者在做出选择时,通常基于对医疗服务的方便性和可及性、医疗服务的综合性(是否能提供全面的基本医疗服务)、医生的专业性和亲和力、医疗服务的支出(医保报销比例)这些因素的综合判断。其中,基层医疗服务的方便性和可及性和医保报销比例等都可以通过政策调整、加大宣传力度等方式来解决,但是,患者对医生专业性和医疗服务综合性的判断,需要医疗卫生服务体系和政府购买和支付方式等深层次的制度变革,才有可能建立提供优质全科医疗服务的良性运行机制,才有可能真正重建患者信任,这不是派几个专家下基层、或加强宣传力度能够解决的问题。因此,患者的就医习惯是阻碍分级诊疗的原因之一,但作为一种多种制度运行不平衡导致的结果,患者的就医习惯不是阻碍分级诊疗的主要原因。

(2) 严格的基层首诊制度是分级诊疗的必要条件吗?

部分国家如英国、德国、古巴都实行了严格的"基层首诊制度",患者只有先接受全科医生的"首诊",遵守这一规定,才能享受到免费的医疗服务,然而,也有部分国家基层首诊制度没有那么严格,但同样也形成了较好的分级诊疗格局,如日本目前还没有建立家庭医生制度和转诊制度,只是鼓励医疗机构在患者初次就诊时实现向上和向下的有效转诊,并通过财政专项补助和医疗价格加算等手段激励医院提高双向转诊率等关键指标,通过缴纳额外费用等机制约束患者越级治疗。而美国家庭医生只在某些保险项目中扮演着"守门人"和资金掌管者的角色。有时患者不需要预约或转诊就直接到大医院的门诊部就诊,这主要靠保险条款的约束来实现。部分经济条件比较好的患者可不通过转诊直接到大医院就医。由此可见,是否实行严格的"基层首诊制度"不一定是分级诊疗的必要条件,患者到基层首诊往往是医保支付制度、激励约束机制、患者信任等多个因素相互作用的结果。

(3) 医院的普通门诊会导致分级诊疗格局无法形成吗?

大部分发达国家已经形成功能定位清晰的三级卫生服务体系,医院通常专注于提供高度专科化的医疗服务,通常配备了各种专科医生、设备和技术,以满足复杂疾病和高级医疗需求,而全科诊所在医疗体系中扮演着重要角色,为患者提供全科医疗服务,包括常见病的诊断和治疗、预防保健、慢性病管理等。所以,从功能分工上看,这是一个全科与专科分开的体系设计。但是,从地理位置上看,这些医院所在的区域内也会存在一些全科诊所,甚至有些诊所租用的是医院的房屋,不过,虽然共处一个区域,但是这两类机构在功能上仍然是分开的,医院不会提供全科服务,全科诊所不会提供专科服务。例如,诊所的全科医生距离居民的距离尽量靠近,以解决大部分基础医疗问题,并与专科医生和医院建立密切的协作关系(英国、德国的各类医疗服务提供者之间存在许多合作契约),这种功能上的衔接构成了分级诊疗的实质,即有"分"有"合"。鉴于此,如果本应该提供专科服务医院,同时也开设普通门诊提供全科医疗服务,即接诊大量的常见病、多发病,那么,三级医疗服务体系中不同机构的功能定位就会模糊化,也会间接影响患者的就医选择,从而阻碍分级诊疗格局的形成。

政策篇

5 中国分级诊疗的历程回顾

建立分级诊疗制度,是合理配置医疗资源、促进基本医疗卫生服务均等化的制度变迁过程,对建立中国特色基本医疗卫生制度、促进医药卫生事业长远健康发展、提高人民健康水平具有重要意义。我国分级诊疗制度一方面有其自身的发展规律,另一方面也受到政治、经济、文化等大环境的影响。本章根据不同的历史时期,对我国分级诊疗理念和整体诊疗格局进行系统性回顾,梳理其中的变革逻辑与影响因素,以期为我国未来分级诊疗格局的构建提供思路。

一、中华人民共和国成立前的分级诊疗理念与实践

20 世纪 20 年代,北平协和医学院公共卫生学教授兰安生在中国首倡分级诊疗制度。1928 年,北平市卫生局成立。在兰安生等人的推动下,卫生局与协和医院密切合作,创建了北平特别市第一卫生事务所。之后随着特别市建制的取消,定名为第一卫生区事务所。

该事务所建立了一套医疗保健网络,其基础是包括居民家庭卫生、学校卫生和工厂卫生在内的地段保健,中枢是卫生事务所,依托是协和医院。地段保健将卫生区内划分为 20 个区,由 10 名公共卫生护士和若干实习护士通过家庭访视的方式为地段居民提供卫生保健服务。若发现需要检查和诊治的病例,根据情况,建议或强制其至附近门诊进行诊断和治疗。如有必要,则送至协和医院或与事务所合作的医院进行住院治疗;如不需要住院,则转回地段,由地段护士定期访视,或设"家庭病床"进行床边护理和治疗。通过大量的家庭访视,地段护士将地段内每一个居民的健康和疾病状况都记录在案,形成了一个体系完善的医疗信息网络。

1933—1935 年,北平市政府卫生处先后成立第二(与北平大学医学院合作)、第三(由内城诊疗所改组)、第四卫生区事务所。兰安生的学生陈志潜自 1929 年从北平协和医学院毕业,就致力于农村公共卫生事业,先后到南京晓庄师范学校陶行知处和河北定县晏阳初处从事公共卫生方面的医疗保健、教学科研和行政管理工作,于 30 年代初创建了定县农村三级医学卫生保健网,即村保健员、区保健所、县保健院,将分级诊疗从城市推广至农村。

二、计划经济时期的管制型分级诊疗格局(1949—1978 年)

中华人民共和国成立前,人民群众的健康状况恶劣,全国人口约 4.75 亿,每年死亡 500 多万人,约有 1 亿人口罹患各种疾病。根据乡村的一般调查,约有 80% 的患者得不到合理的治疗。威胁人民生命与健康疾病有急、慢性传染病,寄生虫病和地方病。

中华人民共和国成立后我国采取了高度集中管制的计划经济体制,所有的社会经济活动都按行政级别分级管制,人们被限制在一定的区域内活动。医疗资源的配置同样如此,人们的就医行为也同样被限制在行政区域内,这是当时分级诊疗的制度基础。在此时期,我国将促进社会公平置于整个国家发展的优先地位,对社会公平的追求体现在医疗卫生领域即福利性质卫生政策的出台与卫生事业的建设,国家将医疗卫生服务作为公共产品来提供。医疗卫生机构是嵌入在国家行政管理体系中的部门,在计划经济体制的背景下,医疗卫生资源的配置统一遵循国家的计划体制安排,医疗卫生机构由所属政府层级

或企事业单位进行管理。

（一）卫生财政投入状况

1. 中央政府为主体的卫生筹资制度

中华人民共和国成立初期，我国经济落后，财力较弱，国家工作的重点在于恢复和发展国民经济。国家集中财政力量重点向重工业倾斜，用于医疗卫生领域的财政资金有限，并且这部分有限的资金主要用于解决缺医少药的问题。该时期的医疗卫生费用筹资和投入与集权的计划经济体制相适应，国家采取税收筹资的全民免费医疗模式，卫生费用投入主要以中央政府为主体。这一时期的医疗卫生事业被认定为国家福利事业，由此决定了政府对医疗卫生服务的财政投入在卫生筹资体系中的主导和核心地位。卫生财政投入占国家财政支出的比例从中华人民共和国成立初期的1.08%增长到六五时期的2.86%。作为国家的事业单位，医疗卫生机构大多是全额预算单位，其支出全部来源于国家预算。承担公共卫生职能的农村卫生所、厂矿医务室等的经费由乡、村或企业进行筹集，政府通过民办公助或社办公助的方式对该类医疗卫生机构进行财政补助。

医疗卫生事权和财权相对集中在中央层次，中央与地方的关系界定比较清楚。医疗卫生机构按照行政区划和隶属关系构建了垂直一体化和条块分割相结合的管理体制，中央政府负责卫生费用的拨付及政策的制定。地方各级政府也建立了相应的卫生行政机构，并对医疗卫生机构进行管理，医院的主要管理人员由医疗卫生管理部门任命。此时期的财政收支高度集权，中央政府是这个阶段医疗卫生费用的主要承担者。

2. 以农村为重点的卫生投入制度

针对中华人民共和国成立初期我国传染性疾病盛行，医疗设施残缺不全，农村卫生资源尤其薄弱等问题，我国政府提出了"面向工农兵、预防为主、团结中西医以及卫生工作与群众运动相结合"的卫生工作方针。并在该方针的指引下，将有限的财政力量投入传染性疾病的防治，农村基层医疗卫生机构的建设以及赤脚医生的培养等方面。

该时期高度集权的财政制度、政策适应了我国经济落后、资源匮乏的国家状况，保证了中央政府对医疗卫生费用在各层级医疗卫生机构之间、地区之间的统筹协调能力，实现了既有国力水平下的低水平、广覆盖的卫生资源配置，极大提高了居民的健康水平，提高了劳动力的生产力水平。

（二）城乡三级医疗服务体系的构建

中华人民共和国成立后，我国构建了集权式的社会主义政治经济体制，在政治上由中央集权，在经济上同样形成了集权式的计划经济体制。在医疗卫生方面，卫生事业的管理体制和卫生行政机构设置按照行政等级逐级构建。医疗卫生机构按照行政级别及隶属单位构建，国家按计划配置医疗资源到各层级医疗卫生机构，政府决定了医疗卫生领域近乎一切资源的配置与布局，包括统一分配的人力资源、医疗费用、医疗卫生机构的发展规模、收费标准等，在城市实行公费医疗制度，在农村实施农村合作医疗制度。在这一时期，为解决我国经济发展水平低下背景下的国民健康问题，政府开始重视基层医疗卫生服务建设，为三级医疗卫生服务体系的构建打下了坚实的制度基础。

1. 城乡三级医疗服务体系

在城市，医院主要有省、市、县（区）各级政府和事业单位举办的公立医院、大型国有厂矿企业举办的医院和接管的医院（包括一部分人民解放军野战医院转为地方政府医院，并接收外国教会及慈善机构遗留下来的医院，改制后成为公立医院）等。中华人民共和国成立初期我国医院仅2600所，到1965年达到42711所，其中县（区）及以上医院为5445所。基层医疗卫生服务机构主要有街道卫生所、联合诊所、妇幼保健院、厂矿保健站、门诊部、高校医务室、城市联合诊所等。中华人民共和国成立初期门诊部仅有769所，这些机构在1956年之后迅速发展，到1960年全国门诊部达到213823所，城市联合诊所、乡卫生所达50000所以上。

在农村,我国建立了以县(区)级医院为医疗和技术指导中心、乡镇卫生院为二级枢纽、乡镇卫生所和农业社保健站等为基础的农村三级医疗预防保健网,县(区)级医院成为连接城乡医疗服务体系的枢纽。深入社区、厂矿企业的诊所、医院为居民提供了包括预防、疾病诊疗、健康教育等广泛的公共卫生服务。自1952年开始,全国范围内,上至中央,下到乡村、公社,均设立爱国卫生运动委员会,利用劳动生产的闲暇时间组织居民学习并践行爱国卫生运动,将居民的健康管理关口前移,从"讲卫生、除四害、消灭疾病"到"治理公害,净化、绿化和美化环境",加强了居民的健康预防意识,保障了居民的健康。

2. 城乡卫生资源配置状况

中华人民共和国成立初期,全国的卫生资源总量很低,且呈现出明显的卫生资源倒置现象。卫生机构数量少,布局不合理,医疗设施不全,人民缺医少药等问题突显。随着国家政策的不断推进,农村大量赤脚医生的涌现,在一定程度上缓解了该时期卫生技术人员不足的局面。

在医疗卫生资源的配置上,中华人民共和国成立初期,全国的医疗卫生机构只有3670个,医院、卫生院2600所,病床80000张。其中,城市有病床59867张,占全国病床总数74.8%;农村20133张,占25.2%。城市每千人口病床数为0.63张,农村每千人口病床数为0.05张。占全国总人口数85%的农村,仅有病床总数的25.2%,病床数量的分布极不合理。并且,农村村镇卫生诊所的数量极少,缺医少药现象非常严重。这一时期,国家的卫生资源主要集中在大城市,如上海市1949年共有医院153所,病床10033张,其拥有的医疗卫生资源在全国占了很大比重。而同一时期我国的村镇地区不仅医疗卫生机构稀少,药品也很短缺。

在卫生技术人员分布上,根据1964年的统计数据,有69%的高级卫生技术人员在城市,为占比大约15%的人口服务,分布在农村的高级卫生技术人员仅占31%,且主要集中在县(区)级医院,县(区)以下的高级卫生技术人员仅占10%;关于中级卫生技术人员的分布,城市占57%,农村占43%。1965年起,各地区逐步将人力、物力、财力等医疗卫生资源配置到农村,城市高级医务人员逐步下沉到农村医疗卫生机构工作,并为农村培养了大批适合当时当地疾病诊疗需求的医生。自此,大批赤脚医生、医技人员等卫生技术人员在农村涌现,满足了广大农村居民的医疗需求,城乡间的卫生机构数人员配置趋向于合理化。在农村三级医疗卫生网中,大量赤脚医生的出现,使县(区)级医院、卫生院和生产大队卫生技术人员的数量分布开始向金字塔结构转变。尽管生产大队赤脚医生的数量随着农村集体所有制经济的解体而减少,但总体数量在本阶段仍然占到医生总数的50%以上,一定程度上缓解了该时期农村地区卫生技术人员数量不足的问题。

不仅如此,医疗卫生队伍人数不足,中医多、西医少,中西医对立的局面在这一时期也长期存在。据统计,1956年以前,全国卫生技术人员共505040人,中西医医生合计363400人,其中中医276000人,西医87400人,医生数量难以满足我国庞大的医疗卫生需求。中西医之间,西医歧视中医,指责中医"对病的理解不准确,使用的药物难以理解,消毒手续不严密等";中医瞧不惯西医,认为西医"破坏人体阴阳,过度依赖仪器,治标不治本"等现象突出,二者隔阂颇深,长期对立。

3. 严格的患者首诊和转诊制度

在本阶段,分级诊疗制度对大部分的城乡居民采取强制首诊的方式。在城市,国家机关、工矿企业等都建有本单位的医疗卫生机构或签约的医疗卫生机构。职工患病后必须到本单位或指定的医疗卫生机构就诊,在该医疗卫生机构不能医治的前提下,由该医疗卫生机构出具转诊证明并推荐到上一级医疗卫生机构就诊。享受公费医疗的国家工作人员因病必须转到外地治疗时,必须按照省内转诊和省外转诊的相关规定进行,未经批准不得转诊,强行转诊者不能享受正常的报销待遇。在农村,居民患病后首先到生产大队的保健站就医,保健站不能医治时,需要保健站的医生开具转诊单,向公社卫生院或县(区)级卫生院进行转诊。在生产大队的保健站就医可以免挂号费、诊疗费等,并且根据各生产大队经济条件可以按一定比例减免医药费,一般为二至五成,富裕的生产大队五成以上,慢性病的医药费一般只报销五成,不经过保健站医生擅自外出就诊所花费的医药费不予报销。

关于本阶段的转诊制度，政府根据行政区内医院的分布和设备条件及技术水平，并结合交通情况，采取分片（区）或分级的办法确定。构建了医疗卫生机构间逐级的业务、技术指导关系，调整了各级医疗卫生机构间孤立分散的状况。通过形成上下级之间的业务指导关系，促进了基层医疗卫生机构业务水平的提升，同时有利于各级医疗卫生机构建立合作关系，有利于基层医生对患者转诊的正确指导，促进患者在各级医疗卫生机构间的顺利流转。

（三）覆盖城乡的医保制度

在医疗卫生服务体系建立的同时，该阶段还通过医疗保障制度引导居民形成了良好的就医秩序。中华人民共和国成立后，我国积极推进城乡居民医疗保险的建设，在城乡逐步构建起覆盖全民的医疗保障制度。在城市分别建立了劳保医疗和公费医疗，在农村通过农村居民集体集资的方式构建了农村医疗合作社，从而保障了居民最基本的医疗卫生需求，在国家或集体筹资的背景下，建立起来的分级诊疗的就诊模式极大规范了居民的就诊行为。

1. 城市医疗保障制度

城市里的医疗保障制度包括为政府机关、大专院校和事业单位职工提供的公费医疗保障制度（简称"公费医疗"）和为国有企业和部分集体所有制企业的职工提供的劳动保险制度（简称"劳保医疗"）。劳保医疗和公费医疗实施指定医疗，都有着严格的就诊和转诊规定。首诊通常在单位的医务室（医院）或其他基层公立机构，经批准才能转向高层级的医疗卫生机构，患者基本无法越级就诊。首诊和转诊都有指定机构，且指定的机构一般只有1～2家，双方建立医疗合同关系。

（1）公费医疗。公费医疗于1952年开始实施，由政务院批准卫生部发布的《国家工作人员公费医疗预防实施办法》规定：各地卫生行政机关公费医疗预防处（科），对当地应享受公费医疗预防待遇之人员须发给公费诊疗证，俾得凭证至指定之医院或门诊部诊疗。公费医疗主要覆盖政府工作人员、高校教师及学生，他们免费享受门诊医疗和住院医疗服务。公费医疗经费由国家和各级政府财政预算拨款，按照人头划拨到各单位包干使用。超过200名员工的单位可设立自己的门诊，受益人必须去单位指定的医院就医。

（2）劳保医疗。劳保医疗于1951年开始实施，超过100人以上的国有企业必须提供劳保医疗，低于100人的企业不作要求。劳保医疗费按照企业职工工资总额和国家规定比例，计入生产成本；在职职工医疗费用从职工福利费中开支，离退休人员费用从劳动保险费中列支。劳保医疗不仅保障员工的医疗费用，且承担其家属50%的医疗费用。劳保医疗以单个企业为筹资组织，不存在风险分担。雇员超过1000人的企业应有自己的医院，雇员在200～1000人的企业拥有自己的诊所，为职工提供门诊服务。中小企业通过与医院签订合同为本企业职工提供服务，并按照规定由企业进行报销。城市医疗保障制度规定，职工家属可享受50%的医疗费用报销待遇，因此实质上城市医疗保障覆盖了当时大部分的城市居民。

总之，尽管公费医疗和劳保医疗在保障对象、经费来源、待遇等方面存在差异，但都是建立在计划经济体制之上的具有浓厚的福利性质的保障制度。此阶段是典型的国家-单位制时期，筹资与支付的范围以单位为限，单位保障制度造成医疗风险不能分担，无法实现医疗保险的互助共济功能。企业经济效益的好坏直接影响到职工的医疗保障水平，企业之间医疗保障水平差别很大。

2. 农村医疗保障制度

从20世纪60年代中期开始逐步实行农村合作医疗制度，覆盖率在1975年曾达到全国行政村（生产大队）的84.6%，70年代末甚至达到90%以上。在农村合作医疗制度实施后，合作医疗主要以公社为组织单位，由公社卫生院组织本公社所辖生产大队负责，并由公社卫生院进行管理，费用补偿机制在各个时期和各地差异较大。在卫生室看病，收费少的地方只需交挂号费或少量诊费，治疗费和药费全免，具有福利性质；收费多的地方除了诊费外，还需交一定比例的药费。并且由于筹资水平较低，合作医疗报销补偿主要是针对乡（公社）、村（生产大队）两级医疗卫生机构。农村居民首先必须到村（生产大队)卫生室看病,若村(生产大队)卫生室在医疗技术上无法处理,则转向乡(公社)卫生院。由于当时合作医疗的筹资水平很低,只对发生在乡、村两级机构的医疗费用予以补偿,因此到县及以上医院就诊基本自费。

另外,当时绝大多数农村居民收入很低,交通也很不便,一般也没有去城市医院就诊的意愿。因此,绝大多数农村居民实际上主要在农村基层卫生机构接受诊疗,形成了低收入和低保障水平下只包含村(生产大队)卫生室和乡(公社)卫生院两个基层机构层级的特殊分级诊疗模式。

计划经济时期的农村医疗保障制度——农村合作医疗是典型的社区医疗筹资模式,是自下而上由农民自发组织起来的自我保障制度,并在政府认可后通过行政命令、政治动员的方式使其成为强制性的集体福利。1956年6月,全国人民代表大会第三次会议通过的《高级农业生产合作社示范章程》第五十一条规定:合作社对于因公负伤或者因公致病的社员要负责医治,并且酌量给以劳动日作为补助。这是国家第一次从制度上明确了集体应承担因公负伤或者因公致病社员的医治责任,但是政府没有专门的拨款。具体的组织结构与做法是在人民委员会领导下,由农业合作社、医生、农民群众共同筹资建站。在村民自愿的原则下,每个村民每年交纳0.2元的"保健费",免费享受预防保健服务,患者在诊所治疗时免除挂号费、出诊费等费用。保健站的运行经费主要由保健费、从农业公益基金中提取15%~20%的费用、从药品中获得的收入等组成。保健站医生的收入采用记工分与发工资相结合的办法给付,以保证保健站医生的收入。在农村保健站,每个医生分片区负责所在区域居民的卫生防疫和诊疗工作,实行以预防为主,巡回医疗,对行动不便者可送医送药上门就诊。医生工作灵活机动,在治疗患者之余,还可参加农业劳动,农忙时在田间地头巡诊。

综上,城市与农村各自建立的医疗保障制度保障了居民在患病时可以得到最基本的医疗服务,减少了有病不医的情况。但城乡的医疗保障制度存在较大差异,在城市,不管是公费医疗还是劳保医疗都由各单位自成系统负责,同一个城市的市级机关、区级机关工作人员也属于不同的医疗保障系统。但各级财政是最后兜底者,将本级政府机关、国有企业统筹起来,通过各级财政实现了风险的分散。但是在农村,政府在农村合作医疗方面没有进行相应的投入,这是造成城乡医疗差距的一个重要原因。在居民免费享受医疗费用的背景下,政府为限制对医疗资源的滥用,实施了强制的分级诊疗制度,居民必须首先在单位医务室、街道诊所、公社卫生室等基层医疗卫生机构就诊,在不能医治的情况下,由医生开转诊单到上一层级的医疗卫生机构就诊,实现了良好的就诊秩序。

(四) 小结

计划经济时期我国卫生领域的主要任务是建立健全三级医疗卫生服务体系,扩大医疗服务的供给,同时建立了公费医疗、劳保医疗和农村合作医疗保障制度,从整体上为居民提供了基本医疗服务需求,保障了居民健康,被WHO与世界银行誉为"以最少的投入获得了最大健康收益"的"中国模式"。之所以取得这样的成绩,一般认为与当时医疗卫生体制的几个特点有关:①城市地区形成了市、区两级医院和街道卫生院组成的三级医疗服务及卫生防疫体系,各级、各类医疗卫生机构的服务目标和服务对象定位十分明确;②以单位为中心的城市医疗卫生服务体系只有一个支付方,即所在的单位或同级财政,这种支付方式有较强的监管作用,且消除了医疗卫生机构之间的竞争性;③农村地区形成了以县(区)级医院为龙头、以乡(镇)卫生院为枢纽、以村卫生室为基础的三级医疗预防保健网络,加上当时经济发展水平低,交通不便,这些因素间接阻拦了大多数农村居民选择城市就医;④重视初级卫生服务保健,深入社区、厂矿企业的诊所、医院为居民提供了包括预防、疾病诊疗、健康教育等广泛的公共卫生服务;⑤充分发挥了中医的作用。

在当时的计划经济制度框架和生产力发展水平下,我国就诊格局显示出比较有序的状态。但是,这种有序状态更多的是在医药资源极度缺乏下的不公平配置和不公平享受,是一种通过类似军队指令性管制形成的队列,而不是在竞争中为追求最大效率自然达成的社会共同契约。因此,计划经济时期的分级诊疗是全面经济管制和社会管制的结果,高度集中管制的计划经济体制是当时分级诊疗的制度基础。

三、改革开放后分级诊疗格局的瓦解（1979—2008年）

改革开放前，在农村和城市建立层次分明的三级医疗预防保健网并与医保制度相结合，以计划经济高度集中管制实现了分级诊疗就医秩序。改革开放后，由于受到农村集体经济解体及城市医疗体系市场化的冲击，农村三级网底逐渐断裂，城市三级医院之间同质化竞争，原有分级诊疗制度走向瓦解。

1978年，《中国共产党第十一届中央委员会第三次全体会议公报》指出：现在我国经济管理体制的一个严重缺点是权力过于集中，应该有领导地大胆下放。在发展理念方面，国家对社会公平的重视逐渐让位于经济发展效率。"放权让利"成为改革的主要方向。

（一）卫生财政投入状况

1. 卫生财政投入总量不足

在本阶段，政府对医疗卫生领域的财政投入占比逐渐减少，卫生财政投入呈现总体不足的趋势。从政府卫生支出占卫生总费用的比例来看，政府卫生支出占比从1986年的38.69%下降到2000年的15.47%，个人卫生支出从1986年的26.38%逐年上升到2000年的59.97%，个人支出成为医疗卫生服务的主要承担者。直到"新医改"前夕，个人支出仍占到卫生总费用的一半以上。

从政府卫生支出占财政总支出以及占国内生产总值的比例来看，1990年政府卫生支出占财政总支出的比例最高，达到6.07%；2002年支出占比最低，仅为4.12%。从政府卫生支出占国内生产总值的比重看，该比重从1990年的1%下降到1995年的0.63%，然后缓慢上升，虽然2005年支出占比达到0.83%，但仍然低于1990年的水平。政府的卫生支出增长速度低于中国经济的发展速度，即居民没有享受到伴随经济发展带来的健康福利的增加。

2. 各级政府对卫生财政投入分摊比例发生变化

从计划经济体制到市场化改革的过程中，我国财政体制也逐渐从高度集中的统收统支向分税制转变。特别在1994年分税制改革之后，财政收入逐渐上移，财政事权下移，中央政府更多的支出职责转移给了地方政府。

在卫生领域，中央政府的卫生财政支出平均为2%左右，其他均由地方政府支出，而在地方政府中，县乡镇的支出占到了卫生财政预算支出的55%~60%。中央政府财政支出在卫生事业费支出中的微弱占比导致其无法对各层级医疗卫生机构、城乡之间及区域之间的卫生资源配置发挥有效的协调作用。

3. 城乡之间、地区之间的卫生财政投入不均衡

由于我国幅员辽阔，各地区经济发展状况参差不齐，在分税制背景下，各地区的税收能力差别较大，由此也决定了政府在卫生领域的财政支出也存在较大差异。

在分税制财政体制下，财权上移，行政级别越高的政府拥有的财政收入越充足，同时，事权下移，一级政府负责一级社会事务，层级越低的政府负担的事权越多，卫生财政投入是地方政府的重要财政支出之一。由于我国农村地区在行政级别上属于县（区）级及县（区）级以下地区，财政来源较少，而分担的事权较多，从而导致了城乡卫生费用投入较大的差距。

从2000—2008年城乡卫生财政投入分配数据来看，城市人均医疗卫生财政投入是农村医疗卫生财政投入的4倍左右，巨大的财政投入差异导致了农村医疗卫生机构卫生资源严重匮乏，卫生资源向城市集中。

从卫生总费用在城乡之间的分配来看，城市人均卫生费用为农村的3~4倍，城市卫生费用的增长速度高于农村，2004年城乡人均卫生费用之比达到4.18。此阶段，城乡卫生总费用的比值呈现扩大的趋势。

(二) 医疗保险制度逐渐覆盖不全

伴随着经济体制改革,医保制度也经历了一次巨大变革。在农村,原有的农村合作医疗制度瓦解;在城市,由覆盖城市职工的劳保医疗和公费医疗转变为覆盖城乡居民的城镇职工医疗保险制度和城镇居民医疗保险制度。

1. 农村合作医疗制度瓦解

在农村,覆盖95%以上行政村的农村合作医疗在实行联产承包责任制之后迅速解体,在1985年下降到5%。同时,随着人民公社体制的解体,合作医疗制度也大范围的消失,由合作医疗支付的赤脚医生一部分退出初级医疗服务队伍,一部分转变为新体制下的私人执业医生。农村合作医疗制度的瓦解使占全国总人口70%的农民缺失医疗保险保障长达20年之久,直到2003年新型农村合作医疗(简称"新农合")制度才重新构建。

农村合作医疗的重建可分为两个阶段:2003年之前为新农合重建的探索阶段,2003年后为新农合的推广发展阶段。1991年国务院批转的《关于改革和加强农村医疗卫生工作的请示》中提出"稳定推行合作医疗保健制度,为实现'人人享有卫生保健'提供社会保障"。1993年,在《中共中央关于建立社会主义市场经济体制若干问题的决定》中指出"发展和完善农村合作医疗制度"。1997年《国务院关于卫生改革与发展的决定》中提出"积极稳妥地发展和完善合作医疗制度"。但这个时期主要强调个人的筹资责任,集体投入仅作为辅助,政府适当给予支持。因此农村居民的积极性不高,参保率比较低。根据1997年统计数据,我国农村合作医疗对农村居民的覆盖率仅有10%,且地区之间存在较大差异,经济较发达的东部沿海地区覆盖率远高于中西部地区。这个阶段的农村合作医疗统筹层次较低,大部分以乡镇为主,部分以县(区)为主,由于分税制的实施,大部分的县(区)和乡不能够支撑农村居民的医疗保障,此阶段的农村合作医疗制度没有达到预期的目标。2002年,随着《关于进一步加强农村卫生工作的决定》的颁布,新的农村合作医疗逐步建立起来。2003年,国务院转发了《关于建立新型农村合作医疗制度的意见》明确要求:从2003年,在各省市、自治区和直辖市先行试点,取得经验后逐步推进,争取在2010年在全国建立基本覆盖农村居民的新型农村合作医疗制度。统筹单位以县(市)为主,相较之前的农村合作医疗,覆盖范围更广,筹资主体涉及个人、集体和政府多方筹资,明确了中央与地方财政的责任,农民个人每年的缴费标准不低于10元,地方财政对农民个人的配套投入不低于10元,中央财政通过专项转移支付对中西部地区的参保农民给予10元的补助。随着新型农村合作医疗制度的建立,医疗保险保障在基层采取"定点诊所"的管理制度,即农民门诊账户的资金只能在定点诊所进行消费,农民看病费用只能在定点医疗机构消费才能报销。截止到2005年底,全国共有678个县(市、区)参加了新型农村合作医疗试点,覆盖农业人口2.36亿人,占全国农业人口的26.7%。参加合作医疗的农民达到1.79亿人,占全国农业人口的20.2%,农业人口参合率达到75.7%。

2. 劳保医疗和公费医疗陷入困境

20世纪80年代中期,城市经济体制改革后,企业自负盈亏,经营状况不好的企业劳保医疗名存实亡;同时,公费医疗随着不同层级政府间财政关系调整后,部分欠发达地区公费医疗无力支付,保障的人员范围和标准都逐步降低。尽管当时部分劳保医疗和公费医疗政策执行较好的单位对于就诊还有一定的管控,但也在逐步放松。

在城镇,国有企业在1985年进入改革阶段,其目标是增强活力。在改革过程中大量员工失业、下岗,丧失了医疗保障。1994年,我国建立社会统筹与个人账户相结合的社会医疗保险制度试点。并在江苏省镇江市、江西省九江市开始试点形成"两江"模式。经过试点改革后,国务院在改革基础上,于1998年底国务院颁布了《关于建立城镇职工基本医疗保险制度的决定》,规定医疗保险原则上以地级及以上行政区为统筹单位,也可以以县(区)为统筹单位,确立医疗保险基金统账结合的模式。

3. 城镇职工和居民基本医疗保险制度逐步建立

鉴于城镇职工医保面临的困境和推动国有企业改革的需要,20世纪90年代中后期,启动了基于社会统筹的城镇职工基本医疗保险制度建设。1998年,《国务院关于建立城镇职工基本医疗保险制度的决定》规定,城镇所有用人单位及其职工都要参加基本医疗保险。所有职工享受统一的制度和管理、用人单位和职工共同缴纳基本医疗保险费、建立基本医疗保险统筹基金和个人账户。2007年《国务院关于开展城镇居民基本医疗保险试点的指导意见》决定,从2007年起开展城镇居民基本医疗保险试点。

城镇职工医保实行个人账户和大病统筹相结合的财务模式,个人账户由个人支配,缺乏再分配和约束机制。《国务院关于建立城镇职工基本医疗保险制度的决定》明确要求:"在确定定点医疗机构和定点药店时,要引进竞争机制,职工可选择若干定点医疗机构就医、购药,也可持处方在若干定点药店购药。"同时,城镇职工医保没有强制的基层首诊制度,当时基层医疗卫生体系全面弱化,且随着收入水平的提高,患者更愿意选择直接到大医院就诊。

4. 新型农村合作医疗制度开始试点和实行

自城镇职工医疗保障制度建立之后,2003年国务院办公厅转发了卫生部等部门《关于建立新型农村合作医疗制度意见》,开始了新农合制度的试点工作。实行以政府资助、集体扶持和个人缴费相结合的筹资方式,以县(区)级为单位共担疾病风险,地方政府负责基金的使用、管理与监督,以大病统筹为主。农村居民可以自愿选择是否加入新农合,但必须以家庭为单位参保。在新农合制度实施之初,村民参与新农合的积极性很低,这主要是由于过去参与合作医疗的失败经历。为此,地方政府投入大量的启动成本,挨家挨户进行动员,重建村民对政府的信任。根据《2013第五次国家卫生服务调查分析报告》数据,2003—2013年参保住院的患者中,获得报销的人群比例从8.1%大幅增加,增至91.1%,次均报销费用比从6.9%增加至50.1%。随着新农合补偿标准的增加,家庭医疗支出负担逐渐减轻。

(三) 三级医疗服务体系功能定位开始模糊

1. 医院的竞争性和逐利性开始显现

这一阶段,政府对医疗卫生服务机构的投入逐渐减少,简单借鉴经济领域和企业改革做法,对公立医疗卫生机构实施放权,扩大医疗卫生机构在开展业务、支配盈余等方面的自主权,鼓励医疗卫生机构创收,层层承包甚至私有化(卖医院或股份制)。1981年,卫生部下发了《医院经济管理暂行办法》和《关于加强卫生机构经济管理的意见》,对各级医院提出增收节支的要求,并将已经实行了30年的"全额管理、差额补助"的医院财务管理办法改为"全额管理、定额补助、结余留用"的新办法。1985年,卫生部提出,"必须进行改革,放宽政策,简政放权,多方集资,开阔发展卫生事业的路子,把卫生工作搞好",全面开展县及县以上城市卫生机构的改革。医疗卫生机构逐步采取了企业化的运行模式,面向市场,自我发展,医务人员的收入福利开始与医院收入挂钩,医疗卫生机构普遍从追求公益性目标转向追求经济目标,趋利动机逐步强化,机构之间变为全面竞争关系。

在这个时期,虽然国家公立医院和集体性质医疗卫生机构仍然是医疗服务的主要提供主体,但国家从政策上开始允许个体医生提供初级医疗服务,引导多元办医模式。1980年经国务院批准,恢复了允许个体开业行医的政策,以补充国家或集体行医力量的不足。在这种背景下,医院数量迅速增加,尤其是高层级医疗卫生机构的数量。改革初期,全国医院数量仅有12227所,1999年达到16678所,其中县(区)及以上机构为15413所。从1984年第一家民营医院成立以来,到2002年已有1093所,成为公立医疗卫生机构的重要补充。

2. 基层医疗卫生机构逐渐萎缩,开始探索社区卫生服务

在计划经济时期按照行政级别或单位构建起来的遍布全国基层、深入广大农村和城镇街道,提供最基本医疗服务的"赤脚"医生诊所、厂矿和街道卫生所、保健站开始大量消失。随着这些深入广大农村和城镇街道、真正处于基层的初级医疗服务机构的消失,初级医疗体制配置医疗资源的覆盖广度和分布密度开始大幅削弱。

20世纪80年代以来,农村经济体制改革全面转向家庭联产承包责任制,集体经济解体,传统农村合作医疗迅速萎缩,加上国家对农村卫生机构的投入逐年减少,许多乡镇卫生院陷于衰落甚至解体。村级卫生组织也多由个人承包,成为售药场所。预防保健和计划免疫的工作无人承担。原来以提供公共卫生和基本医疗服务为主的基层医疗卫生机构面对生存压力不得不转向有利可图的医疗服务,导致三级医疗卫生机构的同质性竞争激烈,不同层级机构的功能定位逐渐模糊,系统分工合作机制形同虚设,乡村医疗卫生机构逐渐失去了对农村居民健康预警的功能。

同时,在城市,由于国有企业体制机制僵化,在市场经济中经营风险增加、经济效益普遍下滑甚至倒退,许多以单位为基础建立起来的诊所、小型医疗卫生机构随之消失,深入城镇厂矿、单位的这部分初级卫生保健服务机构几乎消失殆尽。

1997年开始探索发展社区卫生服务,《中共中央、国务院关于卫生改革与发展的决定》中明确提出积极发展社区卫生服务,并提出要把社区医疗服务纳入职工医疗保险,建立双向转诊制度。但是,重建分级诊疗制度并不顺利,随后进行的医保制度改革进一步加剧了这种局面。

3. 卫生资源配置差距进一步加大,基层医疗卫生机构发展受困

与此同时,医疗服务体系布局不合理的问题日渐突出,医疗服务的可及性受到显著影响。一方面,城乡差距迅速扩大。1982—2001年,城镇医院床位数从83.2万张增加到195.9万张,涨幅为135.5%;农村医院床位则从122.1万张下降到101.7万张,降幅为16.7%。另一方面,在竞争带来的优胜劣汰的引导下,大的公立医院由于技术水平较高,在竞争中处于有利地位,越办越大,技术水平、设备条件等得到了迅速提升,经济发达地区与落后地区的差异也不断扩大。

而基层医疗卫生机构由于能力不足,在竞争中处于不利地位。随着政府投入的减少,基层医疗卫生机构开始全面萎缩。例如,在农村,原来的村级卫生室失去农村集体经济支持后,大多转为私人经营。据统计,1982年乡卫生院减少了16%,卫生院床位数减少了38%,卫生院人数减少了15%。据1988年统计,村或群众集体办的村医疗点占35.7%,个体办的村医疗点占45.8%,乡村医生或卫生员联合办的村医疗点占9.8%,即55.6%是属于非稳定型的个体经营村医疗点,削弱了合作医疗提供医疗卫生服务的组织基础。部分企业医务室(医院)受企业经营状况的影响被迫关闭。

从2002—2005年医院与基层医疗卫生机构人员数量来看,基层医疗卫生机构人员数量占比从44.4%下降到39.3%,呈现下降的趋势,而医院医疗机构人员数量占比逐渐上升。从医院与基层医疗卫生机构的人员配置来看,医院人员无论是学历结构还是职称结构都好于基层医疗卫生机构;在基层医疗卫生机构中,城市的社区服务中心医生的学历结构与职称结构都好于农村乡镇卫生院。同时,医院房屋建筑面积呈稳步增长的状态,但是基层医疗卫生机构建筑面积的变化非常不稳定,在经过2003年和2004年两年的迅速增长后,2005年有较明显的回落趋势,从2003年房屋建筑面积占比的70.8%下降到2005年的31.8%。

4. "看病贵、看病难"现象成为社会突出矛盾

该阶段,原来计划经济环境下的诊疗格局彻底改变,就医秩序逐渐从有序走向无序,居民疾病负担进一步加大。

从医疗服务供给方看,在医疗服务机构市场化改革后,各层级机构间形成了实质上的竞争关系。各级医疗卫生机构间的合作逐渐弱化,在医疗资源配置倾向高级别医疗卫生机构的背景下,基层医疗卫生机构无力与上层级医疗机构展开技术、品牌竞争,导致患者更多地流向上层级医疗卫生机构。

从医疗服务需求方看,农村与城市的医疗保障制度在经历了联产承包责任制以及国有企业改革后,居民自费比例大大提高。截至1998年,居民自费比例高达76.4%,其中城市居民自费比例为44.1%,农村居民自费比例达到87.3%。居民自费医疗持续了近20年的时间,居民就医也从强制基层首诊转变为自由就诊,医院等级制度的划分成为居民选择医疗服务的参考依据,与医院等级划分的初衷背道而驰。尽管在2000年之后新农合、城镇职工、城镇居民医疗保险相继建立,但都没有在制度上设计严格首诊的规定,至此,计划经济时期的分级诊疗制度运行彻底失控,医疗资源利用的"倒金字塔"问题加剧。

（四）小结

这一时期，在开放的经济政策和广泛的社会流动下，社会成员的就医行为逐步摆脱了属地就医与逐级就医的限制，多数患者开始朝着二三级医院流动，就医格局由"正金字塔形"向"倒金字塔形"演变。虽然初步建立了城镇居民医保制度与新农合制度，但人均筹资水平仍然较低，真正有需要的患者实际上仍以自费为主。同时，由于在就医管理方面较为宽松，患者对医院的选择权很大，医疗保障制度在调控诊疗秩序方面的作用十分有限，诊疗格局逐渐从有序转向失序。

四、"新医改"重塑分级诊疗格局（2009年至今）

在经历了前两个时期的发展，2009年新一轮深化医改标志着"导向式"分级诊疗模式的开始。2009年3月，中共中央、国务院《关于深化医药卫生体制改革的意见》强调了城乡医疗卫生服务体系的构建，并对城乡各级医疗服务机构承担的具体医疗服务职责做出了划分，要求城市医院和社区卫生服务机构之间建立分工协作机制，并提出了针对医疗资源下沉的城市公立医院托管、重组医疗资源的意见要求，以促进我国卫生资源合理配置。

（一）卫生财政投入状况

"新医改"的方向确立了"政府主导"的基调，这是我国医改的重要转折点，在本阶段政府加大了对医疗卫生领域的投入力度。"新医改"确立了坚持促进基本公共卫生服务均等化、基本医疗保障制度建设、推进公立医院改革等五项重点工作，提出把基本医疗卫生制度作为公共产品向全民提供，并决定用三年的时间投入8500亿元，重点投入在基层医疗卫生机构及中西部地区，以建立覆盖城乡的基本医疗卫生制度。

1. 卫生财政投入占比持续增长

2009年"新医改"重新确立了政府在医疗卫生领域的责任，并提出通过加强政府在制度、筹资、服务、监管等方面的职责，维护公共医疗卫生的公益性，促进公平公正。政府在医疗卫生方面的财政投入在卫生总费用中的占比持续增长，政府支出占比从2006年的18.07%增长到2016年的30.01%，个人卫生支出从2006年的49.31%下降到2019年的28.36%，医疗卫生服务支付方逐渐由个人转向政府和社会。

从政府卫生支出占财政支出的比重以及占其国内生产总值比重来看，呈现持续上升趋势。政府卫生支出占财政支出的比重从2006年的4.40%上升到2019年的7.54%，政府卫生支出占GDP的比重从2006年的0.81%上升到2016的1.87%。

2. 卫生财政投入在各层级政府之间的分摊状况

从各层级政府卫生财政投入的绝对数值来看，中央和地方卫生健康支出预算都呈现增长的趋势，但是中央财政卫生预算的占比呈现波动趋势，中央财政卫生预算增长速度低于地方财政卫生预算支出增长速度。

3. 卫生财政在城乡之间、地区之间投入状况

在本阶段，卫生财政在城乡之间的投入持续增加。2009年"新医改"伊始，政府决定在未来三年，各级政府财政投入8500亿在医疗卫生领域，以保证五项重点改革，并确保绝大部分用于基层。其中三分之二用于需方，即用于医疗保险方面的投入，三分之一用于供方，主要用于提升基层医疗卫生机构人员的服务水平和能力。从2009—2011年的卫生财政预算和决算看，全国各级财政累计支出14099亿元，其中中央财政为4486亿元，超额完成目标。

政府通过财政更多地补助给基层医疗卫生机构的方式缩小了城乡之间的财政投入，由此也改变了卫生总费用在城乡之间的分配结构。从卫生总费用在城乡之间的分布来看，城市卫生总费用绝对值一直大于农村,但城市与农村卫生费用比值总体呈现下降趋势,城市与农村人均卫生总费用比值也呈现下降趋势,城乡之间的卫生费用的差距开始缩小。

从2010—2019年我国东中西部地区人均卫生财政补助数据可以看出,在本阶段东中西部获得的卫生财政补助仍然呈现东部最高,西部次之,中部最低的状况。东部地区经济发达,地方政府财源富足,政府能够实现较高比例的医疗卫生财政投入;西部地区享受到较高比例的中央政府的财政转移支付,人均财政收入也比较高;中部地区财源有限,又缺乏中央政府的补贴,由此导致东部地区和西部地区财政补贴均高于中部地区的现象。总体而言,各地区间的人均卫生财政补助差异呈现缩小的趋势。

(二)重建覆盖城乡的医疗保险制度

在上一阶段的医疗保障制度改革中,主要涉及的是城镇职工基本医疗保险和农村合作医疗保险,但是农村合作医疗在实施初期的覆盖率不高。2008年,卫生部与财政部联合下发通知,明确新农合全面覆盖的制度建设责任,并要求提高统筹标准,各级财政对参加新农合的居民的补助金额提高到每人每年80元。农村居民个人缴费提高到每人每年20元。2011年三部委联合下发的《关于做好2011年新型农村合作医疗有关工作的通知》提出各级财政对新农合的补助标准从每人每年120元提高到每人每年200元。在新增的80元中,中央财政对西部地区补助80%,对中部地区补助60%,东部地区按照一定比例补助。2014年各级财政的补助金额提高到320元每人每年,新农合参保率提高到95%。

城镇职工医疗保险自1998年建立,覆盖范围包括城镇所有用人单位。但乡镇企业及其职工、城镇个体经济组织所有人及从业人员等是否参保由各地区人民政府决定。2003年,《关于城镇职工灵活就业人员参加基本医疗保险的指导意见》中将灵活就业人员纳入基本医疗保险制度范围。2004年进一步将混合所有制企业和非公有制经济组织从业人员纳入医疗保险覆盖范围。2006年《关于开展农民工参加医疗保险专项扩面行动的通知》中提出以解决农民工大病医疗保障为重点,将农民工纳入医疗保险制度范围。探索新农合与农民工参加的医疗保险之间的衔接办法,确保农民工享受到医疗保险待遇。城镇职工是社会保险项目中覆盖范围最广的一类。

城镇非就业居民在本时期被纳入基本医疗保险覆盖范围。2007年,《国务院关于开展城镇居民基本医疗保险试点的指导意见》中提出,在有条件的地区先行试点,总结经验后,于2008年扩大试点,争取在2009年试点城市达到80%以上,在2010年实现在全国推行,逐步覆盖全体城镇非就业居民。并规定中小学阶段的学生、少年儿童和其他非从业城镇居民可以自愿参加该保险,政府给予一定补助,重点用于参保居民的住院和门诊大病医疗支出。至此,覆盖全体国民的医疗保障体系建立起来了。

2016年,为促进城乡经济协调发展,推进社会公平正义,实现城乡居民公平享受医疗保障权益,国家提出整合新农合和城镇居民医疗保险,构建统一的城乡居民基本医疗保险制度。截至2020年,我国基本医疗保险覆盖率超过95%,基本实现了全民覆盖。

(三)重建三级医疗卫生服务体系

2005年《中国医疗卫生体制改革调查报告》中提出"中国医改基本是不成功的",引起了政府和学术界对于当时我国医疗体制问题的关注,促成了新一轮医改的开始。本阶段政府逐渐意识到将更多的医疗资源下沉在下层级医疗机构的重要性,逐渐重视下层级医疗服务的公平性和可及性,通过行政方式干预上层级医疗机构的盲目扩张,并尝试通过医生多点执业、医联体建设等以促进优质医疗资源下沉基层医疗卫生机构。

1. 城乡广泛开展"强基层"建设

自2006年开始,政府将举办的一级、部分二级医院和国有企业事业单位所属医疗机构进行转型或改造为服务于社区的医疗卫生机构,进一步扩充了基层医疗卫生的力量。2011年,基层医疗卫生机构综合改革基本完成,基层医疗卫生机构结束"以药补医"的历史。在药品管理方面,基本药物零差率销售在政府办的基层医疗卫生机构全面实施,国家基本药物制度初步建立。在经费方面,强调稳定的筹资和投入机制,加大投入力度,地方政府要为社区卫生服务机构提供必要的房屋和医疗卫生设备等设施。

在农村,为提高乡村卫生室的服务质量,2010年卫生部办公厅下发《关于推进乡村卫生服务一体化管理的意见》,要求在全国范围内推行乡村卫生服务一体化管理,旨在进一步优化配置乡村卫生资源,提高乡村诊所(卫生室)的服务能力。将村卫生室作为乡镇卫生院在村域服务功能的延伸,成为乡镇卫生院的一部分,由乡镇卫生院对其进行技术指导、监督和管理。对乡村卫生室实行规范化、标准化管理,以提高乡村卫生室的诊疗条件和服务水平。经过政府各方面的努力,医疗资源在各层级的配置在本阶段有所调整。

2. 城市公立医院与县医院改革全面铺开

2010年,《关于公立医院改革试点的指导意见》发布,在"政事分开""管办分开""医药分开""营利性和非营利性分开"四方面进行探索。2012年,三明市启动医药、医保、医疗"三医联动"改革。整合医保、卫生健康委、人力资源社会保障部、财政、税务、食药监局等多部门力量组建医保局,统一负责推进医改和对医药卫生领域的监督保障工作。同年,县级公立医院综合改革启动,在2015年全面推开。2017年,现代医院管理制度基本建立,县域医疗卫生服务体系进一步完善,县级公立医院看大病、解难症水平明显提升,基本实现大病不出县,群众就地就医。同年,城市公立医院综合改革试点全面推开,全部取消药品加成,医疗服务价格调整政策全面跟进,实现新旧机制的系统转换。

2021年7月,确定综合医改的试点省份率先推动公立医院高质量发展,重点推进6个方面工作:一是构建新体系。建设国家医学中心和区域医疗中心,提升省域诊疗能力,减少居民跨省就医。发展紧密型城市医疗集团和县域医疗卫生共同体,按照网格化布局,探索一体化管理,为居民提供预防、治疗、康复、健康促进等连续性服务,推动从以治病为中心转向以健康为中心,促进优质资源下沉、工作重心下移,推动分级诊疗。二是引领新趋势。以满足重大疾病临床需求为导向,重点发展重症、肿瘤、心脑血管、呼吸等临床专科。推动新一代信息技术与医疗服务深度融合,大力发展远程医疗和互联网诊疗,建设智慧医院。三是提升新效能。健全以经济管理为重点的科学化、规范化、精细化运营管理体系,引导医院回归功能定位,提高效率、节约费用。四是激活新动力。建立主要体现岗位职责和知识价值的薪酬体系,实行以岗定责、以岗定薪、责薪相适、考核兑现。深化医保支付方式改革,探索对紧密型医疗联合体实行总额付费,加强监督考核,结余留用、合理超支分担。按规定落实政府对符合区域卫生规划的公立医院投入政策。五是建设新文化。六是坚持和加强党对公立医院的全面领导。

3. 卫生资源配置依然处于"倒金字塔"

尽管在"新医改"之后开始重视基层能力建设和医院的高质量发展,但是,卫生资源倒置的问题并没有得到实质性解决,甚至在某些领域,资源倒置现象更为严重。

医疗卫生机构配置状况。根据2009—2022年《中国卫生和计划生育统计年鉴》的数据,从基层医疗卫生机构与医院的数量来看,虽然基层医疗卫生机构数远多于医院数量,但医院数量总体呈现增多趋势,医院数量的占总医疗卫生机构数量的比例呈现缓慢上升的趋势,而基层医疗卫生机构与此相反。从划分的三级医疗卫生机构来看,2013年之前,三级医疗卫生服务体系中机构数量呈现二级最多、一级次之、三级最少的结构,自2014年开始医疗卫生机构数量呈现金字塔结构。从增长速度来看,一级医疗卫生机构数量呈现逐渐增长的趋势;二级医疗卫生机构的数量先增长,在2008年之后数量逐渐减少,并在2012年我国启动县级公立医院综合改革试点后数量稳步上升;三级医疗卫生机构一直呈现递增的趋势。总体来看,金字塔结构的医疗卫生机构数量布局在2014年之后逐渐形成。从三级医疗卫生机构来看,三级医院床位数最多,其次是二级医院,一级医院最少。

人力资源配置情况。从医务人员在基层与医院之间的布局来看,医院的医务人员数量几乎达到基层医疗卫生机构的2倍,并且医院医务人员占总医务人员的比例一直在持续上升,而基层医疗卫生机构占总医务人员的比率且有下降的趋势。从医务人员的学历状况来看,本科及以上学历的医务人员数量在医院最多,社区卫生服务中心次之,乡镇卫生院的最少。在乡镇卫生院中,医务人员主要以中专和大专学历为主体,在社区卫生服务中心,医务人员主要以大专和本科学历为主体,在医院,医务人员主要以本科和研究生学历为主体。从医务人员的职称状况来看,本阶段各层级医疗卫生机构医务人员职称占比相对稳定,以2019年为例,医院高级职称的人员占比最高,达到10.1%,社区卫生服务中心达到5%,而乡镇卫生院的占比只有2.7%。

医疗卫生服务情况。从门急诊的诊疗人次看,近几年来,医院门诊量持续增长,增长速度明显快于基层医疗卫生机构的增长速度,特别是2014年以后基层医疗卫生机构的诊疗人次增长较少,2015年出现负增长,而医院的诊疗人次持续上升。从不同等级的医院来看,三级医院诊疗人次数进一步增长,二级医院和一级医院的诊疗人次有所下降。

全科医生被认为是分级医疗体制建设基石,但是我国引入全科医学较晚。自1980年代后期从国外引入后,全科医生人才的培养一直在探索中前进。自2011年起,全科医学发展速度加快,从2015年到2019年全科医生在我国各层级医疗卫生机构的配置状况看,无论是培训人数还是注册人数,乡镇卫生院最高,社区卫生服务中心次之,医院人数最少。从每一层级全科医生数量增长速度来看,医院2019年全科医生注册增幅较大,社区卫生中心和乡镇卫生院注册医生数超过了培训人数,这意味着原来获得培训证书的人员开始注册从事全科医生行业。在2015年,全科医生注册与培训人数之比为39.8%,在2017年降低到29.3%,2019年注册比例上升为136.4%。在全科医生的注册人数中,社区卫生服务中心注册人数的增长速度最快。从全科医生的总体布局看,全科医生在基层医疗卫生机构的比例逐渐增加。2019年基层医疗卫生机构注册的全科医生在全体全科医生中的占比已经达到了72.7%,但我国平均每万人全科医生数为1.51人,远低于发达国家全科医生数量。

各级医疗卫生机构资产配置状况。本阶段无论是医院还是基层医疗卫生机构的房屋建筑面积在绝对值上都呈现不断增长的趋势。虽然基层医疗卫生机构房屋用地面积在2017年有小幅下降后又迅速上升,但是从相对值来看,医疗卫生机构的房屋建筑面积总体呈现医院的房屋建筑面积占比不断增加,基层医疗卫生机构的房屋建筑面积逐渐下降的趋势。并且,在2018年之后基层医疗卫生机构数量占各层级医疗机构的数量稳定在29%左右,这也在一定程度上反映出上级医疗卫生机构的扩张依然在继续,下级医疗卫生机构的规模依然呈现萎缩的态势。

4. 各层级医疗机构间的分工协作机制

我国分级医疗制度的运行机制在2015年之后在政策上重新进行了规范。在本阶段,政府鼓励居民首先在社区、诊所、村卫生室进行首诊,在不能治疗的情况下转诊到更高层级的医疗卫生机构就诊,并鼓励医院为转诊而来的患者开辟绿色通道,减免门诊费用,检查结果可互认,避免重复检查等,在高层级医疗卫生机构治疗结束后鼓励患者转诊到基层医疗卫生机构进行康复治疗。为保障分级医疗制度的顺利运行,通过改变各层级医疗报销比例,激励居民逐级就诊。构建家庭医生制度,明确家庭医生的职责,做到医防结合。通过医疗联合体制度,加强各层级医疗机构之间的分工与协作以保证转诊的顺畅、高效,并形成了几种典型的模式:上海地区的"家庭医生促有序诊疗秩序模式"、厦门地区"三师共管促分级诊疗模式"、深圳罗湖"紧密型医联体方式推动分级诊疗"等。

(四) 小结

"新医改"时期,尽管在医保制度和基本药物制度等方面取得了很大进步,但是,医疗资源分级配置的"倒金字塔结构"依然存在,且不断呈现资源和患者的"虹吸"现象,而这些现象的背后,是诸多周期性、体制性、结构性问题相互交织产生的深层次制度障碍。鉴于此,我国分级医疗格局的形成仍然任重道远。

参 考 文 献

[1] 朱建平.百年中医史[M].上海:上海科学技术出版社,2016.
[2] 萨日娜.基于健康人力资本投入视角的财政医疗卫生支出改革研究[D].北京:中国财政科学

研究所,2015.

[3] 钱信忠.中国卫生事业发展与决策[M].北京:中国医药科技出版社,1992.

[4] 国务院发展研究中心社会部课题组.推进分级诊疗[M].北京:中国发展出版社,2017.

[5] 宁方景.中美医疗保障史研究[D].北京:中央财经大学,2016.

[6] 李跃平,黄子杰,郑富豪.我国农村合作医疗基金筹资模式的分析与建议[J].福建医科大学学报(社会科学版),2017,8(1):1-5.

[7] 《团结》编辑部课题组,张栋.新中国以来医疗卫生事业的发展轨迹[J].团结,2011(2):29-32.

[8] 刘军民.公共财政下政府卫生支出及管理机制研究[J].经济研究参考,2005(94):2-20,37.

[9] 文小才.中国医疗卫生资源配置中的财政投入制导机制研究[J].经济经纬,2011(1):141-146.

[10] 李珊珊.我国分级医疗体制改革研究[D].成都:四川大学,2021.

[11] 李银才.我国医疗卫生制度变迁的经济分析[D].南昌:江西财经大学,2014.

[12] 葛延风,贡森,等.中国医改:问题·根源·出路[M].北京:中国发展出版社,2007.

6 中国分级诊疗相关政策分析

分级诊疗是深化医药卫生体制改革的产物。在国内学术界,分级诊疗被视为疾病分级诊治和居民有序就医的专业术语,旨在推动医疗卫生资源纵向流动,提高卫生服务体系效率和节约成本,其核心理念是基层首诊、双向转诊、急慢分治、上下联动。分级诊疗政策是促进分级诊疗制度从理论走入实践的载体和产物,因此,要彻底了解我国分级诊疗的进展,相关政策分析必不可少。

一、分级诊疗相关政策的文本分析

(一) 政策文本的选取

本章将分级诊疗政策界定为包含"分级诊疗"理论的相关政策文件。选取的政策文本均为政府公开的政策文件资料,以 1949—2023 年为检索年限范围。在国务院及相关部委官方网站、北大法宝数据库,以"分级诊疗""基层首诊""双向转诊""医疗联合体""家庭医生""医疗保险""药物制度""初级卫生保健"为检索词进行全文检索。为确保政策选取的代表性、权威性和主题相关性,分级诊疗政策选取主要遵循三个标准:一是采用中央层面的相关政策文本,主要是基于地方政策大体仿照国家政策的考虑;二是政策文本的类型主要是法律法规、决定、意见、通知等规范且权威的政策文本,批复、复函等不予考虑;三是鉴于政策数量较多,且考虑到相关政策可能无助于政策工具的相关分析,因此为保证政策样本的代表性和准确性,依据相关标准对原始政策文本进行重新筛选。此外,因"分级诊疗"这一概念最早出现在官方文件中是在 20 世纪 90 年代,在此之前的文件中并未提及,故在选取 20 世纪 90 年代前的政策文本时,判断文本所选用的检索词主要为"转诊""外转就医""外地治疗""初级卫生保健"等。最终筛选出有效政策文本 103 份,具体见表 6-1(由于篇幅限制,此表为简表)。

表 6-1 分级诊疗相关政策一览表(简表)

序号	政策名称	出台年份/年	发文机构
1	《国家工作人员公费医疗预防实施办法》	1952	卫生部
2	《中华人民共和国劳动保险条例(修正)》	1953	政务院
3	《关于介绍革命残废军人到省外医院治病的联合通知》(已废止)	1956	内务部、卫生部
4	《关于严格控制病人转地治疗的通知》	1962	卫生部
5	《关于干部医疗问题的若干意见》	1963	卫生部
6	《关于整顿和加强公费医疗管理工作的通知》	1978	财政部、卫生部
……	……	……	……
19	《关于卫生改革与发展的决定》	1997	中共中央、国务院
……	……	……	……
29	《关于进一步做好新型农村合作医疗试点工作的指导意见》	2004	卫生部、民政部、财政部、农业部等部委
30	《关于开展农村卫生机构业务合作试点工作的指导意见》	2006	卫生部办公厅

续表

序号	政策名称	出台年份/年	发文机构
31	《关于加快发展城市社区卫生服务的指导意见》	2006	国务院
32	《关于完善新型农村合作医疗统筹补偿方案的指导意见》	2007	卫生部、财政部、国家中医药管理局
33	《关于深化医药卫生体制改革的意见》	2009	中共中央、国务院
34	《关于进一步加强基本医疗保险基金管理的指导意见》	2009	人力资源社会保障部、财政部
……	……	……	……
40	《关于普遍开展城镇居民基本医疗保险门诊统筹有关问题的意见》	2011	人力资源社会保障部
41	《关于进一步推进医疗保险付费方式改革的意见》	2011	人力资源社会保障部
……	……	……	……
48	《关于巩固完善基本药物制度和基层运行新机制的意见》	2013	国务院办公厅
……	……	……	……
52	《关于推进分级诊疗制度建设的指导意见》	2015	国务院办公厅
53	《关于印发全国医疗卫生服务体系规划纲要(2015—2020年)的通知》	2015	国务院办公厅
54	《关于印发深化医药卫生体制改革2014年工作总结和2015年重点工作任务的通知》	2015	国务院办公厅
55	《关于全面推开县级公立医院综合改革的实施意见》	2015	国务院办公厅
……	……	……	……
63	《关于整合城乡居民基本医疗保险制度的意见》	2016	国务院
……	……	……	……
67	《关于做好基本医疗保险跨省异地就医住院医疗费用直接结算工作的通知》	2016	人力资源社会保障部、财政部
……	……	……	……
71	《关于进一步深化基本医疗保险支付方式改革的指导意见》	2017	国务院办公厅
……	……	……	……
80	《关于进一步加强公立医疗机构基本药物配备使用管理的通知》	2019	国家卫生健康委、国家中医药管理局
……	……	……	……
89	《关于建立健全职工基本医疗保险门诊共济保障机制的指导意见》	2021	国务院办公厅
……	……	……	……
102	《关于印发居家和社区医养结合服务指南(试行)的通知》	2023	国家卫生健康委办公厅、国家中医药局综合司、国家疾控局综合司
……	……	……	……

(二)政策分析模型的构建

政策工具是连接政策目标与政策执行之间的桥梁与枢纽,恰当选择政策工具,合理构建政策合力,才能更好地发挥政策效能。基于政策工具、利益相关者和时间序列构建的分级诊疗政策工具的三维分析框架如图 6-1 所示。

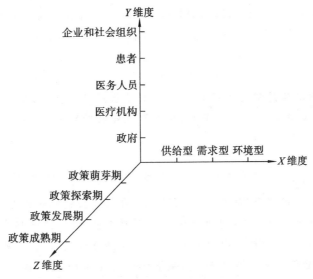

图 6-1 分级诊疗政策工具的三维分析框架

1. X 维度：政策工具维度

政策工具是指政府为达成公共政策目标而采取的一系列方法、措施和手段的总称。在卫生领域的政策研究中，政策工具理论的应用丰富且成熟。学术界存在诸多政策工具的分类法。吴琼、舒皋甫等基于医保的供需认识，运用 Rothwell 和 Zegveld 的三分类模型（供给型、需求型和环境型）分析了我国医保政策的政策工具情况；王高玲等则从健康扶贫政策的作用形式和机制出发，将其政策工具划分为需求型、供给型和环境型三类；熊烨在"新医改"政策的分析中，基于医疗卫生服务的三分类模型（自愿型、强制型和混合型），探讨了政府、市场、社会在医疗卫生服务中的共存情况；李阳、范转转等则根据医疗资源配置的供需关系，将分级诊疗的政策工具划分为环境型、供给型和需求型；崔成森等从政府管理视角出发，将分级诊疗的政策工具划分为命令型、激励型、能力建设型和系统变化型四大类。综上所述，学者们普遍采用三分类或四分类的认知方式对政策工具进行分类。由于所分析的具体卫生政策体系不同，学者们在政策工具情况的具体分析方面存在一些侧重点的差异。

"新医改"引入的分级诊疗制度在整个医疗体系中占有重要地位。该制度的核心理念为"基层首诊、急慢分治、双向转诊、上下联动"。这一理念旨在通过精确的资源配置，提高基层卫生服务水平，引导公众根据个体疾病状况进行合理的医疗选择，从而实现服务需求、医疗机构运行和卫生资源利用的三方面平衡。制定分级诊疗政策的初衷在于解决卫生资源有限性与需求扩张性之间的矛盾。面对资源有限的现实，关键在于提高资源配置的效率。借鉴学者 Rothwell 和 Zegveld 对政策工具分类的研究，结合国内卫生领域的实际情况和分级诊疗政策的特点，提出了将其政策工具初步划分为供给型、需求型和环境型三类的观点。每一类政策工具中包含了具体的政策手段，以更全面地理解和解析分级诊疗政策的实施。具体分类如表 6-2 所示。

表 6-2 分级诊疗政策工具及其分类

工具类型	具体手段	主要内容
供给型	基础设施建设	医疗卫生机构的改革与建设、功能定位、家庭病床、机构建设、设备设施等
	人力支持	对人员的教育培训、分工定位、培训、定向招生、劳务补贴、队伍建设、晋升等
	技术支持	信息化、技术指导、技术合作、远程医疗等提高医疗技术的措施
	资源配置	财政补助、卫生投入、资源配置、对医保基金的统筹和运行进行管理等
	公共服务	医联体建设、家庭医生服务、主动服务、上门服务、便民惠民等

续表

工具类型	具体手段	主 要 内 容
需求型	政府采购	购买服务等
	价格引导	制定差异化的医疗服务价格、医疗机构分级定价等,医保支付方式改革、调整医保支付起点和医保药品目录、提高报销比例、扩大报销范围、扩大门诊保障覆盖对象等
	服务外包	社会力量
	示范项目	如试点、探索等
环境型	目标规划	对工作目标任务进行规划、分工或制定发展战略等
	法规管制	通过规定、考核、监督、体系建设和调整、设定和调整标准、审批、奖惩等约束医疗服务各方的行为
	金融支持	通过商业保险引导居民基层首诊;银行贷款、投资、资本等
	税收优惠	税收减免等
	策略性措施	推广、鼓励、政策宣传等

供给型工具是指政府从卫生服务的供给方出发,明确各层级医疗卫生机构的职责,推动医疗卫生机构之间的资源流动和医疗资源的合理配置,为有效改善医疗卫生机构等卫生服务供给要素,给予人、财、物等方面的支持。本章中供给型工具具体包括基础设施建设、人力支持、技术支持、资源配置、公共服务等手段。

需求型工具是指政府从卫生服务的需求方出发,为方便就医群体更好地享受卫生服务所提供的一系列支持,旨在减少市场的不确定性。本章中需求型工具具体包括政府采购、价格引导、服务外包、示范项目等手段。

环境型工具是指政府对政策实施环境的影响,即从政府管理视角为分级诊疗提供有效的政策环境支持,推动分级诊疗制度的实施和发展。本章中环境型工具具体包括目标规划、法规管制、金融支持、税收优惠、策略性措施等手段。

2. Y维度:利益相关者维度

医疗活动是一个复杂的综合性事物,其涉及范围非常广泛,如医疗服务、医患、医药、医保等。为便于本章的分析,同时结合分级诊疗的特点,本章聚焦参与医疗活动的相关主体,主要包括政府、医疗卫生机构、医务人员、患者以及企业和社会组织。医疗活动利益相关者与分级诊疗实践活动密切相关,是助推分级诊疗制度建设的重要动力。政府在医疗活动中扮演监管和决策的角色,通过政策工具来引导和推动分级诊疗的建设。医疗卫生机构是提供医疗服务的主体,政策工具在这一层面上的应用与资源配置、服务质量相关。企业和社会组织的参与涉及医药产业、社会公益等方面。基于此,为了呈现针对不同利益相关者的政策工具使用状况,本章将从政府、医疗机构、医务人员、患者以及企业和社会组织五个方面分析政策工具的使用特点。

3. Z维度:时间序列维度

时间序列分析是一种以时间为序来揭示事物演变规律从而预测事物未来发展趋势的方法体系。分级诊疗制度的起始可以追溯到1952年,由政务院批准卫生部发布的《国家工作人员公费医疗预防实施办法》,提出公费医疗预防事宜采用区域负责制以及俾得凭证至指定医院或门诊部诊疗。此后的几十年间,国家出台了一系列政策对各类人群的就医行为进行了规定。在计划经济时期,公务人员、企业职工、农民、军人等群体的就医均受到相关限制,一般只能到指定医疗卫生机构治疗或就近治疗,如需转诊治疗,则应开具严格的转诊证明。改革开放后,受市场化影响,基层医疗服务体系开始受到冲击,原有的转诊限制开始松动,这一时期国家为保障原有的就医秩序,出台了相关的政策支援基层医疗服务体系建设,但随着医疗卫生机构市场化的运作、基层医疗服务体系的碎片化及人口流动的增强,初级卫生保健体系逐渐弱化,原有的就诊限制逐步被打破。

直至1997年,中共中央、国务院出台《关于卫生改革与发展的决定》,该文件标志着中华人民共和国成立以来第一次医疗改革(又称"旧医改")拉开了序幕。作为"旧医改"的纲领性文件,该决定首次提出"要把社区医疗服务纳入职工医疗保险,建立双向转诊制度",而这也标志着分级诊疗制度真正开始拉开序幕,为卫生服务体系的改革奠定了基础。此后,分级诊疗制度开始进入政策探索时期。2009年,中共中央、国务院印发《关于深化医药卫生体制改革的意见》,提出"健全基层医疗卫生服务体系""逐步建立分级诊疗和双向转诊制度"。标志着"新医改"序幕的拉开,分级诊疗制度开始进入政策发展期。2015年,国务院办公厅正式印发《关于推进分级诊疗制度建设的指导意见》,对我国分级诊疗制度建设进行了系统而全面的规划,标志着我国分级诊疗制度进入政策成熟期。从中华人民共和国成立至今,阶段性重要文件的出台标志着我国分级诊疗制度迈入不同的建设阶段,也预示着分级诊疗制度体系正朝着不断发展与完善的方向前进,充分反映了我国在卫生服务体系改革方面的不懈努力与持续探索。

马克思主义认为,社会存在决定社会意识,先进的社会意识对社会存在具有积极的反作用。中华人民共和国成立至今,经历了沧海桑田的巨变,随着我国社会经济的发展,医疗卫生事业也变得日益复杂和多变。这些巨变不仅带来社会结构的调整,也深刻影响了政府的政策制定与执行。自然,政府对于政策工具的选择和使用也发生了相应的变化。因此,本章引入时间序列维度,通过对政策工具历史演变的分析,深入了解各历史阶段下政策工具选择与使用的背景和原因。综合上述分析,本章将分级诊疗制度体系划分为四个发展阶段:政策萌芽期(1949—1996年)、政策探索期(1997—2008年)、政策发展期(2009—2014年)、政策成熟期(2015年至今)。

二、分级诊疗政策内容分析

(一) 内容分析单元编码

根据政策工具研究的相关要求,本章对筛选出的103份政策文本按照"政策文体编号-政策文本章节-政策文本条目-政策文本段落"(1-1-1-1)格式进行编码,最终形成分级诊疗政策文本内容分析编码表,如表6-3所示(由于篇幅限制,此表为简表)。

表6-3 分级诊疗政策文本内容分析编码表(简表)

序号	政策名称	文本内容分析单元	编码
1	《国家工作人员公费医疗预防实施办法》	第三条 各级人民政府(专署以下除外),均须组织公费医疗预防实施管理委员会……	[1-3-0-0]
2	《中华人民共和国劳动保险条例(修正)》	第十二条 因工负伤、残废待遇的规定:甲、工人与职员因工负伤,应在该企业医疗所、医院或特约医院医治……	[2-12-1-0]
……	……	……	……
19	《关于卫生改革与发展的决定》	(8)……要把社区医疗服务纳入职工医疗保险,建立双向转诊制度……	[19-8-0-0]
……	……	……	……
33	《关于深化医药卫生体制改革的意见》	(五)进一步完善医疗服务体系…… 大力发展农村医疗卫生服务体系…… 完善以社区卫生服务为基础的新型城市医疗卫生服务体系	[33-5-2-0] [33-5-3-0]

续表

序号	政策名称	文本内容分析单元	编码
34	《关于进一步加强基本医疗保险基金管理的指导意见》	二、增强基本医疗保险基金共济和保障能力 (三)鼓励……基本医疗保险门诊医疗费用统筹……提高门诊费用的报销范围和比例 三、强化基本医疗保险基金管理	[34-2-3-0] [34-3-0-0]
……	……	……	……
38	《关于建立全科医生制度的指导意见》	(六)总体目标。到2020年,在我国初步建立起充满生机和活力的全科医生制度 (十五)大力……转岗培训……	[38-6-0-0] [38-15-0-0]
……	……	……	……
40	《关于普遍开展城镇居民基本医疗保险门诊统筹有关问题的意见》	二、合理确定…… 对在基层……的医疗费用,支付比例……不低于50%…… 三、完善医疗…… 建立……管理和考核体系……规范基层……服务行为…… 四、创新就医 要充分利用基层……促进分级医疗体系形成…… 积极探索双向转诊,明确首诊……	[40-2-3-0] [40-3-1-0] [40-4-1-0] [40-4-2-0]
41	《关于进一步推进医疗保险付费方式改革的意见》	二、结合基金预算管理…… 付费方式改革要以建立和完善基金预算管理为基础…… 三、结合医保制度改革…… 门诊医疗费用的支付……以按人头付费为主的付费方式…… 住院及门诊大病医疗费用的支付……实行以按病种付费为主的付费方式……	[41-2-0-0] [41-3-0-0]
……	……	……	……
48	《关于巩固完善基本药物制度和基层运行新机制的意见》	(五)引导基层医务人员…… (六)鼓励非政府办基层…… (九)加强对基层……考核	[48-5-0-0] [48-6-0-0] [48-9-0-0]
……	……	……	……
52	《关于推进分级诊疗制度建设的指导意见》	一、总体要求 (二)目标任务 到2017年,分级诊疗政策体系逐步完善……到2020年,分级诊疗服务能力全面提升……	[52-1-2-0]
……	……	……	……
63	《关于整合城乡居民基本医疗保险制度的意见》	四、提升服务效能 (三)完善支付方式……制定差别化的支付……推进分级诊疗……	[63-4-3-0]
……	……	……	……

续表

序 号	政策名称	文本内容分析单元	编 码
67	《关于做好基本医疗保险跨省异地就医住院医疗费用直接结算工作的通知》	一、目标任务 2016年底,基本实现……住院医疗费用直接结算工作;2017年……转诊规定人员的异地就医住院 二、基本原则 (二)循序渐进。坚持先省内后跨省、先住院后门诊、先异地安置后转诊转院、先基本医保后补充保险……	[67-1-0-0] [67-2-2-0]
……	……	……	……
71	《关于进一步深化基本医疗保险支付方式改革的指导意见》	二、改革的主要内容 (四)……支持分级诊疗模式……促进基层……提供优质医疗服务…… (五)强化医保……监管…… 三、配套改革措施 (二)完善医保支付政策……	[71-2-4-0] [71-2-5-0] [71-3-2-0]
……	……	……	……
80	《关于进一步加强公立医疗机构基本药物配备使用管理的通知》	一、落实基本药物…… (二)促进……用药衔接……逐步实现……服务同质化 三、做好基本药物供应…… (七)……二级以上……应当根据医联体组织……药品管理平台……	[80-1-2-0] [80-3-7-0]
……	……	……	……
84	《关于在医疗联合体建设中切实加强中医药工作的通知》	五、推进中医医院牵头组建多种形式的医联体 六、全面提升县级中医…… (二)发挥……龙头作用……中医药管理 四、加强政策保障 (一)加强运行保障机制……	[84-5-0-0] [84-6-2-0] [84-4-1-0]
85	《关于加强老年护理服务工作的通知》	(二)推动医疗资源…… 1. 支持和引导社会力量举办规模化、连锁化的护理站…… 2. 鼓励有条件的基层医疗卫生机构……提供老年服务的床位……	[85-2-1-0] [85-2-2-0]
86	《关于加强老年人居家服务工作的通知》	(四)服务方式 1. ……通过家庭病床、上门巡诊、家庭医生签约等方式提供居家医疗服务 2. 通过医联体、"互联网+医疗健康"、远程医疗……	[86-4-1-0] [86-4-2-0]
87	《关于印发医疗联合体管理办法(试行)的通知》	第四条 医联体建设……足额安排对医联体各医疗卫生机构的财政投入资金 第九条 组建由三级医院或者代表辖区水平的医院牵头……医联体……	[87-4-0-0] [87-9-0-0]

续表

序 号	政策名称	文本内容分析单元	编 码
……	……	……	……
89	《关于建立健全职工基本医疗保险门诊共济保障机制的指导意见》	二、主要措施 (三)增强门诊共济保障功能……政策范围内支付比例……针对门诊医疗服务特点 (六)加强监督管理……引导参保人员在基层就医首诊……规范基层……转诊 (七)完善……付费机制。对基层医疗服务可按人头付费……对日间手术……按疾病诊断相关分组付费	[89-2-3-0] [89-2-6-0] [89-2-7-0]
91	《关于推广三明市分级诊疗和医疗联合体建设经验的通知》	二、推广三明市分级诊疗…… (一)科学规划并合理布局……医疗资源,推动……功能定位 (二)推动省域优质医疗资源下沉……	[91-2-1-0] [91-2-2-0]
……	……	……	……
96	《关于推进家庭医生签约服务高质量发展的指导意见》	四、优化服务方式 (四)推进"互联网+签约服务"……实现线上为居民提供签订协议、健康咨询、慢病随访、双向转诊等服务……	[96-4-4-0]
……	……	……	……

(二)政策文本维度分析

1. 政策工具维度分析

根据我国分级诊疗政策文本条款归类统计表(表6-4)可以得出以下结论。一是在政策工具类型中,环境型工具占据主导地位,占总数的50.24%,供给型、需求型工具占比分别为36.39%、13.37%,政策工具使用偏好主要为环境型工具和供给型工具。在环境型工具中,法规管制手段使用最为频繁,达252次,占环境型工具的80.77%,这从一定程度上说明我国分级诊疗体系的完善更多依赖于政府约束或引导手段推进;目标规划、策略性措施手段共占比16.67%,表明政府比较重视从宏观上对分级诊疗制度进行规划,并注重运用短期性措施推动政策的实施,但缺乏多部门联动的系统政策设计,表明政府在多部门合作方面有待改善;此外,金融支持、税收优惠两种手段使用次数较少,说明政策在这两种手段的使用上尚须进一步完善。二是供给型工具成为仅次于环境型工具的工具类型,表明政府对于这一类工具也非常重视。在供给型工具中,技术支持、人力支持、基础设施建设手段使用频繁,占比分别为30.53%、21.68%、21.24%,这表明政府一方面注重通过城市医疗集团、县域医共体、专科联盟以及远程医疗等形式帮扶支援基层医疗机构发展这一"输血型"方法,另一方面也很重视加强基层医疗服务能力建设这一"造血型"方法提升医疗服务能力整体水平;资源分配、公共服务两种手段占比分别为16.81%、9.73%,说明政府在资源倾向、改善就医体验等方面还有所不足。三是需求型工具的使用频次最低,以价格引导和示范项目为主。一方面表明政府在分级诊疗制度建设过程中倾向于"先试点、后推行"的模式,另一方面说明政府侧重运用价格手段引导居民就医行为,卫生行政主管部门和人力资源社会保障部等政府部门侧重运用医保差异支付政策和医疗机构分级定价等手段引导居民就医行为。在所有分级诊疗政策中,相关医保政策占比只有6.76%。需求型政策工具的运用不足在一定程度上影响了政策引导作用的发挥。

表 6-4 分级诊疗政策文本条款归类统计表

工具类型	具体手段	条文编码	数量/次	占比/(%)
供给型	基础设施建设	11-2、11-7…19-12…35-2-10…102-10	48	36.39
	人力支持	16-3-3…19-13…33-13-2…99-9	49	
	技术支持	8-2-1…25-4-3…75-5-13…103-3-2	69	
	资源配置	15-3…22-3-4-1…70-3-7…103-1-2	38	
	公共服务	37-4-1-1…70-3-7…102-5	22	
需求型	政府采购	36-2-6-7…82-3-9…100-4-16	7	13.37
	价格引导	6-3…19-34…71-3-2…101-4-13	45	
	服务外包	27-2、30-2-5、76-3-9…100-2-2-6	9	
	示范项目	14-6-5…38-34…82-3-7…95-3-1	22	
环境型	目标规划	15-2…22-3-4-5…78-2…100-1	27	50.24
	法规管制	1-3…19-7…70-4-1…103-4	252	
	金融支持	42-4-2-9-4…88-29、95-18-4、99-14、100-14	6	
	税收优惠	27-11、27-12	2	
	策略性措施	8-5-2…27-16…74-7-3…99-22	25	

2. 利益相关者维度分析

在上述分析的基础上,引入利益相关者维度,以研究政策工具手段具体的偏向主体,得到我国分级诊疗政策工具使用主体偏向情况表(表6-5)。

表 6-5 分级诊疗政策工具使用主体偏向情况表

使用主体	供给型工具	需求型工具	环境型工具	数量/次	占比/(%)
政府	17	9	70	96	15.46
医疗机构	132	40	150	322	51.85
医务人员	64	9	52	125	20.13
患者	13	19	29	61	9.82
企业和社会组织	2	6	9	17	2.74

根据我国分级诊疗政策工具使用主体偏向情况表可以得出以下结论。

(1) 总体而言,分级诊疗政策工具主要针对医疗机构,即医疗服务的主要提供者。具体手段主要包括基础设施建设、人力支持、技术支持、法规管制等。这些手段的使用有助于加快制度建设,提高基层医疗服务能力,以及控制或引导患者的就医行为。然而,随着市场化改革、人口流动性增大以及患者就医自主性增强,仅依赖法规管制、人力支持和技术支持等手段的实施效果逐渐下降,呈现一定的挑战。

(2) 在医疗机构偏向的政策工具中,政策工具类型以供给型和环境型工具为主导。政府一方面通过改善医疗卫生机构条件、吸引人才、提供技术帮扶等手段,致力改善基层医疗服务能力不足,另一方面通过制度约束或引导医疗卫生机构合理分工、分流患者,让患者有序就医。这体现了政府在医疗卫生机构方面的关切,强调通过多方面手段提升整体医疗服务水平。

(3) 在医务人员偏向的政策工具中,同样以供给型和环境型工具占主导地位。政府通过人事制度、薪酬制度改革等手段,致力于提高基层医务人员待遇,为基层留住医务人员,提高基层就医的吸引力。

(4) 在偏向患者主体的政策工具中,以需求型和环境型工具为主,前者主要运用服务价格、医保报销等手段引导或限制患者的就医行为,后者侧重于推行具有短期性的政策,如宣传政策,鼓励基层就医等。

(5) 在政策工具使用主体偏向中,政府自身的政策工具占比排在第三位。这表明政府在分级诊疗政策中比较重视加强自身的建设。在工具的类别上,以环境型工具为主,主要强调从制度上规范政府的组织领导和对医改任务的考核。在供给型工具中,政府侧重强调财政支出结构的优化;此外,与之相对应的企业和社会组织,政策工具的使用非常有限,这在一定程度上说明政府对于市场力量在分级诊疗中的重视程度较低。

3. 时间序列维度分析

依据政策工具的相关定义,分别将政策编码表中的各个编码依次划入对应的政策工具类别中,结合上述三维分析模型得到我国分级诊疗政策工具使用频数统计分析表(表6-6)。在政策工具维度和利益相关者维度分析的基础上,再引入时间序列维度,以探讨我国分级诊疗政策工具使用主体的历史变迁情况(图6-2、图6-3)。

表6-6 分级诊疗政策工具使用频数统计分析表　　　　　　　　　　　　　　单位:次

使用主体	政策萌芽期			政策探索期			政策发展期			政策成熟期		
	GJ	XQ	HJ	GJ	XQ	HJ	GJ	XQ	HJ	GJ	XQ	HJ
政府	2	1	11	2	0	7	5	4	17	8	4	35
医疗机构	8	2	10	8	7	17	26	13	31	90	18	92
医务人员	2	0	0	5	0	3	20	1	13	37	8	36
患者	0	3	8	0	3	5	1	6	3	12	7	13
企业和社会组织	1	0	0	0	1	2	0	0	0	1	5	7

注:GJ—供给型工具;XQ—需求型工具;HJ—环境型工具。

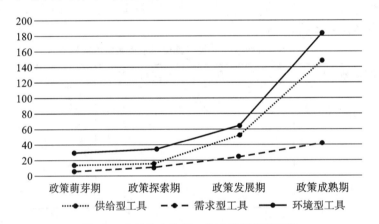

图6-2 分级诊疗政策工具的时间序列变化

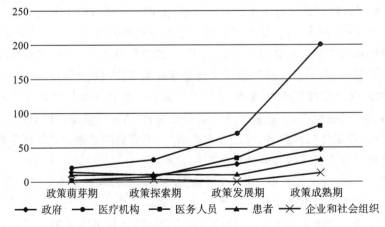

图6-3 分级诊疗政策工具使用主体偏向的时间序列变化

根据图 6-2 和图 6-3 可知,政策工具和分级诊疗政策工具使用主体偏向的时间序列变化呈现出不同的变化特点。

(1) 在政策萌芽期(1949—1996 年),三类政策工具的使用频数差别不大,以环境型、供给型工具为主,同时政策的使用主体以医疗机构为主,医务人员和政府次之,患者以及企业和社会组织偏少。中华人民共和国成立后,我国建立了中央集权的计划经济体制。为了平衡医疗资源供给和民众需求,这一时期我国对患者的就医做出了严格的限制,无论是公费医疗,还是劳保医疗、合作医疗,均由指定的医疗卫生机构负责,患者的就医自由度受到相关制度的约束,并且转诊需要一系列明确的程序和证明材料。在计划经济时代,政府的绝对权威性决定了采取行政手段进行管理是更高效的,故在分级诊疗萌芽时期,以法规管制为主的环境型工具更普遍,同时更多地指向政府成立的医疗卫生机构。

(2) 在政策探索期(1997—2008 年),供给型、需求型和环境型三类工具使用更为均衡,但政策工具的使用主体开始更多地指向医疗机构。1994 年,中共十四大正式提出建立社会主义市场经济体制的决定,医疗领域市场化逐渐加深,尤以医疗机构市场化为甚,政府在这一时期更多地将政策工具指向医疗卫生机构应对市场化的冲击。

(3) 在政策发展期(2009—2014 年),呈现出政策工具明显增加的趋势。在"新医改"方案于 2009 年出台后,政府更多地运用相关政策工具对分级诊疗制度建设的利益相关者进行干预。三类政策工具的使用频数明显增加,医疗机构仍是主要使用主体,针对政府、医务人员的政策有所增加。

(4) 在政策成熟期(2015 年至今),政府开始大量使用供给型和环境型工具,同时偏向医疗机构、医务人员和患者的政策工具也大幅增加。得益于之前的政策经验积累和广泛实践,国家对于分级诊疗制度的认识有了更明确的方向和规划,各种类型政策工具的使用也更为频繁。政府更注重从制度建设,人力、物力、财力等方面改善基层卫生服务能力,并更加关注医务人员、患者和社会力量(企业和社会组织)在分级诊疗制度中的作用。

(三) 中国分级诊疗政策演进:历史变迁的纵深探析

推进分级诊疗,实现就医格局的逐步优化,对于提高医疗卫生服务的可及性和改善医疗卫生事业的宏观绩效至关重要。中华人民共和国成立以来,我国的医疗卫生服务体系和医疗保障制度发生了较大的变革,政府部门对就医管理的认识也经历了多次调整,诊疗格局也随之发生改变。

通过上述对分级诊疗政策工具的分析,本章梳理了分级诊疗政策所使用的基本工具类型和功能,了解了政府使用政策工具的特点和历史变化趋势。为了进一步客观、合理地认识我国分级诊疗政策,更深入地厘清政策特点和变迁的历史逻辑,在本小节中,运用 Nvivo20 软件对每一阶段的政策文本内容进行词频分析处理,整理出各阶段政策文本中的高频词,进而在此基础上对各阶段的政策特点进行研究分析。

1. 政策萌芽期(1949—1996 年)

我国对分级诊疗的探索由来已久,但由于缺乏必要的经验总结和深入的理论研究,我国分级诊疗实践经历了相当长时间"有实无名"的状态。中华人民共和国成立初期,全国仅有 3670 家医疗卫生机构,其中医院、卫生院主要集中在大城市和沿海地区。在多数农村地区,几乎没有正规医疗卫生机构,只有技术水平普遍较低的民间个体医生。我国的医疗卫生服务供给严重不足且分布不均衡,农村地区的缺医少药问题极为突出。为了改变这种情况,政府开始重视医疗卫生服务体系的建设。在对历史遗留下来的医疗卫生机构进行整顿改造的同时,有计划地新建城乡各级医疗卫生机构。20 世纪 50 年代初,政府相继批准通过《国家工作人员公费医疗预防实施办法》《中华人民共和国劳动保险条例(修正)》,为公务人员、城镇职工等群体提供了医疗保障,并规定了相关就医行为,逐步建立起覆盖企业职工和退休人员及其家属的劳动保险医疗制度和覆盖机关、事业单位工作人员的公费医疗制度,及覆盖机关、事业单位工作人员家属的医疗费用补助或统筹制度。

农村地区分级诊疗实践可追溯至 20 世纪 30 年代,陈志潜教授在河北开展的"定县实验"开创了我国农村三级医疗保健网的先河。中华人民共和国成立后,陈志潜教授长期致力于我国农村卫生工作,为这一时期的中国公共卫生尤其是农村卫生做出了巨大贡献。基于"定县实验"的经验，形成了由县医院及其他县级医疗卫生机构、乡卫生院和村卫生室三级组成的农村医疗卫生网，并促成了农村合作医疗制度的形成，农民群体就医得到了一定的保障。在这一时期，政府陆续出台了一系列卫生政策以进一步完善三大医保制度。虽然当时的政策文件中并未出现"分级诊疗"等相关表述，但政府认为医疗服务体系需要规划和统筹安排医疗力量，医疗卫生机构应有一定服务范围，群众就医应受到管理，尽量就近就医。尽管当时的经济条件和卫生资源较为落后，政府对于不同群体的自由就医和转诊等行为实行了相对严格的限制，但学者们认为这一时期已经形成了较为良好的"分级诊疗"雏形，其实质可被描述为"指令性就医"。经过检索与筛选，这一时期的政策文件共有18份，通过词频分析获得表6-7。

表 6-7 1949—1996 年我国分级诊疗政策文本高频词统计表

序号	高频词	词频/次	序号	高频词	词频/次	序号	高频词	词频/次
1	医院	38	9	卫生院	13	17	改革	8
2	公费医疗	26	10	干部	11	18	初级卫生保健	8
3	治疗	25	11	预防	11	19	报销	8
4	农村卫生	19	12	农村	11	20	病情	7
5	药品	17	13	预防保健	10	21	医疗保健	7
6	医疗卫生机构	17	14	制度	10	22	群众	7
7	转诊	15	15	技术	9	23	就医	7
8	患者	14	16	卫生事业	8			

结合词频分析，可以发现1949—1996年这一时期的政策总体具有如下特点。

(1) 整体而言，这一时期高频词主要有医院、医疗卫生机构、卫生院、患者、干部、群众等，说明这一阶段的政策指向服务的供方和需方。一方面医疗卫生机构在分级诊疗政策中扮演着重要的角色；另一方面农村卫生、初级卫生保健等词出现频次较高，说明这一时期国家对于农村或基层医疗比较关注。此外，公费医疗的出现频次仅低于医院，侧面反映出这一时期国家更多关注公费医疗的转诊行为。

(2) 关注点分散，缺乏系统性：政策文本关注点相对分散，既涉及医疗收费、治疗与预防保健服务、农村卫生等制度，又涉及药品与医疗技术管理制度、人事制度与服务流程等。这表明这一时期的分级诊疗政策还未形成系统性体系，政策内容之间的关联性较低。

(3) 政策重点演变：在中华人民共和国成立至改革开放前夕，国家主要关注享受公费医疗的群体，而改革开放后至1996年，国家对农村卫生环境的关注逐渐增加。这反映了政策关注点在历史演变中的变化，从侧面反映了国家在这一时期对不同领域的政策调整。

(4) 结合政策具体内容可知，在计划经济时期，居民收入水平低下，医疗服务支付能力低，国家更多依靠医保、转诊标准以及费用报销等手段来规范和限制患者的自由就医行为，医疗服务体系建设和医疗保障制度管理方面受到抑制，这也是政策萌芽期分级诊疗相对容易组织的客观条件。

2. 政策探索期（1997—2008 年）

1997年，中共中央、国务院《关于卫生改革与发展的决定》的出台，标志着"旧医改"的开始，"分级诊疗制度"首次出现在纲领性文件中，由此，我国正式进入分级诊疗政策探索期。20世纪90年代中后期，鉴于城镇职工医保面临的困境和推动国有企业改革的需要，我国启动了基于社会统筹的城镇职工基本医疗保险制度建设。1998年，《国务院关于建立城镇职工基本医疗保险制度的决定》规定了城镇用人单位都要参加基本医疗保险，所有职工享受统一的制度和管理，用人单位和职工共同缴纳基本医疗保险费，建立基本医疗保险统筹基金和个人账户。新的城镇职工医保对就诊的管控也较为宽松，患者有较大的就医选择权。《国务院关于建立城镇职工基本医疗保险制度的决定》明确要求，"在确定定点医疗机构和定点药店时，要引进竞争机制，职工可选择若干定点医疗机构就医、购药，也可持处方在若干定点药店购药"。同时,城镇职工医保没有强制的基层首诊制度,当时基层医疗卫生体系全面弱化,导致基层医疗服务的可及性显著下降,并且随着收入水平的提高,患者更愿意选择直接到大医院就诊。

总体而言,这一时期政府出台的一系列政策主要是围绕城市社区卫生服务和农村三级卫生服务网络建设。这一时期相继出台了《关于农村卫生改革与发展的指导意见》《国务院关于加快发展城市社区卫生服务的指导意见》等政策文件,对于城市和农村卫生服务能力发展均做出了相应的政策安排,卫生部提出推广"社区首诊制"和"双向转诊"等政策建议,表明政府已经初步意识到基层卫生服务能力的重要性。相比农村而言,城市是分级诊疗制度的先行区,相关的试点也是率先在城市开展。经过检索与筛选,这一时期的政策文件共有 14 份,通过词频分析获得表 6-8。

表 6-8 1997—2008 年我国分级诊疗政策文本高频词统计表

序号	高频词	词频/次	序号	高频词	词频/次	序号	高频词	词频/次
1	社区卫生服务	65	9	农村卫生	19	17	合作医疗	15
2	卫生机构	53	10	农民	19	18	患者	15
3	社区卫生服务机构	40	11	培训	17	19	参保人员	14
4	农村	33	12	补偿	17	20	医疗服务	12
5	预防保健	21	13	医院	17	21	改革	12
6	定点医疗	20	14	社区	16	22	就医	11
7	卫生院	20	15	卫生技术人员	16	23	控制	11
8	制度	20	16	引导	16	24	双向转诊	11

结合词频分析,可以发现 1997—2008 年这一时期的政策总体具有如下特点。

(1) 高频词的变化呈现出政府对基层医疗服务的强烈关注,社区卫生服务、农村卫生、卫生院等成为突出关键词,反映了政府在这一时期对基层卫生服务增加了投入。卫生技术人员、培训、补偿、合作医疗等词的高频出现,揭示了政府逐步强调人才培养、财政手段和医保作用。这表明政府在这一时期已经认识到提高服务水平的关键不仅仅在于设施建设,还须注重人才培育和财政支持。

(2) 政策内容的相对紧密显示政府对分级诊疗制度建设已初步有侧重点。政府的关注重心转移到县、乡医疗卫生机构,社区技术提升以及双向转诊等问题上,这表明政府正开始着手加强县、乡医疗卫生机构的建设,改善社区卫生服务能力,并通过相应的制度引导医疗卫生机构和患者参与"双向转诊"。这一时期政府开始有意识地建立起一套相对系统的分级诊疗制度,为推动医疗服务更有效地传递提供了初步指导。

(3) 政策体系的主体关注度更为均衡。相较于前一时期,这一时期卫生技术人员和患者的关注度明显提升,反映出政府在政策主张上更加注重从多个主体层面推进分级诊疗。政府逐渐认识到不仅需要提升卫生技术水平,还需要关注患者的需求和参与度,以确保分级诊疗制度的全面实施。

(4) 在医疗卫生服务体系建设方面,这一时期出现了一系列深刻的变化。医疗卫生机构开始转向企业化运行模式,追求经济利益目标。这导致大医院规模的快速扩张,但与此同时,基层医疗卫生机构的功能却全面弱化。随着城镇职工基本医保的建立,居民收入水平不断提高,多数人群转为自费医疗、自由就诊,就诊管理比较宽松,首诊直接去大医院。这些变化使医疗服务体系布局出现不合理问题,城乡差距迅速扩大,医疗服务的可及性受到显著影响。政府在这一时期对于居民在分级诊疗制度中作用的认识仍然相对不足,整体而言这一时期的政策仍处于摸索时期。

3. 政策发展期(2009—2014 年)

2009—2014 年是分级诊疗政策体系不断发展的时期。这一时期我国着力于加强基层医疗服务能力的建设,为构建分级诊疗体系奠定基础。我国城乡医疗卫生事业发展不平衡、基层医疗服务能力薄弱,这主要是由于我国的医疗资源配置不合理,大量医疗资源集中在城市大医院。因此,国家开始积极探索分级诊疗制度的建设,聚焦于基层医疗卫生事业的发展,促进基层医疗服务水平和质量的提高。

2009年,中共中央、国务院《关于深化医药卫生体制改革的意见》发布,其中提到,政府明确了多项措施以提高农村和城市地区的基层医疗服务能力。在农村方面,政府大力发展农村医疗卫生服务体系,通过改善农村医疗服务条件和质量,推动各级医疗卫生机构分工合作,其中县(区)级医院主要承担基本的医疗服务,乡镇卫生院主要负责常见病的诊疗工作,村卫生室则处理各村普通疾病的诊治。在城市方面,政府提出要完善以社区卫生服务中心为主体的城市社区卫生服务网络,让社区卫生服务中心成为居民健康的"守门人",承担疾病预防、初级诊疗以及慢性病管理康复工作,建设新型城市医疗卫生服务体系。一方面,建立城乡医疗对口支援制度,通过城市医院向县级医院提供援助,推动农村地区医疗服务能力的提升,同时为贫困地区和少数民族地区提供支援。另一方面,政府规范医疗机构布局,推动医疗机构的分工合作。在城市医院方面,要优化城市医院的布局结构,健全医院的职责功能,使其承担起危重症和疑难病症的诊疗,并在医疗卫生教育、科研和培训等方面发挥主要作用。同时,要构建城市各医疗卫生机构之间的分工协作机制,通过向社区医疗卫生机构提供技术支持、人员培训、设施建设等方式,实现城市基层医疗服务能力的提高及城市基层医疗卫生机构的可持续性发展。政府还采取提高报销比例等激励措施,鼓励患者实现基层首诊、分级诊疗和双向转诊,促使患者更多地选择基层医疗服务。由此可见,我国分级诊疗体系经历了萌芽、解体到再次确立的过程。

分级诊疗制度建设作为五项重点改革之一,政府在2010—2014年进一步加强了对基层医疗服务体系的建设。全科医生制度、基层运行新机制等政策的出台为构建分级诊疗制度提供了基础和前提。这些政策着眼于保障基层医疗卫生服务能力,使分级诊疗模式能够正常运转。在2010年以来的医药卫生改革工作安排中,分级诊疗制度建设始终是一项重要的改革工作,与"新医改"一同成为系统性工程的一部分。2011年人力资源社会保障部《关于普遍开展城镇居民基本医疗保险门诊统筹有关问题的意见》出台,强调门诊统筹是提高医疗保障水平的重要举措,有利于拓宽保障功能,完善医疗保险管理机制,有利于支持基层医疗卫生机构建设,推动医药卫生体制各项改革协调发展。充分发挥医疗保险在医药卫生体制改革中的重要作用,创新门诊统筹就医管理和付费机制,积极探索基层首诊和双向转诊就医管理机制。2013年,国务院办公厅《关于巩固完善基本药物制度和基层运行新机制的意见》发布,重点强调了基本医药制度和基层医疗卫生机构管理体制以及基层医疗卫生服务体系建设,其中明确了基层医疗卫生机构的主要职能定位,为进一步推动分级诊疗制度的建设提供了指导。基层运行新机制等政策的出台为构建分级诊疗体系提供了基础和前提。这些政策着眼于保障基层医疗卫生服务能力,使得分级诊疗模式能够正常运转。分级诊疗从制度推行之初便被寄予厚望,并逐渐被作为"新医改"的核心内容谋划和推进。目前,国家和地方分级诊疗体系建设以及相关理论研究呈现出"百花齐放、百家争鸣"的发展态势。经过检索与筛选,这一时期的政策文件共有19份,通过词频分析获得表6-9。

表6-9 2009—2014年我国分级诊疗政策文本高频词统计表

序号	高频词	词频/次	序号	高频词	词频/次	序号	高频词	词频/次
1	基层医疗卫生机构	128	12	基层	37	23	引导	25
2	全科医生	118	13	人才	37	24	农村	24
3	培训	63	14	补助	37	25	双向转诊	23
4	制度	58	15	控制	36	26	基本药物	23
5	机制	57	16	医保	33	27	执业	22
6	村卫生室	56	17	考核	33	28	卫生服务	21
7	居民	52	18	财政	32	29	基层首诊	20
8	医疗机构	51	19	培养	30	30	基层医疗卫生	19
9	改革	50	20	县级医院	28	31	经费	19
10	县镇卫生院	49	21	临床	28			
11	乡村医生	48	22	医院	27			

结合词频分析,可以发现2009—2014年这一时期的政策总体具有如下特点。

(1) 整体而言,政府政策在"新医改"时期有了更为明确的方向。分级诊疗制度体系的关注点进一步细化,着眼于推进基层医疗卫生机构的建设,特别是在提高基层服务能力方面。这一时期的政策突显了对农村地区卫生服务能力的关切,体现在高频词如村卫生室、补助、财政、经费等的出现。这反映出国家层面更加注重通过经济手段支持基层医疗卫生机构的发展,以促进农村卫生服务水平的提升。

(2) 这一阶段政策内容关注的核心大致可以划分为四个方面,分别是基层首诊与双向转诊、医疗人才的培养与考核、农村卫生财政投入、基层医疗机构的发展。与上一时期相比较,这一时期高频词彼此间的距离相对缩小,一定程度上说明政策之间的协调性有所增强。

(3) 对医务人员的重视在这一时期更为突显。政府一方面强调增加乡村医生的补助并完善其执业机制,另一方面强调增加人才的经费支持,并注重对其进行考核。这反映出政府对医疗人员的关注逐渐增加,医务人员的角色在政策中得到更为明确的定位。同时,经济激励开始较广泛地出现在政策措施之中,以激发医务人员的积极性,推动基层医疗服务的质量和水平不断提升。

4. 政策成熟期(2015年至今)

2015年起,我国着力于分级诊疗体系的构建,分级诊疗制度进入推广和完善阶段。随着《关于推进分级诊疗制度建设的指导意见》《关于推进家庭医生签约服务的指导意见》《关于推进医疗联合体建设和发展的指导意见》《关于推进家庭医生签约服务高质量发展的指导意见》等政策的相继出台,进一步明确了分级诊疗体系建设的发展目标、实践模式和配套措施,分级诊疗的制度框架基本搭建完成,分级诊疗政策体系开始走向政策成熟期。其中《关于推进分级诊疗制度建设的指导意见》是我国分级诊疗制度建设过程中的标志性文件,清晰地指出了分级诊疗体系建设的任务目标,同时制定了分级诊疗工作的综合考核标准。2016年,卫生计生委、国家中医药管理局联合发布《关于推进分级诊疗试点工作的通知》,分级诊疗试点工作在多个城市展开。首先,要推动医疗资源下沉基层,实现医疗资源的高效公平配置,并引导居民向基层医疗卫生机构分流就诊,即分级诊疗体系建设的第一步:到2017年,以多种方式推进不同层级医疗卫生机构之间基本形成分工协作模式,以全科医生制度为重点的基层医疗人才队伍建设得到加强,医疗资源实现有效下沉且医疗资源的利用效率得到提高。其次,从完善医疗保障制度入手,通过差别化报销比例、医保支付方式改革及其他相关政策调整,建立规范的就医秩序,基本实现患者分流,即分级诊疗体系建设的第二步:分级诊疗制度的医疗保障机制得到完善,医疗机构的服务能力全面提升,基本建立起符合我国国情的、以"基层首诊、双向转诊、急慢分治、上下联动"为特点的分级诊疗模式。

由于政策实践经验的积累并经受实践的检验,我国分级诊疗制度基本脉络已清晰,且衍生出了两大重要制度,即家庭医生制度和医疗联合体制度。前者将重心放在人民群众,旨在通过家庭医生的签约服务,让居民逐渐形成基层首诊的就医格局。经过"十三五"时期的建设和发展,截至2020年底,重点人群的家庭医生签约率从2015年的28.33%增加到2020年的75.46%,全国县域内就诊率已经达到94%。医疗联合体制度则侧重于加强医疗机构之间纵向合作,明确各级医疗卫生机构的功能和定位,旨在通过上下级医疗卫生机构的合作或联合,辐射和带动区域医疗服务水平发展,实现区域内医疗资源的有效利用,提升基层卫生服务能力,增强基层就医的吸引力,推动分级诊疗实现区域分开、城乡分开、上下分开和急慢分开。2015年后,国家还以重大疾病的具体病种为对象,对高血压、糖尿病、肿瘤等疾病实施了分类管理,细化了各等级医疗机构在这些疾病治疗和护理中的工作内容和职责范围,并针对部分重大慢性病提出了具体的分级诊疗技术方案和双向转诊基本原则。随着我国进入高质量发展阶段,党的二十大更是对持续深化医改做出全面部署,实施分级诊疗制度,促进优质资源均衡布局,推动形成有序的就医格局,是"十四五"时期深化医改的重要任务。总体而言,分级诊疗制度在政策实践中逐渐完善。经过检索与筛选,这一时期的政策文件共有52份,通过词频分析获得表6-10。

表 6-10 2015 年至今我国分级诊疗政策文本高频词统计表

序号	高频词	词频/次	序号	高频词	词频/次	序号	高频词	词频/次
1	健康	559	12	家庭医生	251	23	区域	137
2	医院	473	13	患者	246	24	分级诊疗	132
3	医保	442	14	基层医疗卫生机构	242	25	医师	125
4	机制	384	15	基层	234	26	团队	116
5	医疗机构	373	16	居民	179	27	慢性病	99
6	制度	289	17	考核	166	28	全科医生	97
7	医疗服务	287	18	引导	164	29	医疗资源	95
8	签约服务	268	19	公立医院	160	30	远程医疗	86
9	中医	266	20	转诊	154	31	签约居民	84
10	改革	260	21	疾病	153	32	优先	75
11	医联体	256	22	培训	138	33	双向转诊	54

结合词频分析可以发现，2015 年至今这一时期的政策总体具有如下特点。

(1) 整体而言，进入政策成熟期，分级诊疗政策体系明显更全面、完善，以家庭医生、全科医生为代表的医务人员，以患者、居民、签约居民为代表的群众，这些在分级诊疗制度中同样扮演着重要角色的群体受到了应有的关注和重视，这进一步表明政府更加注重引入多方力量参与制度建设。

(2) 健康、医保成为高频关键词，由此可以看出政府政策观念的巨大转变，分级诊疗制度的根本目的在于促进居民健康，是引导患者合理就医的一个中间过程。医保成为高频词表明政府正在调整政策导向，反映了政府对医疗体系的重视，政府致力于构建覆盖面广、保障水平高的医保体系，确保每个人都能够享受到基本的医疗保障权利。

(3) 家庭医生、医联体、慢性病等作为高频词首次出现，突显了分级诊疗建设内容的进一步细化，家庭医生是基层卫生服务的一种创新，医联体则是医疗卫生机构之间合作的新模式，推动区域医疗服务水平提升。此外，远程医疗也是这一时期的高频词，侧面反映了政府逐步重视分级诊疗的信息化建设，强化大医院对基层医疗卫生机构的技术指导，通过信息平台建设，推进信息共享，为双向转诊提供便利。

(4) 高频词彼此间联系更加分明，政策内容主导方向主要集中在医疗机构制度与机制，家庭医生与居民健康，医保、医师考核以及分级诊疗与医联体建设四个方面。

(四) 中国分级诊疗政策体系变迁的逻辑分析

1. 政策理念：由"管理"到"治理"，由"治病"到"健康"

政策理念是政策制定的指导思想和价值取向，理念的差异对于政策制定与执行具有直接的影响。在中华人民共和国成立至 1996 年的初期，中国的卫生事业受"问题导向"管理思想的影响。计划经济时期的分级诊疗是全面经济管制和社会管制的结果，而不是优良就医次序的状态。这一时期政府主要关注解决实际问题，卫生事业的发展呈现"头痛医头、脚痛医脚"的趋势。随着公费医疗、劳保医疗和合作医疗等制度的建立，政府陆续出台政策文件解决相应的问题，特别是对国家工作人员的转诊就医问题，共有 7 项政策文件出台。1997 年后，随着市场经济体制的建立和社会管制的逐步放开，社会经济面临的问题愈加复杂多样，人的自由流动使分级诊疗失去原经济时期的社会制度基础，管制型分级诊疗状态必然走向消亡，国家由管理型政府走向服务型政府，尤其是党的十八大以来，国家治理理念逐渐上升至国家战略，治理理念更广泛地嵌入经济社会各项制度之中。分级诊疗制度体系深受国家理念的影响，从 20 世纪末开始便走向多元协调的治理，"卫生人员""全科医生""患者""居民"等词频繁出现在政策文件之中，表明政府越来越重视多方主体在分级诊疗制度建设过程中的作用。

随着我国卫生服务能力的提高,国家"预防为主"的卫生方针慢慢地嵌入分级诊疗政策体系之中。早期的政策文本中虽有"预防保健""初级卫生保健"等高频词,但其真实的内涵更多的是指疾病的治疗。同时早期的转诊限制更多的是针对疾病的治疗,相应医疗卫生机构可以诊治的疾病便应就近治疗,而不应该浪费其他上级医疗卫生机构的卫生资源。进入"新医改"时期,政策文本出现"社区卫生服务""全科医生"等高频词,尤其是2015年以来的政策文本中"健康""家庭医生""医联体"等高频词的出现,均表明了政府理念的转变——由"治病"到"健康"。总体而言,政策理念对于中国分级诊疗政策的演进产生了深远的影响,为卫生服务的多元化提供了有力的支持。

2. 政策结构:由"松散"到"紧密"

公共政策结构可以划分为静态结构和动态结构,本章中所指的政策结构是静态结构,主要涵盖政策的主体、客体、环境、政策工具等几个方面,其中由于本章立足于政策文本,并不涉及政策与环境之间的互动,因此,这一部分政策结构分析将主要从政策主体、客体和政策工具三个维度展开。

(1) 政策主体的多元化。分级诊疗制度属于卫生领域范畴,其主要管理工作由卫生部门负责,相关行政部门负责协助,从政策体系变迁历程看,分级诊疗政策主体逐步向多元化发展,部门之间的协同性明显增强。1949—1996年,与分级诊疗相关的政策主要由卫生部单独制定,由此可见政策结构主体主要为卫生部门。但从1997年开始,政策结构主体便有了较大变化:一是卫生部或卫生健康委单独出台的政策数量明显下降,国家发展改革委、财政部、人力资源社会保障部、中医药管理局等部门广泛参与到政策制定之中,表明部门之间分工协作进一步加强;二是国务院参与程度明显增强,很多顶层设计方案均有国务院的参与,侧面说明了分级诊疗制度的重要性不断突显。

(2) 政策客体由简至繁,即政策的使用主体逐渐复杂化。在计划经济时代,城乡结构固定,国家依托三大医保制度可以对国家工作人员、企业职工和农民等人群的就医行为进行有效的约束,但随着国家经济社会的发展、人口流动性的增强以及疾病谱的变化,分级诊疗制度建设过程中面临的问题也日益增加,如"各级医疗机构之间如何分工协作?""双向转诊的标准是什么?""如何引导患者基层首诊?""社会力量如何参与分级诊疗?"等问题,这些新问题的出现迫使政策制定者采取有效的政策措施,导致政策客体逐渐复杂化。值得注意的是,在"新医改"时期,"医联体""家庭医生"等高频词广泛出现在政策文本中,标志着政策制定者对问题认识的不断深入,同时也推动了政策体系的完善。

(3) 政策工具使用更多元。政策萌芽期,政府更倾向于采用制度约束患者的就医行为,对于有助于提高基层卫生服务能力的供给型政策工具不够重视。进入政策探索期,这一情况有了变化。政府增加供给型政策工具的使用频次,对于基层的基础设施、人才和技术的支持明显增强。在政策发展、完善两个时期,政策工具使用则更为多元。尤其是需求型政策工具使用的次数增加,价格引导和政策宣传手段开始较频繁地使用。总体而言,政策分析的结果与政策工具研究的结论所呈现的变化特点基本相同,实证结果更清晰地展现了政策工具的具体使用。

3. 政策实施:由"重投入"到"投入产出兼顾"

政策实施是政府采用何种手段实施政策的过程,结合政策工具和实证分析的结果可以发现,分级诊疗政策实施手段逐步由只注重基层服务能力建设、投入资源支持基层首诊转变为保持对基层资源投入的同时,加强对基层医疗卫生机构建设、医联体推进以及家庭医生推广的监督和考核。这无疑是分级诊疗制度体系的一个重要进步,对于分级诊疗至少具有两个方面的意义。一是政府不再仅仅强调卫生资源的投入,而更加关注资源的投入产出,即效率和公平问题。这一变化的原因在于过去仅仅增加卫生资源投入并未带来预期的效果,特别是在城市基层或农村地区,政策和资源的倾斜并没有带来相应的服务改善。因此,政府开始加强对相关制度建设的考核,以提高资源利用效率,使政府的投入能产生更实质性的成果。二是监督和考核标准的制定为政策实施提供了有力的支持。这有助于确保政策实施有章可循,避免了过去政策文本中过于概括的目标导致政策执行不力的问题。通过对各个阶段高频词的演变情况的观察,可以看到政策发展、完善时期的高频词已不再是宏观层面的抽象词汇,而是转向更为具体的表述,如"乡村医生""家庭医生""医联体""远程医疗""分级诊疗"等。这种变化有助于更准确地理解政策内容,并为实际操作提供了更具体的指导。

三、分级诊疗政策述评

中华人民共和国成立以来,我国医疗体系的发展历程如同一幅变幻丰富的画卷,无论是计划经济时期形成的覆盖城乡范围的三级医疗网络,还是"新医改"后以"试点探索"牵引"全面推开"的分级诊疗体系,都是国家政策在促进居民合理就医方面的现实映射。分级诊疗作为医疗卫生领域的舶来词汇,伴随我国本土化实践的不断深入,在相关政策文本中经历了从三级医疗向分级诊疗的转变。这一转变过程在 2009 年中共中央、国务院《关于深化医药卫生体制改革的意见》出台后愈加明显,并在确定分级诊疗主体概念的基础上逐步衍生出诸如分级诊疗制度、分级诊疗体系、分级诊疗模式、分级诊疗政策等相关概念,形成以分级诊疗为主干的政策丛林。

经过多年的发展,分级诊疗政策通过合理分配医疗资源、提升基层医疗水平、减轻患者经济负担等方面的举措,实现了医疗服务的优化,关于政策文本研究的理论和模型研究也日臻完善。可见,我国分级诊疗政策的推行既是我国卫生体制改革的重大进展,但也存在着值得关注的问题。长期以来,分级诊疗政策在实践过程中,政策体系演变及发展研究不足,仍处于"有分级""无分诊"的状态,并没有达到真正意义上的分级诊疗。

(一)供给型、环境型政策工具内部结构失衡

近年来,国家相继出台了一系列旨在改变医疗服务供给方式的政策,其中分级诊疗政策占据着重要位置。虽然供给型、环境型和需求型政策工具在分级诊疗中的运用逐年上升,也致力于改善硬件设施,但仍存在一系列挑战。尽管政府通过公立医院改革、基层医疗卫生机构服务能力建设、全科医生培养、远程医疗服务、大数据智能化医疗等政策改变医疗服务的供给方式,供给型、环境型政策工具的数量逐渐上升,硬件设施也在跟进。然而,这些政策难以从根本上影响和改变患者就医观念和行为。实质的内涵性建设,如基层医疗卫生机构的实际服务水平和医疗人员的医术水平等仍需进一步提升,强基层的政策效果不是太理想。分级诊疗各阶段的供给型、环境型政策工具使用频繁,两者占比达 80% 以上。尤其是"新医改"后,供给型、环境型政策工具使用出现过溢,内部结构失衡。另外,资源配置、公共服务、目标规划、金融支持、税收优惠等其他手段缺乏,对于分级诊疗制度的未来发展产生了较大的影响。因此,有必要进一步优化供给型、环境型政策工具的内部结构,增加有效的组合搭配,以形成有效的政策效应。

(二)需求型政策工具内涵滞后且整合度不足

需求型政策工具主要采用价格引导和示范项目等手段,比如通过医保支付方式改革、制定差别化的支付政策来引导患者下沉到基层就医、建设基本药物制度以降低患者负担、按病种分级诊疗以方便国民就医等方式缓解国民"看病难、看病贵"问题,引导国民形成理性的就医习惯。这些政策措施在分级诊疗制度发展时期无疑是重要的辅助手段,对于患者医疗行为有较强的激励和约束行为,但与其他政策工具对比,需求型政策工具无论从数量还是内涵上都存在滞后现象。一方面,分级诊疗模式下的相关医保政策数量虽逐年增加,但更新速度缓慢,其涵盖的部分内容与实际的医疗服务需求存在差异,医保政策质量滞后于医疗服务改革,同样滞后于我国整体的卫生体制改革。需求型政策工具的非及时性影响了政策引导作用的发挥,同时对医疗服务的提供及质量水平产生影响。国民作为医疗卫生服务的直接感受者,在推动医疗服务形式形成中具有举足轻重的作用。若过分偏向强调政府供给和环境影响,忽视了需求型政策工具的使用,则会影响政策引导作用的发挥。如何充分发挥需求型政策工具引导国民理性就医选择的促进作用应该引起政府部门的充分重视。另一方面,医保政策发布主体级别较低,法律、法规

和条例等层次的政策文件比较缺乏，多为相关部委发布的部门规章、规范文件或行业规定。医保制度碎片化，政策措施不够统一，从而导致医保体系整合度不高，直接影响医疗服务的效率以及可持续发展。未来应加强医保政策的系统性和整合性，构建高效可持续的医保支付制度，以推动医疗卫生服务的供方管理和变革。在未来的政策制定和调整中，应注重卫生体制改革的整体性及协调性，坚持以医保、医药、医疗为主体的三医联动，以医保为支撑，在多层面深度整合的基础上构建不同领域之间的协同工作机制，实现卫生事业的可持续发展。

（三）政策工具过度偏向医疗卫生机构，医疗活动利益相关者相对不均衡

从分级诊疗政策文本的分析结果可以发现，我国政府更注重发挥医疗卫生机构在分级诊疗制度建设中的作用，且政策工具的使用手段更为多样。但是，在政策工具的运用中存在一定的不平衡，特别是相对于医务人员和患者而言。政府在引导医务人员和患者积极参与分级诊疗模式运转方面，采用的手段相对较为单一。一方面，需求型和环境型工具在支持医务人员参与家庭医生制度建设方面存在不足，如目标规划不够清晰、财税支持受限、社会力量介入程度有限等。另一方面，供给型和环境型工具在支持患者"基层首诊、双向转诊"方面也存在不足。同时，分级诊疗制度的推广是一项系统工程，患者对基层医疗服务的信任度相对较低。这导致患者更倾向于选择高水平医疗卫生机构就医，导致基层医疗资源无法得到充分利用。解决这一问题需要采取广泛的宣传形式和教育活动，以引导患者更加理性地选择就医方式。同时，政府还需要更加重视医疗信息系统的建设，以实现各级医疗卫生机构之间的信息互通共享，为患者提供更为便捷的医疗体验，这不仅需要技术支持，也需要政策和资源的有机结合。

（四）企业和社会组织等社会力量的重视不足

综合分级诊疗政策的分析结果可以发现，政府在制定政策时忽略了企业和社会组织等力量的作用。政策工具的数量和相关词汇的低频次体现了政府对于这些社会力量未能给予应有的关注和重视。一般来说，企业和社会组织等是市场的重要主体，如医药公司、保险公司等，在药品供应、商业保险提供等方面具有重要的影响，但是无论是政策工具的倾向，还是政策文本中的具体内容均未围绕其进行相关的制度安排；同时，这些市场力量也是重要的资本来源，其从事着与医疗相关的活动，可以为非公立医疗卫生机构的发展提供较可靠的支持，然而，在当前的政策体系中，仅提到的是支持社会力量参与分级诊疗，并未对社会力量应有的角色、承担的功能等做出具体的安排。这表明政府在当前政策框架下尚未明确社会力量在分级诊疗中的定位和责任。从长远角度来看，社会力量参与分级诊疗是不可或缺的。为了建立更加完善的分级诊疗体系，政府需要更加全面地考虑并制定相关政策，使企业和社会组织等力量能够更有效地参与和支持分级诊疗制度的建设。

（五）政策评价指标单一，尚未建立完整体系

从政策文本内容的分析结果来看，"考核""标准"等词虽较频繁地出现在各类政策文件中，但就整个分级诊疗政策体系而言，其评价指标相对单一。一是评价指标主要聚焦在制度建设层面。诸如家庭医生签约率、医联体建设率、县域内就诊率、上下转诊患者数等宏观产出指标成为政策考核的核心。然而，对于分级诊疗制度的具体投入指标却得到较少的关注。财政投入是否到位、家庭医生与全科医生培养产出等方面的考核指标是否完善等，都有可能影响政策的实际执行和效果；二是政策本身的评价体系缺乏。现有政策体系未能对政策的实际促进作用、设计是否符合实际、是否解决政策问题等方面进行充分评价，缺乏对政策效果和实施问题评价体系的全面考量，政策体系的科学性和可操作性受到一定制约。随着分级诊疗制度建设的完善，面临的问题将会更加细化和复杂化，对于政策体系的科学评价将显得更加重要。

在我国分级诊疗美好愿景的指引下，分级诊疗政策在推动医药卫生体制改革方面取得了显著进展，但在面临新的挑战时，需要不断进行政策的完善和调整，以更好地适应社会的发展变化和人民不断增长的医

疗需求。分级诊疗制度的实践需要在政策设计和执行中保持灵活性,这将是一个动态的过程,需要政府、医疗机构、患者和社会力量等多方主体的共同努力来实现更加公平、高效、可持续的医疗卫生服务体系。

参考文献

[1] 杨坚,卢珊,金晶,等.基于系统思想的分级诊疗分析[J].中国医院管理,2016,36(1):1-5.

[2] 李健,高杨,李祥飞.政策工具视域下中国低碳政策分析框架研究[J].科技进步与对策,2013,30(21):112-117.

[3] 崔成森,左旭,孟开.基于政策工具的我国分级诊疗政策内容分析[J].中国医院管理,2018,38(9):24-27.

[4] 舒皋甫.城镇医疗保障体制改革政策工具研究[D].上海:复旦大学,2009.

[5] 吴琼,马晓静.基于政策工具视角分析我国国家级医疗保险政策文本[J].中国公共卫生管理,2019,35(4):459-461.

[6] 王高玲,刘军军.政策工具视角下健康扶贫政策的文本量化研究[J].卫生经济研究,2019,36(12):3-7.

[7] 熊烨.政策工具视角下的医疗卫生体制改革:回顾与前瞻——基于1978—2015年医疗卫生政策的文本分析[J].社会保障研究,2016(3):51-60.

[8] 李阳,段光锋,田文华,等.构建分级诊疗体系的政策工具选择——基于省级政府政策文本的量化分析[J].中国卫生政策研究,2018,11(1):48-52.

[9] 范逢春.建国以来基本公共服务均等化政策的回顾与反思:基于文本分析的视角[J].上海行政学院学报,2016,17(1):46-57.

[10] 刘奕杉,王玉琳,李明鑫.词频分析法中高频词阈值界定方法适用性的实证分析[J].数字图书馆论坛,2017(9):42-49.

[11] 谢宇,于亚敏,佘瑞芳,等.我国分级诊疗发展历程及政策演变研究[J].中国医院管理,2017,37(3):24-27.

[12] 朱春奎,舒皋甫,曲洁.城镇医疗体制改革的政策工具研究[J].公共行政评论,2011,4(2):116-132,181.

[13] 甘恩儒.中国分级诊疗政策变迁研究——基于79项中央政策文本的实证分析[D].武汉:武汉大学,2020.

[14] 靳丽颖,田平,岳丽娜,等.我国分级诊疗的发展进程分析[J].中国全科医学,2017,20(31):3866-3869,3875.

[15] 孙慧哲,刘永功.以分级诊疗破解"看病难看病贵"困局——基于供给-需求视角[J].理论探索,2017(4):93-98.

[16] 申曙光,杜灵.我们需要什么样的分级诊疗?[J].社会保障评论,2019,3(4):70-82.

[17] 李菲.我国医疗服务分级诊疗的具体路径及实践程度分析[J].中州学刊,2014(11):90-95.

[18] 李勇,邢影影.分级诊疗背景下患者门诊就医选择行为实证研究[J].中国医院管理,2020,40(6):50-54.

[19] 牟俊霖.我国居民医疗资源利用状况的不平等[J].中国社会科学院研究生院学报,2007(5):20-27.

[20] 李中凯,李金叶.中国医疗资源配置效率测度及影响因素分析[J].统计与决策,2021,37(19):84-87.

[21] 李少冬,仲伟俊.中国医疗服务公平与效率问题的实证研究[J].管理世界,2006(5):146-147.

[22] 王俊,王雪瑶.中国整合型医疗卫生服务体系研究:政策演变与理论机制[J].公共管理学报,2021,18(3):152-167,176.

[23] 刘子怡.新时代精神卫生服务政策的特征、问题及优化路径——基于政策理念、目标与工具的分析框架[J].学术界,2023(9):155-167.

[24] 郑英,李力,代涛.我国部分地区分级诊疗政策实践的比较分析[J].中国卫生政策研究,2016,9(4):1-8.

[25] 许阳.中国海洋环境治理政策的概览、变迁及演进趋势——基于1982—2015年161项政策文本的实证研究[J].中国人口·资源与环境,2018,28(1):165-176.

[26] 范转转,姚东明,牧亮,等.我国分级诊疗政策分析——基于政策工具视角[J].卫生经济研究,2018(9):32-35.

[27] 姜洁,李幼平.我国分级诊疗模式的演进及改革路径探讨[J].四川大学学报(哲学社会科学版),2017(4):29-35.

[28] 傅虹桥.新中国的卫生政策变迁与国民健康改善[J].现代哲学,2015(5):44-50.

实践篇

7　中国是如何推进分级诊疗制度的？

自2015年国务院办公厅正式下发了《关于推进分级诊疗制度建设的指导意见》以来，各地都开始探索分级诊疗制度的建设和实施。截至2017年底，全国分级诊疗试点城市已达到321个，占地市级城市总数的94.7%，取得了良好的效果。我国分级诊疗政策从局部到全国的试点推广过程是一个典型的政策扩散过程，总体而言，分级诊疗制度的改革试点可分为六个方面：一是以区域医疗中心建设为重点，推进分级诊疗区域分开；二是以县医院能力建设为重点，推进分级诊疗城乡分开；三是以重大疾病单病种管理为重点，推进分级诊疗上下分开；四是以三级医院日间服务为重点，推进分级诊疗急慢分开；五是以紧密型医共体推动县域资源整合共享；六是以紧密型城市医疗集团构建城市网格化医疗服务新体系。这些试点改革过程有三个基本特点，即时间上的"S"形分布、城乡间的实施差异、区域上的试点推广错位。随着改革的不断深入，全国各地产生了不少好的经验做法，为实现分级诊疗制度建设提供了有力支撑。

一、以区域医疗中心建设为重点，推进分级诊疗区域分开

（一）政策背景

2017年1月，国家卫生计生委印发《"十三五"国家医学中心及国家区域医疗中心设置规划》（以下简称《规划》），启动国家医学中心和国家区域医疗中心规划设置工作。

《规划》明确提出了"十三五"期间工作目标："到2020年，依托现有的三级医疗服务体系，合理规划与设置国家医学中心及国家区域医疗中心（含综合和专科），充分发挥国家医学中心和国家区域医疗中心的引领和辐射作用。通过合理规划、能力建设和结构优化等举措，进一步完善区域间优质医疗资源配置，整合推进区域医疗资源共享，促进医疗服务同质化，逐步实现区域分开，推动公立医院科学发展，建立符合我国国情的分级诊疗制度。"

国家医学中心将在全国范围按综合、肿瘤、心血管、妇产、儿童、传染病、口腔、精神专科类别设置。同时，根据重大疾病防治需求，设置呼吸、脑血管、老年医学专业国家医学中心。国家区域医疗中心按照每个省（自治区、直辖市）遴选在医、教、研、防、管理均具有领先水平的综合医院，设置建设1个综合类别的国家区域医疗中心。依据覆盖面积和人口分布现状情况，原则上在华北、东北、华东、中南、西南、西北6个区域，每个区域遴选医、教、研、防、管理均具有领先水平的医院。

国家区域医疗中心的功能定位为在疑难危重症诊断与治疗、医学人才培养、临床研究、疾病防控、医院管理等方面代表区域顶尖水平。协同国家医学中心带动区域医疗、预防和保健服务水平提升，努力实现区域间医疗服务同质化。国家医学中心的功能定位为在疑难危重症诊断与治疗、高层次医学人才培养、高水平基础医学研究与临床研究成果转化、解决重大公共卫生问题、医院管理等方面代表全国顶尖水平，具备国际竞争力，能有力发挥牵头作用，引领全国医学技术发展方向，为国家政策制定提供支持，会同国家区域医疗中心带动全国医疗、预防和保健服务水平提升。

建设国家医学中心和国家区域医疗中心的目标是做到国家要有高峰、区域要有高原、省里要有高地，通过这样的一个布局来落实大病、重病在省内解决，一般的病在市、县解决，常见病、多发病在基层医疗卫生机构就能解决。因此，推进国家医学中心和国家区域医疗中心的建设是推行分级诊疗制度、实现分级诊疗目标的重要措施。

（二）具体实践

2019年，国家发展改革委、卫生健康委联合启动了区域医疗中心试点建设项目，在京、沪等医疗资源富集地区，依托高水平医院作为输出医院，在患者流出多、医疗资源相对薄弱的河北、山西、辽宁、安徽、福建、河南、云南8个省份和新疆生产建设兵团，针对肿瘤、神经疾病、心血管病、儿科疾病、呼吸疾病、创伤等6个重大疾病类别，通过建设分中心、分支机构等方式，明确了30家输出医院，促成了10个项目落地。

2021年6月，评审遴选出16个试点项目，给予中央预算内投资，支持并跟踪建设运营效果。随后，又将12个省（自治区、直辖市）（内蒙古、吉林、黑龙江、江西、广西、海南、重庆、贵州、西藏、甘肃、青海、宁夏）和新疆生产建设兵团纳入建设范围，明确了31家输出医院，基本覆盖病患输出大省和医疗资源相对薄弱省份。

截至2023年底，在建及运行的国家区域医疗中心已达50个，确定了5批125个国家区域医疗中心建设项目，已设置心血管、儿科、呼吸等13个类别的国家医学中心，省级区域医疗中心建设有序开展，实现了覆盖所有省份的目标。

目前第一批试点建设项目正在运营中，填补了当地的若干技术空白，有效提升了医疗服务能力，相关省份患者跨省就医人数明显减少，正逐步实现"大病不出省"的目标。

（三）典型案例

1. 北京大学第三医院崇礼院区（第一批）

项目位于崇礼区西湾子镇迎宾路东西两侧，规划总占地面积224.8亩，规划床位800张，其中一期工程300张，二期工程500张。一期为冬奥创伤救治提升工程，项目于2016年11月立项，占地15亩，总建筑面积16079平方米。设有急诊急救中心、现代化复合移动CT、DSA手术室、康复中心、检验中心、重症监护中心、门诊及病房，并配置先进的医疗设备，配套可降落"直8型"直升机的救援设施，已成功保障2022年北京冬奥会、冬残奥会的顺利进行。二期工程分为南北两区建设，北区为后勤生活保障区，于2019年7月开工建设，包括人才公寓、住宅、国际会议交流中心，占地86.22亩，建筑面积16.16万平方米；南区为医疗、教学、科研区，占地76.28亩，建筑面积18万平方米，规划床位500张，先期建设200张床位，预留300张床位的建设用地。

在二期工程投入使用后，院区将建成国际领先的"冰雪运动医学中心"，集聚医疗、教学、科研、国际交流和培训等优势资源，发展冰雪运动健康产业，建成立足崇礼、依托张家口、辐射全国、国内领先、国际一流的集医疗、教学、科研、预防、康复于一体的国家运动创伤区域医疗中心。

2. 中国中医科学院西苑医院山西医院（第二批）

2021年3月12日，中国中医科学院西苑医院与山西省人民政府正式签署协议，依托山西中医药大学附属医院合作共建中医类国家区域医疗中心，以心血管学科建设为重点，全面推动技术、管理、品牌的平移，促进优质医疗资源扩容下沉，以期建成集"预防—医疗—康复"三位一体的中医领域国家区域医疗中心，更好地满足三晋百姓对优质医疗资源的需求。2021年6月11日，国家发展改革委、卫生健康委、中医药管理局联合发文，批准中国中医科学院西苑医院山西医院为第二批国家区域医疗中心试点单位。

2023年12月16日，由国家区域医疗中心中国中医科学院西苑医院山西医院打造的山西省中医现代康复中心正式启用。这也是目前华北地区规模最大的康复中心。

3. 首都医科大学附属北京中医医院内蒙古医院（第三批）

首都医科大学附属北京中医医院内蒙古医院位于巴彦淖尔市临河区双河片区，总占地面积95亩，建筑面积约9.12万平方米。建设内容包括门诊楼、医技楼、精卫楼、住院楼及配套明医馆与健康管理中心（治未病中心）。其中，住院楼建筑面积约2.43万平方米，设计床位800张。医院于2023年2月正式挂牌运营，是内蒙古自治区首个中医领域国家区域医疗中心。项目预计将于2024年底竣工并投入使用。2023年11月，医技楼和精卫楼如期封顶。

北京中医医院内蒙古医院项目建成后,将成为立足巴彦淖尔市,服务内蒙古西部,辐射"一国四省(自治区)"(蒙古国、甘肃省、宁夏回族自治区、陕西省、内蒙古自治区)的国家区域医疗中心,全面提升区域内心血管疾病、脑血管疾病、呼吸疾病、肿瘤等疾病防治能力。

4. 首都医科大学附属北京儿童医院黑龙江医院(第四批)

2022年10月,首都医科大学附属北京儿童医院黑龙江医院成功入选国家区域医疗中心第四批建设项目名单。2023年8月11日,在国家发展改革委,黑龙江省卫生健康委的大力支持下,北京儿童医院黑龙江医院正式揭牌。北京儿童医院黑龙江医院建设的目标是打造出区域医疗中心的"龙江模式",建设立足哈尔滨、辐射东北三省的儿科医疗新高地,推动学科建设不断向前发展。

5. 首都医科大学附属北京友谊医院内蒙古医院(第五批)

2023年11月,内蒙古自治区发展改革委发布关于对首都医科大学附属北京友谊医院内蒙古医院建设项目可行性研究报告的批复。根据批复,医院设置床位数为1000床,规划用地面积约为300.49亩(20.03公顷),总建筑面积187543平方米。其中,地上建筑面积为135876平方米,地下建筑面积为51667平方米。项目建设主要内容为门诊医技综合楼、急诊综合楼、病房楼A、病房楼B、感染楼、国际部、科研教学楼、高压氧舱、制氧中心、污水处理站和室外附属配套工程以及信息化工程建设和医疗设备购置,项目估算总投资26.69亿元。

二、以县医院能力建设为重点,推进分级诊疗城乡分开

(一)政策背景

2021年的政府工作报告中,首次提出要提升县级医疗服务能力,有关县级医院的能力建设自此进入新的发展高度。较早时期(2018年11月),国家卫生健康委《关于印发全面提升县级医院综合能力工作方案(2018—2020年)的通知》中明确指出,到2020年,要力争使我国90%的县医院、县中医医院分别达到县医院、县中医医院综合能力建设基本标准要求。

2019年9月,首批全国300家综合服务能力达标的县级医院名单发布。这是官方第一次发布针对县域医院能力建设水平评定的名单,这300家医院也被认为是中国县域能力建设的示范代表。这是对县域基层医疗服务能力的肯定,也是强化县域基层争创三级医院的重要参考依据,为全国超1万家县域医院的未来发展明确了基本方向。

2021年,国家卫生健康委印发了《"千县工程"县医院综合能力提升工作方案(2021—2025年)》,明确了"千县工程"县医院综合能力提升工作的总体要求、重点任务、工作安排,力争通过5年努力,全国至少1000家县医院达到三级医院医疗服务能力水平,为实现一般病在市、县解决打下坚实基础。通过加强专科能力建设、加快建设高质量人才队伍、建设临床服务"五大中心"、建设急诊急救"五大中心"、不断改善医疗服务和持续改善硬件条件等措施,持续提升县级医院医疗服务能力,做好县域居民健康"守门人"。同时,通过落实县级医院在分级诊疗体系中的功能定位、提升县级医院科学管理水平、组建县域医疗资源共享"五大中心"、组建县域医共体高质量管理"五大中心"等举措推动资源整合共享,发挥县级医院"龙头"作用。

可以预见的是,我国以县级医院为龙头的县、乡、村三级医疗服务体系将进入加速发展期。加强县级医院的服务能力,巩固乡镇卫生院的功能定位以及加速村卫生室的标准化建设成为新时期我国深化综合医改的重要内容。

(二)具体实践

据国家卫生健康委办公厅关于通报2021—2022年度县医院医疗服务能力评估情况,参评的2116

家县医院,2021年度达到基本标准合格及以上的有1837家(占比86.81%),达到推荐标准合格及以上的有889家(占比42.01%),较2020年度分别增加17家和127家;2022年度达到基本标准合格及以上的有1856家(占比87.71%),达到推荐标准合格及以上的有964家(占比45.56%),较2021年度分别增加19家和75家。

人才梯队持续优化。全国县医院在职职工人数、卫生技术人员数、执业(助理)医师数、注册护士数及临床药师数均稳中有增。中部地区平均每家医院执业(助理)医师数增量最多,西部地区临床药师数增幅最大。县医院执业(助理)医师硕士及以上学历人员、高级职称人员较2020年度增长率均超过15%,护士中具有大专及以上学历者较2020年度增长10.19%,专业技术人员学历和职称结构持续优化。

专科设置逐步完善。2022年度,超过95.32%的县医院能够掌握儿科、眼科、耳鼻咽喉科、口腔科、中医科等一级科室,以及呼吸内科、内分泌科、神经内科、肾内科、消化内科、心血管内科、骨科、泌尿外科、普通外科、神经外科、胸外科、妇科、产科等二级科室常见病、多发病的规范化诊疗,重症医学科、康复医学科平均设置率提高到80%以上。平均设置率持续偏低的精神科提高20.23个百分点。感染性疾病科、精神科、眼科、耳鼻咽喉科、病理科等基本标准符合率较低的医院数量逐步减少。达到急诊科基本标准要求的医院占比从2020年度的96.74%提高到98.02%。

诊疗能力进一步增强。主要表现在以下三个方面。一是收治病种数量及难度不断提高。2022年度,县医院收治病种种类亚目平均数为1489种,较2020年度增加133种。东、中、西部县医院收治病种种类亚目平均数分别为1634种、1482种、1417种,区域均衡性增强。超过97.49%的医院能够实施心搏骤停、心源性休克、急性心功能不全、高血压危象等急危重症的急诊规范处置;超过95.79%的医院能够实施心衰、肾衰和呼衰的诊断与急救。骨髓增生异常综合征的规范化诊疗、精神障碍的规范化诊疗、各种疑难疾病及特定专科疾病的诊断原掌握比例较低的技术在更多医院开展,2022年度开展医院占比较2020年度增长超过5个百分点。手术及操作种类亚目平均数为488种,较2020年度增加134种;县医院能够开展的微创手术数量平均为1156例,微创手术占总手术比例为22.17%,较2020年度提升2.87个百分点。二是医疗质量与安全保障保持平稳。近3年县医院在入出院诊断符合率、手术前后诊断符合率、病理诊断与临床诊断符合率、住院患者感染人次占比方面趋于平稳,Ⅰ类切口手术部位感染率稳定在较低水平。三是服务数量和效率持续提升。2022年度,县医院平均诊疗人次和平均出院人数分别为39.63万和2.13万,较2020年度略有增加;手术与操作例数为13783人次,较2020年度增长17.50%。县医院病床使用率稳定在80%,东、中、西部分别为78.36%、81.54%、81.55%。平均住院天数为7.58天。

医院运营模式开始向精细化转变,信息化建设水平不断提高。2022年度,已开展电子病历应用功能水平分级评价的县医院占比93.24%,较2020年度增长8.46个百分点。县医院电子病历应用功能水平平均达3.21级;87.28%的医院达到电子病历三级及以上水平,较2020年度增加9.38个百分点。

(三)典型案例

1. 省属医院紧密托管县级医院促进服务能力快速提升

自国家开展公立医院综合改革效果评价考核以来,浙江省连续三年位列前茅,2019年位列全国第二,获得中央奖励资金7896万元。梳理发现,早在2019年,浙江全省就已经实现了县域医共体建设的全覆盖。70个县(市、区)已将208家县级医院和1063家乡镇卫生院建成161家医共体,成为全国两个全省域推进紧密型医共体建设试点省份之一。浙江省11个市、区均纳入国家城市医疗联合体建设试点城市,通过省属医院紧密托管县级医院的方式,彻底打通了人、财、物等要素流动的渠道,集中力量带到县级医院做强,这是浙江省有别于他省,领先于他省的重要标志。不难发现,其背后无不需要县级医院加强自身的能力提升,只有能力强,医共体建设才能落到实处,才能保障其分级诊疗的有序化推进。从首批29家达标县级医院的整体情况看,在几项硬性指标,在总诊疗人次、人才建设、重点学科及"五大中心"建设等方面,浙江省亮点颇多。除此之外,达标医院在医疗技术能力和医疗质量水平方面也均有所提升。

2. 省内各区域间的县级医院不均衡化发展

江西省以4661万常住人口位列全国第13位。在首批达标名单中,江西省有8家县级医院入选,仅占全省248家二级以上医疗机构(二级177家,三级71家)的3.22%。从全省的医疗资源条件和分布格局看,虽然县级医院的综合服务能力一直在提升,但省内各区域间的不均衡化发展依然明显。从数据层面看,现阶段,江西省县级医院医疗服务能力提升方面仍有较长的路要走。从2019年9月公布的8家达标县级医院的综合表现来看,可以说是全省县级医院的示范。但在医疗服务体系建设中仍存在体制性、结构性和需求矛盾。主要表现如下。一是医疗卫生资源总量相对不足、分布不均衡、资源配置不合理。各达标医院的床位数差距明显,优质医疗卫生资源集中在南昌、九江和宜春且发展较快,省内24个贫困县则发展相对较慢。同时,儿科、妇产科、精神卫生、康复、护理等领域服务能力相对较薄弱。二是医疗卫生资源要素配置不合理。护士配备不足,公共卫生技术人员配置不足,基层医疗卫生机构医疗服务能力不足、资源利用率不高的矛盾并存。三是医疗服务供给与健康需求(老龄化)不相适应。日益突出的人口老龄化问题给医疗卫生机构提升服务能力加大了压力。四是医疗卫生服务体系分工协作机制不健全,各医疗卫生机构联通共享机制有待完善。基层首诊、双向转诊、急慢分治、上下联动的分级诊疗模式尚未健全。

基于此,江西省人民政府办公厅印发《关于印发江西省"十四五"卫生健康发展规划的通知》,"十四五"期间,要持续推进公立医院绩效考核,启动二级公立医院绩效考核工作。进一步完善中医医院绩效评价考核体系,推进二级及以上公立中医医院绩效考核工作。持续推进22家试点医院开展现代医院管理制度建设,深入开展公立医院综合改革示范和绩效评价工作。

3. 重点学科建设助力县级医院服务能力提档升级

山东省聊城市阳谷县县级医疗机构围绕提档升级,推进了全县医疗服务水平的提升。主要做法包括如下。一是大力加强学科建设。通过引进来,打造技术高地,县人民医院现有泰山学者工作室两处,实现了相关领域省级医院同质化诊疗;通过送出去,培养高精尖人才,几处县级医院近年来前往北京、上海、济南进修170余人次,培养了一批高水平学科带头人。目前,县级医院拥有市级重点学科13个、市级重点学科重点建设单位1个、省级癌痛规范化示范病房和优质护理示范病房各1个、国家级示范卒中中心1个,县中医医院拥有国家级名老中医传承工作室1个,康复科被评为国家级重点专科,骨伤科和肿瘤科被评为省级重点专科,骨伤科、心内科、肿瘤科、脾胃病科被列为齐鲁中医药优势专科集群。在学科建设方面,极大地促进了全县医疗服务水平的提升。二是强力实施精细化、规范化管理。县医院实施了"九S"管理,规范化管理水平显著提升,顺利通过三级医院评审,入选国家卫生健康委"千县工程"医院名单。在2023年5月艾力彼医院管理研究中心中国医院竞争力评比中,再次入选县级医院500强。县中医医院、县妇计中心也相继通过二级甲等中医医院及二级甲等妇幼保健机构等级评审,全县服务能力和水平显著提升。

4. 依托紧密型医共体提升医疗保健服务

湖北省天门市第一人民医院是国家新版医院评审评价标准出台以后,湖北省首家通过国家级三级甲等综合医院评审的县(市)级综合性医院。从2017年开始,该院进行绩效考核改革,即从员工的工作量、难度系数、创造的价值等方面来进行绩效考核,以评审评价为抓手,依托十大质量管理平台,实施医疗质量精细化管理,从而推动医院高质量发展。同时,推进国家胸痛中心、高级卒中中心、静脉血栓防治中心、标准化心脏康复中心等九大中心建设,以胸痛中心为例,该院是湖北省首家县(市)级胸痛中心,充分发挥专科联盟职能,积极开展技术培训,通过义诊、志愿活动等进行科普宣教。此外,在市卫生健康委领导下,采取全域覆盖、全民参与、全程管理的模式,实现了胸痛中心的闭环管理。该院为全市所有乡镇卫生院免费安装了远程影像、远程心电和远程会诊系统,成立了天门市远程心电网络中心、天门市远程医学影像诊断中心、天门市远程医疗会诊中心,依托胸痛中心联盟、心血管专科、卒中专科等专科联盟,缓解了乡镇卫生院诊断难的压力,也提升了基层医生的治疗能力,进一步完善了救治网络体系。因此,该院《依托紧密型医共体提升医疗保健服务》案例也被人民网评选为"2022公立医院高质量发展(县域)典型案例"。

5. 医疗学科共建模式培养一批高素质基层人才

医共体建设是体现县级医院龙头作用的重要抓手。福建省泉州市南安市总医院探索建立了"1＋4＋6＋N"模式,即组建1家总医院,联合4家牵头医院,分布6个诊疗片区,覆盖全市各基层医疗卫生机构,并延伸到802家村卫生所,形成县、乡、村三级联动医疗卫生体系。南安市医共体在行政、资源、财务、医疗质量、药械、信息化这6个一体化管理方面,评级均达到A级。医院实现线上培训全覆盖,把医改政策及时传递给县域内每一家医疗机构和每一名医务人员,配合推进医共体建设;实施优秀卫生人才培养计划,通过名医带徒培养一批高素质中医人才,通过"专家组团式帮带＋学科带头人领导下的科主任负责制"医疗学科共建模式培养一批高素质基层人才;首创院前、院内急救一体化模式,并通过资源下沉强基层;层层落实医改责任,细化各项考核指标,提升信息化、精细化管理水平,提高县域内就诊率;加强打包基金共管和规范使用,进一步提升医保使用效率。

湖州市地处长三角,紧邻上海、杭州、南京等一二线城市,2小时内可直达上海,半小时可至杭州。同时,湖州市2020年人均可支配收入约5.2万元,是三明市的1.71倍。以上两个背景,使得湖州市更明显地面临患者外流的压力。但是,湖州市在因地制宜落地"三明经验"中的医疗联合体建设、创新分级诊疗方面表现突出。通过建立8个县乡医共体、2个城市医联体,2020年湖州市基层就诊率和县域就诊率已经分别达到73.1%和90.5%,逐步建立头痛脑热等小病在乡镇解决、一般疾病不出县、重大疾病不出省(市)的分级诊疗格局。这些成绩背后基于人事考核制度、配套资金及医保政策的加持,同时湖州市还引入省级医院直接下沉帮扶县级医院、市级医院帮扶乡镇卫生院,强化下级医院的医疗服务能力。

以湖州市安吉县人民医院为例,一方面,安吉县人民医院与省级医院合作,全年转往浙江大学医学院附属第一医院(浙一)病例数在200人左右,病种主要为多发严重创伤、克罗恩病等疑难重症。对于哪些患者需要转诊,安吉县人民医院建立了筛选机制,建立了不轻易外转疾病表,里面包括有100多种疾病。同时,通过多学科会诊和远程视频会诊与浙一确认是否具备转诊条件。另外,转到浙一的患者在术后病情稳定后,还会再回到安吉县人民医院进行康复治疗。解决了县域患者外流问题,强化县级医院本身的专科能力是关键。合作三年以来,安吉县人民医院的专科能力得到了显著提升。以胸外科为例,作为曾经外转最多的疾病病种,浙一胸外科专家重点帮扶安吉县人民医院的胸外科学组的能力提升,年手术数量从最初的不足50台提升到2020年的268台,手术的难度级别有了质的提升,并建立了独立的胸外科病房。让省级专家愿意下沉到县级医院的背后是人事制度及配套资金的支持。从省级层面来看,浙江省每年对下沉帮扶下级医院的机构和个人进行考核,考核优秀者会有一定的奖励,同时将下沉帮扶任务纳入晋升评定机制。从受帮扶的县级政府层面来看,他们也会从公共预算中拿出部分管理费或专项基金来支持合作计划。

另一方面,面对医共体下属的乡镇医院,安吉县人民医院也不会虹吸他们的患者。从考核机制上,浙江省要求医共体牵头医院的门诊增幅不能超过10%,反而是下面的乡镇卫生院增长幅度更高,有的院区门诊增幅达20%以上。对县级医院的考核也并非根据门诊量,而是考核他们的技术能力,如病例组合指数(CMI)(指基于疾病和手术操作、反映医疗机构整体技术难度的综合评价指标)考核。在管理体制上,县乡医共体建立后,县级医院与乡镇卫生院执行"一家人、一盘棋、一本账"的管理模式,即人员招聘晋升、财务结算、药物器械采购等都进行统一管理,乡镇卫生院的收支由县级医院统一结算。此前,很多乡镇卫生院以提供公共卫生服务为主,现在通过医共体帮扶,恢复了一些医疗功能。但医疗功能目前主要是依赖于县医院的帮扶专家,一年有2000多人次的专家下沉。在医保基金上,实行医共体内层层总额包干。即根据安吉县每家医共体辖区内居民人数,按比例分配医保资金总额,每家医共体内部再以同样的方式分配给乡镇卫生院,"超支自付、结余留用"。各级机构为了使自己的医保资金不流失,会主动提高医疗水平和服务能力,把患者留在本地治疗。八里店镇等乡镇卫生院就诊率的提升,医保报销政策的加持也不可忽视。湖州市建立了向基层倾斜的机制,由村级、乡镇、市县依次递减,如乡镇报销比例大概在90%,市、县级医院80%。这一举措更好地引导了老百姓小病、常见病、多发病在基层就诊。

经过两年多的县域医共体建设,安吉县人民医院牵头的医共体2020年医保基金结余4500多万。

2021年1—6月,疑难病占比(RW≥2)在全省72家同级医院中的排名第一,CMI也从此前全省同级医院的50多名上升到第2名,服务性收入在总收入的占比达到35%左右,医务人员的收入支出占医院总支出的46.7%。通过医共体,八里店镇卫生院所在区域的基层就诊率从2018年的65%上升到2021年的85%。政府的财政拨款也从2018年的1700多万提高到2020年的2000多万,让八里店镇卫生院的发展更有底气。

三、以重大疾病单病种管理为重点,推进分级诊疗上下分开

(一)政策背景

单病种质量管理与控制是一种标准化的、以病种(或手术)为单位的全程医疗质量管理方法。它通过对诊断、检查、治疗、治疗效果评价以及医疗费用核算等实施标准化控制,旨在提高医疗质量并促进医疗资源的合理利用。早在2009年,卫生部就在全国开展单病种质量管理控制工作,但是历经10多年,监测单病种只有11种。近年来,随着疾病谱的变化和人民群众对高质量医疗服务的需求日益增长,原单病种质量管理的内容和范围已经不能满足实际需要。2020年,国家卫生健康委办公厅发布了《关于进一步加强单病种质量管理与控制工作的通知》,指出单病种质量管理与控制是以病种为管理单元,通过构建基于病种诊疗全过程的质量控制指标和评价体系进行医疗质量管理,以规范临床诊疗行为、持续改进医疗质量和医疗安全的管理方法。这种管理方法将为国家版质量目标提供循证医学依据,也可为日后相关疾病治疗指南或规范提供循证医学证据。

具体来说,重大疾病单病种管理包括以下要点。一是临床路径建设,根据国家要求,设计临床路径的管理节点,每个病种或每项医疗技术都有关键环节和关键点,这些决定了疾病治疗的核心质量,通过监测、分析和改进,实现持续提高医疗质量。二是数据化,监测点应该是可数据化的,可以进行纵向和横向比较。三是闭环管理,监测点应尽可能来源于住院病历,以便追踪和溯源。

对医疗质量的控制一般有3个维度指标:结构指标、过程指标和结局指标。其中,结构指标主要指医院的硬件配置、人员配置、设备配置等,结局指标则主要指死亡率等。而过程指标是质量控制过程中重点要管的指标,单病种质控也是国际通用的医疗质量管理方法,国家大力推动单病种质控,这说明我国医疗质控理念和指标已经跟国际上大多数先进国家一样,甚至有些指标比欧美国家还要多。而且对患者来说,更精细化的管理也让其更为获益。

在国内的多年探索中,因证实单病种管理可以降低平均住院日、控制医疗费用、规范诊疗行为、提高医疗服务质量等而在国内被广泛接受并应用。

(二)具体实践

自2009年起在全国开展了单病种质量管理与控制工作,建立了"单病种质量监测平台",持续监测单病种质控指标并发布质控结果,在提升医疗质量精细化、科学化管理水平,保障医疗质量和医疗安全等方面发挥了重要作用。2020年7月,单病种监测数量从起初的6个增至51个。2022年5月23日,国家卫生健康委医政医管局发布《关于进一步做好单病种质量监测数据填报工作的函》,再新增4个专业7个病种,并且要求各医疗机构分批有序开展数据填报和补报工作,提高填报数据的完整性和准确性。

目前,我国已成立国家级质控中心36个,基本涵盖了临床主要专业,各省(区、市)成立了相应的质控中心1400余个。这些质控中心将在单病种质控中起到非常重要的作用。各级各专业质控中心应积极研究制定本专业代表性病种和技术的单病种质量监测信息项,加强单病种质控相关数据信息的收集、分析,提出改进本专业单病种质控工作的意见、建议,在行业内加强培训与反馈,指导医疗机构持续改进医疗质量,并为卫生健康行政部门开展单病种质控工作提供技术支持。

目前,在我国单病种质控涉及病种越来越多,且上报数据质量要求更加严谨的情况下,医院自身对单病种管理面临的困难也随之而来。主要包括以下困难。一是无法自动上报至国家平台。虽然我国已经开放国家单病种上报平台接口,支持院内前置机器与平台全部接口对接,实现信息自动上报,但由于许多医院缺少技术人才与适合的管理软件,未上线单病种系统,目前仍处于人工质控、线下汇总数据、手工填报的状态。由于单病种上报必填项超90%,每个病案耗时0.5小时以上,面对多种数据需求,医生需翻查多套系统方可获取、填报完整的病历信息,导致医生工作量大大增加。二是获取单病种上报名单难。每个病种均有细则条件要求,人工申报需查取各种资料,获取资料程序复杂,工作量大,且获取麻烦。三是填报数据治理无保障。医院同一患者同次出入院的病案容易重复上报不同病种,而且也会出现误报、错报的情况。与此同时,因为患者众多,数据复杂,一些符合上报要求的病案也会出现漏报情况。四是无法对单病种进行质量监测与有效管理。国家平台对各类单病种的住院总费用、平均住院天数及各类质控指标进行监测。对于二三级医院而言,无法对各类指标进行有效管理,无法精准找到"薄弱环节",很难持续改进病种质量,从而影响医院高质量发展。

在数据采集上,目前全国单病种质量管理与控制制度和信息平台采取3种信息收集方式:自动采集信息、自动采集信息和手工补充上报方式、手工上报方式。未来的信息采集将更加智能。

随着国家卫生健康委对单病种质控工作要求的加强,在医院各项体系考核中对单病种管理的重视度也大大提升。公立医院高质量发展、三级医院等级评审、三级公立医院绩效考核、电子病历等级评审等各项医院重大考核评审中,单病种质控管理必不可少。医疗机构要把单病种质量管理与控制工作制度作为医疗质量管理制度的重要组成部分,明确管理部门和责任,充分发挥院、科两级医疗质量管理组织作用,加强人员培训,利用信息化手段统计、分析、反馈单病种相关质量监测信息,指导临床持续改进单病种诊疗质量。未来,单病种质量监测情况还将成为医院等级评审等工作的重要参考。

(三) 典型案例

1. 找准切入点建立以"单病种群体管理"为核心的分级诊疗体系

2021年以来,潍坊市与北京大学中国卫生发展研究中心开展战略合作,以群医学理论为指导,探索将同种疾病的患者作为一个群体,开展全链条健康管理,创新性提出"单病种群体管理"理念并付诸实践,初步建立起以"单病种群体管理"为核心的分级诊疗体系,共同打造高质量基层卫生服务体系的"潍坊样板"。

作为全省"三高共管 六病同防"医防融合慢性病管理试点城市之一,潍坊市以"三高六病"为切入点,确定单病种群体管理病种,并逐步覆盖基层常见病、多发病。选拔临床首席医生9840名、基层首席公卫医生215名,与3959名家庭医生密切协作,开展包括疾病筛查、疾病评估、就医指导、基层首诊、双向转诊、随访服务六个环节在内的全链条健康管理服务。目前,已制定单病种群体管理指南60个,纳入群体管理各病种患者超过100万例。

潍坊市单病种群体管理工作得到国家和省卫生健康委肯定,2022年入选山东省深化医改十大创新举措,目前已成为国家和省级基层卫生健康综合试验区、国家公立医院改革和高质量发展示范项目(子项目之一)、中国-盖茨基金会基层试验区项目、省级基层卫生健康整合型服务体系建设试点项目的重要内容。

2. 融合AI技术的单病种本体模型建立与专病研究平台搭建

单病种质量评价工作已成为医院等级评审的重点工作之一。从南京鼓楼医院自身建设角度来看,对于单病种的质量控制指标,形成了标准化的医疗管理方法,为诊治过程实行质量控制提供了依据。从研究角度看,对病种模型和AI智能筛查技术的融合,实现在病种数据信息提取的基础之上,满足对病种质量的规范化管理,同时建立专病模型和进一步夯实病例研究基础,促进研究型医院转型建设。

按照国家三级医院评审工作中关于医院单病种管理评审要求及国家卫生健康委关于单病种质量监测上报要求,为进一步规范临床诊疗行为,促进医院整体医疗安全、医疗质量、医疗工作效率及费用控制等医疗管理水平的提升,综合医院医疗质量管理实际工作流程及要求,进行医院病种数据采集与质控管理的模式架构设计。病种数据采集与质控管理包含两个部分,分别为病种数据自动采集和病种数据质控管理。病种数据自动采集系统支持多种数据库类型如 SQLServer、MySQL、Oracle 等,对接 CDR 或 ODS,通过可视化字段匹配配置及病历文本 NLP 技术和术语知识库等技术,实现病种数据自动采集。病种数据质控管理可对接区域卫生或国家病种质量监测的模式设计,实现上报自动化、实时同步的模式设计各病种相应管理要求、病种公告以及病种内容,可支持低成本、高效的系统更新与部署。

病种数据采集与质控管理的模式设计基于 PDCA(计划 plan、执行 do、检查 check 和处理 act)管理循环的病种质控闭环管理理念,质控管理范围更广泛,充分发挥病种质量管理的科学价值,采用在诊断、治疗、转归方面具有共性和某些重要的具有统计学特性的医疗质量指标,用数据进行质量管理评价。通过病种终末质量控制,提高医疗诊治技术,评价医师诊疗行为是否规范,进行持续改进,全面提升医院医疗质量。主要表现为以下方面。

(1) 通过病种数据采集与质控管理的模式设计,有效实现病种数据自动识别采集,构建出全结构化病种数据库与知识图谱,客观分析和评价病种临床过程数据。

(2) 病种数据采集与质控管理的模式设计,有助于建立一套理论科学、技术先进、实用可行的病种质量管理模式,促进医院医疗质量管理水平的不断提高;有助于建立一种科学的病种分类方法,制定病种质量参考标准,有效地规范和约束医疗行为;有助于建立病种医疗质量指标体系和医疗质量评价指标体系,提高医院质量评价的合理性和实用性。

(3) 融合 AI 智能识别技术,建立起面向研究队列信息和数据的早期识别与筛查方法,为临床研究持续提供完整的信息链路与数据资源。

四、以三级医院日间服务为重点,推进分级诊疗急慢分开

(一)政策背景

随着医疗技术和诊疗理念的进步,以日间手术为代表的日间医疗模式在全世界范围内迅速发展。长期的实践证明,日间诊疗作为一种新型医疗服务供给模式,具有"低费用、高效率"的特点,有利于提高医院资源利用效率、降低患者就医负担、缓解医疗供需矛盾、推动医改目标实现。

我国国家层面日间诊疗政策经历了三个发展阶段(图 7-1),即政策空白期(2001—2010 年)、政策探索期(2011—2014 年)、政策推动期(2015 年至今)。

2001 年 1 月 1 日至 2021 年 5 月 31 日,国家相关政府部门针对日间诊疗共发布 39 项政策文件。其中,发布高峰期在 2015—2019 年,占总政策数量的 89.7%。从政策主题维度来看,日间诊疗专项政策匮乏,仅有 4 项,占 10% 左右。从政策内容维度来看,78% 的政策聚焦于日间手术,其他日间诊疗服务模式的政策相对较少。

2015 年,国家卫生健康委印发《进一步改善医疗服务行动计划》,将"推行日间手术"作为改善医疗服务行动的重要措施。2018 年,国家卫生健康委和国家中医药管理局在《进一步改善医疗服务行动计划(2018—2020 年)》中提出鼓励有条件的医院设置日间病房、日间治疗中心等,推行包括日间手术、日间化疗在内的多种日间医疗服务,惠及更多患者。但对日间医疗的质量管理缺乏统一的规范,导致各医疗机构开展日间医疗的质量参差不齐,既存在医疗质量安全风险,又不利于日间医疗的健康发展。

2018 年,国家卫生健康委和国家中医药管理局发布《关于进一步做好分级诊疗制度建设有关重点工作的通知》,指出符合条件的三级医院要稳步开展日间手术,完善工作制度和流程,逐步扩大日间手术病种范围,提高日间手术占择期手术的比例,缩短患者等待住院和等候手术时间,提升医疗服务效率。鼓励有条件的医院设置日间病房、日间治疗中心等,为患者提供适宜的日间诊疗服务,提高床单元使用

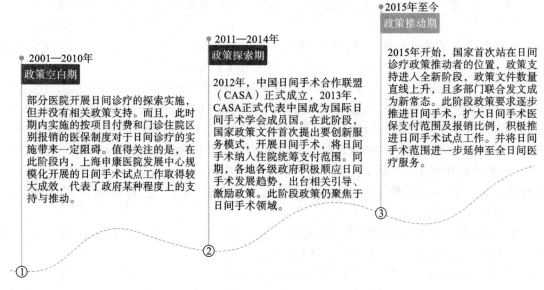

图 7-1 我国国家层面日间诊疗政策发展历程

效率。三级医院要主动调整门诊病种结构，引导诊断明确、病情稳定的患者向下转诊，逐步减少常见病、多发病、慢性病患者占比，增加手术、急危重症的诊疗量占比。基层医疗卫生机构要稳步推进家庭医生签约服务工作，优先做好老年人、孕产妇、0～6岁儿童、慢性病（高血压、糖尿病、结核病等）患者和严重精神障碍患者等重点人群的签约服务，按照相关服务规范提供健康管理服务，加强贫困人口、残疾人和计划生育特殊家庭成员的签约服务工作。通过优质服务基层行、基层服务能力评审评价、社区专科能力建设、社区医院建设试点等，提升基层医疗卫生机构基本医疗服务能力，规范慢性病患者健康管理。

2022 年 11 月，国家卫生健康委印发《医疗机构日间医疗质量管理暂行规定》，对日间医疗质量管理的组织建设、制度规范、流程管理等各个方面提出基本要求。

（二）具体实践

日间手术在欧美的发展历史可以追溯到百年之前。20 世纪初，苏格兰儿童医院的一位医生首次提出日间手术的概念。20 世纪 70—80 年代，日间手术在美国、加拿大、英国、澳大利亚等国获得了快速发展，目前，部分国家的日间手术比例达到 80% 以上。相较于欧美发达国家，我国日间诊疗起步较晚，但发展迅速。我国日间诊疗发展简史见图 7-2。

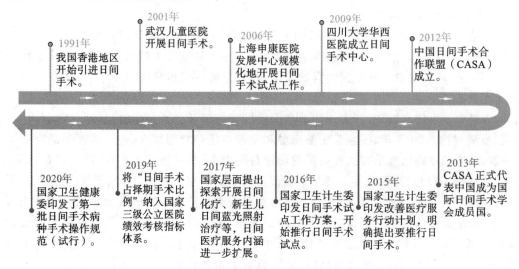

图 7-2 我国日间诊疗发展简史

2001年前后，日间手术进入中国。上海交通大学医学院附属仁济医院（简称仁济医院）、华中科技大学同济医学院附属武汉儿童医院、首都医科大学附属北京同仁医院、四川大学华西医院（简称华西医院）等机构作为第一批开拓者，率先开始了日间手术模式的尝试探索。

2006年，上海申康医院发展中心在6家市级医院启动日间手术试点工作，并给出了日间手术的"申康定义"：患者入院、手术和出院在24~48小时完成的手术或操作，不包括急诊手术和门诊手术。同时明确了日间手术的病种范围，列举了6个专科50多个病种的具体参照术式。

在6家试点医院中，仁济医院的探索颇具代表性。2005年，仁济医院开始在泌尿外科进行试点日间手术模式，并在初见成效后，于2008年建立了上海首个独立日间手术病房。2012年，又开辟4间专用手术室，独立日间病房床位数超过70张，以后逐步扩容至120张。2021年，仁济医院全年日间手术占择期手术比例达到49.59%。

2015年，中国日间手术合作联盟公布首批56个日间手术推荐术种，涵盖消化、骨科、眼科等9个学科。从分类上看，消化系统15个，骨科10个，男性生殖7个，眼科6个，耳鼻喉科5个，泌尿系统5个，内分泌4个，妇科2个，口腔2个。推荐术种都为诊断明确单一、临床路径清晰和风险可控的中小型择期手术。

2021年，上海市36家市级医院（除个别专科类医院外）均开展日间手术，共完成日间手术30.23万人次，占同期住院择期手术量的21.04%，高于全国水平，而这个数据在6年前还只有12.25%。

有上海等城市的冲锋在前，2013年开始，全国各省开始陆续推广日间医疗。2017年，国家开始对三级医院日间手术试点工作进行部署；2019年，日间手术占比成为国家三级公立医院绩效考核的考核指标；三级医院评审标准中也将日间手术管理制度、评估机制作为重要的考核指标体系；2021年，国务院办公厅印发《关于推动公立医院高质量发展的意见》，明确要求提高日间手术占比。

2018年，上海市率先出台《医院日间手术管理规范》，以期通过标准的形式固化组织管理模式、日间手术中心的功能区域设置、人员配备、日间手术适用范围、服务流程和质量控制指标等，来推动日间医疗的规范发展。

在2022年9月国家卫生健康委的新闻发布会上，医政医管局公布了全国日间手术的"成绩单"：全国接近60%的三级公立医院、36%的二级公立医院都开展了日间手术，日间手术国家一级推荐的目录超过700项。

从公布的数据上看，我国日间手术飞速发展，尤其一些先行探索的试点城市更是做到了与欧美国家媲美的亮眼数据。但放眼全国，各地的日间手术发展状况依然不均衡，尤其是一些处于"夹心层"的公立医院，发展日间手术缺乏自主驱动力。一方面，国家为了推广日间医疗，将日间手术管理作为三级医院评审考核的重要指标；但另一方面，公立医院内部对于开展日间手术的动力依然不足。

健康界近年举办的"全国医院擂台赛"及"中国医院管理奖"共收集168个案例，涉及121家医院，分布在全国27个省份。其中三级医院占93%，二级医院占7%；综合医院占78%，专科医院占22%；公立医院占98%，民营医院占2%。通过对168个案例标准化信息的提取与分析，健康界得出了关键结论（图7-3）。

虽然目前国内独立日间手术中心刚刚萌芽，但不少三甲医院已有相对成熟的日间手术管理模式。其中，西部的华西医院与东部的仁济医院在行业中领先。同时，由于受制于相关医保的报销政策，患者术前在门诊的费用并不能报销，未来医保政策对接到日间手术后，将会对日间手术市场的发展起到促进作用。随着外科技术的快速更新，微创外科、快速康复外科和现代麻醉技术在手术中逐渐应用，中国日间手术中心发展空间巨大。

（三）典型案例

1."十年磨一剑"打造"仁济标准"

相较于国内大型医院，仁济医院的1400张床位数属于床位偏少的医院，然而，该院的出院手术

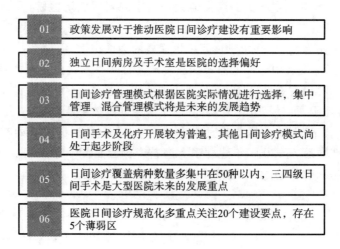

图7-3 案例分析关键结论

人次常年位居上海市前三名。这一现象的背后,得益于仁济医院最近十年探索推进日间医疗服务"仁济标准"。

仁济医院从2005年开始推行日间手术模式,以相对独立、公共平台的形式对全院各临床开放。2006年仁济西院成立上海市第一个独立的日间手术病房,在泌尿外科率先试点日间手术。受限于当时医院的建筑格局,日间手术以"分散式管理"为主,即以科室为平台,普通患者和日间手术患者混合收治,分散管理。随着医院的发展,2006年、2012年、2014年分别在西、东、北院区设立独立的日间手术病房,并以公共平台的形式开放。近80个病种进入日间手术的范畴,共设床位93张,将日间手术逐步转变为"集中式模式",日间手术数量不断上升,手术量从2008年的6498台增长到2014年的18871台,在全院手术台数中所占比例达到28.26%。

2014年初,仁济医院开放日间化疗病房。43张床位不隶属于任何临床科室,通过信息系统进行统一预约管理,患者白天住院化疗,晚上回家静养,实现床位利用效率的最大化。而"集中"化疗的好处还在于,由专业的护理团队完成PICC、PORT等置管,减少患者经外周静脉给药,以及皮肤坏死、静脉炎等情况的发生。同时,医院购置了机器人来冲配化疗药物,既保护了职工又提高了工作效率。通过集中式管理和整体流程再造,2016年全年完成日间化疗11970例。

2016年,日间手术病房收治泌尿外科、眼科、生殖医学科等13个科室的患者,纳入日间手术的术种高达253种。此外,医院还探索了心脏冠脉造影日间介入,2016年完成483例。过去,完成1例冠脉造影需要2～3天,如今由心脏内科负责划定日间介入专门区域,患者早上来做冠脉造影介入,如果仅仅是检查不需要做支架,造影结束4小时以后没有问题就可以当天回家。当年仁济医院的日间手术量达到30855例,占全院总手术量的40%。在日间手术数量上升的同时,手术的难度也在不断上升。以2014年手术种类为例,三四级手术占比38.4%,三四级手术数量较2013年同比增长160%。患者在解除病痛的同时,住院时间也大幅缩短,相关费用下降明显。

以仁济医院的平均住院日为例,平均住院日由2005年的12.41日下降到2015年的6.7日。这个耀眼的数据,很大程度上源于医院优化信息化管理。医院将日间手术病房床位打造成医院"公共平台",根据日间手术流程设计病房,打造类似机场值机一样的日间手术公共平台。49张床位向全院所有具备日间手术资质的医生开放,先到先得。根据空余床位情况,结合患者和主刀医生意愿预约手术日期。采用"按需分配、先到先得、公平利用"的原则,下放以往带组主任"把控"床位资源的分配权,年轻医生只要具备资质并通过考核,就有机会自己"开台"手术。如此一来,他们的业务能力自然提升得更快,这就使得一批口碑好、业务好的青年医生借助日间手术平台脱颖而出,服务更多患者(图7-4)。

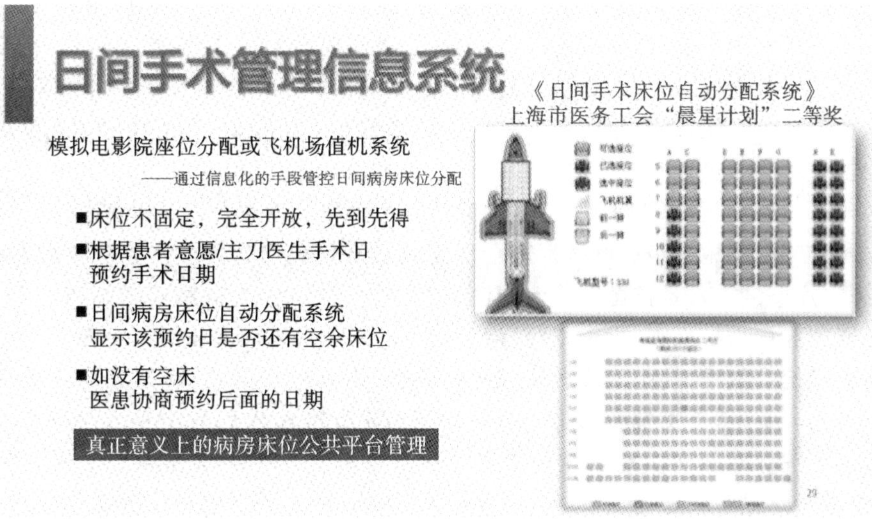

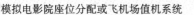

图 7-4 日间手术管理信息系统

2017年,正值"进一步改善医疗服务行动计划(2015—2017年)"的收官之年。医院从2013年开始,逐步调整手术病种术式结构,鼓励开展微创手术,绩效制度向"重点手术"和"重点病种"倾斜,改变以往单纯考核数量的模式,剔除简单的一级小手术,鼓励开展相对复杂的三级和四级手术。医生开展日间手术的绩效,比开展常规手术的绩效要高。实践表明,这种引导型绩效的成效显著。2016年医院日间手术完成30855例,占全院手术总量的40.1%,其中三级和四级手术的比例提高至51.7%。医院以患者为中心,以医疗安全为底线,设计出一条更高端的日间手术"跑道",采取独立集约式全流程管理,让患者的诊疗过程——"就诊—检查—预约—手术—康复"都在同一栋建筑内,并获得闭环式管理。

2. "3+9"保障医疗安全

作为全国排名前列的医院,华西医院平均每天排队等待住院的患者多达6000人。很多等候手术的患者,有时需要等待3个月到半年,更长的可能须等1年以上。但许多人不知道,华西医院的日间手术中心可以缩短患者手术和入院等候的时间。最快24小时就能完成从入院到出院的全过程。出院后,医院还会采用各种随访保障患者手术后的安全。华西医院日间手术中心成立于2009年10月,配套有日间预约中心、出院后随访中心、麻醉复苏室等。华西医院制订了一套完整的日间手术医疗质量和安全保障措施,包括医生、患者、手术术式准入标准,入院前麻醉、出复苏室、出院等3个评估标准,住院期间、出院后应急预案和出院后随访计划。成都5个主城区中的3个城区都已与华西医院构建了日间手术的转诊关系,共涉及39个社区卫生服务中心。

涉及的主要病种:胆囊结石、大隐静脉曲张、成人腹股沟疝、声带息肉、小儿鞘膜积液、小儿疝气、消化道息肉等。截至2015年12月,华西医院共完成日间手术76574台,日间手术占全院手术总量20%。

日间手术在华西医院有3种管理模式:①集中收治,集中管理(集中式)模式是指设立独立的日间手术中心,中心拥有自己的床位、手术室,有独立的中心主任、医生团队、护士长、护士,主要收治外科手术患者;②分散收治,分散管理(分散式)是指医院部分专科(如眼科、小儿外科、泌尿外科等)病房也会单独留出固定的日间手术病床用于收治专科的日间手术患者,日间手术患者由各科室统一管理;③综合收治,集中管理(综合式)模式是由日间手术中心为各个临床科室集中预约和随访日间手术患者,患者在住院部住院,手术在日间手术室或住院手术室完成。

根据不同的管理模式,成立专门的管理机构(如日间手术管理专业委员会或工作组),建立包括医务、日间手术中心或病房日间小组、药学、医院感染控制、护理、门诊、检验、病理、外科、医疗保险、信息等专业在内的专业化工作团队,明确各自职责,做好日间手术管理工作。医疗机构可以根据科室设置及职能划分,确定日间手术管理的主要负责部门和负责人。

华西医院日间手术中心主要从九个方面保障医疗质量，一是严格手术病种和术式准入制度，实行临床路径管理。实行日间手术，应选择技术成熟、风险较小的病种和术式开展，门诊手术、操作不能纳入日间手术管理。二是手术资格准入、分级管理制度。医疗机构制订相应的日间手术分级管理制度，并对临床医生的手术实行分级管理，严格落实日间手术医生资质准入制度，按手术权限实施手术。三是围手术期管理。加强围手术期质量控制，重点是术前评估、手术适应证、风险评估、术前查对、操作规范、术后观察及并发症的预防与处理、医患沟通制度、在院期间应急预案的落实。四是麻醉管理。规范麻醉工作流程，术前麻醉准备充分，实施规范的麻醉复苏全程观察。五是病历管理。加强病历的监控与管理，提高医疗质量，保障治疗安全。六是抗菌药物合理使用管理。严格执行《抗菌药物临床应用指导原则（2015年版）》及其他药物治疗指导原则、指南，规范治疗，合理用药，保障患者安全。七是患者抢救和不良事件管理。有危重患者抢救流程，规范三级医生报告和职责，提高抢救成功率；建立并严格落实手术术后并发症等不良事件报告制度，不瞒报和漏报。八是加强出院标准和术后随访及术后应急预案管理。加强日间手术患者的出院标准管理。九是管理效果评估。每季度或每半年开展1次日间手术管理效果评估，可利用表单进行回顾性调查。

国家卫生健康委数据表明，截至2016年年底，全国有396家医疗机构设置了日间手术中心。其中华西医院的日间手术量已占择期手术的22%左右，包括普外科、小儿外科、胸外科、泌尿外科、甲状腺外科、乳腺外科、眼科、耳鼻喉科等10余个科室。

五、以紧密型医共体推动县域资源整合共享

（一）政策背景

2019年，国家卫生健康委启动紧密型县域医疗卫生共同体（以下简称县域医共体）建设试点工作，更好实现资源下沉和县域整体能力提升。2023年初，中共中央办公厅、国务院办公厅印发了《关于进一步深化改革促进乡村医疗卫生体系健康发展的意见》《关于进一步完善医疗卫生服务体系的意见》，提出推进紧密型县域医共体建设。国家卫生健康委同中央编办、国家发展改革委等9个部门联合印发了《关于全面推进紧密型县域医疗卫生共同体建设的指导意见》（以下简称指导意见）。《指导意见》提出的具体目标是，到2025年底，县域医共体建设取得明显进展，力争全国90%以上的县（市）基本建成布局合理、人财物统一管理、权责清晰、运行高效、分工协作、服务连续、信息共享的紧密型县域医共体；到2027年，紧密型县域医共体基本实现全覆盖。《指导意见》的印发，标志着紧密型县域医共体建设由试点阶段进入全面推进阶段，为各地规范稳健开展紧密型县域医共体建设提供了遵循和指南。

（二）具体实践

紧密型县域医共体是对县域内医疗卫生资源的系统重塑，是对卫生健康治理体系的创新，既需要地方党委政府的领导和支持，也需要部门之间的协调和密切配合。与以往县域医共体不同，紧密型县域医共体重点是围绕建设责任共同体、管理共同体、服务共同体、利益共同体，形成县域一盘棋、管理一本账、服务一家人。为此，国家层面出台了试点指导方案，明确了4个方面13项重点任务；制定了11条评判标准，定性判断医共体是否紧密；明确了26条监测评价指标，定量评估医共体运行成效。并且还成立了国家专家组，研究开发了监测评估平台，定期监测试点地区县域医共体建设的进展和成效。总的来看，70%以上的试点县已经达到紧密型标准。

根据2021年11月30日国家卫生健康委"关于全国紧密型县域医共体建设试点进展情况"新闻发布会文字实录，试点县各部门协同发力，"四个共同体"格局不断深化：一是夯实"责任共同体"。93%的试点县成立了党委政府牵头的县域医共体管理委员会，党委政府领导作用进一步强化。87%的试点县

医共体拥有自主决策权,责权利关系更加清晰。二是落实"管理共同体"。75%的试点县落实人员统一管理,72%的试点县开展了药品统一管理,县域卫生人力统筹使用力度增强,管理精细化水平提高,资源利用效能更加高效。三是打造"服务共同体"。87%的试点县落实双向转诊标准和规范,76%的试点县落实信息互联互通,分级诊疗基础更加夯实。四是形成"利益共同体"。65%的试点县落实收入统一管理和开展医保统筹管理改革探索,部门协同作用更加紧密。两年来,党委政府加强领导、卫生健康部门统筹协调、相关部门协同参与、医共体具体执行运作的县域医共体建设管理模式基本建立。

县域整体服务效能提高,促进分级诊疗效果明显。主要表现在以下方面。一是立足"强县域",促进患者回流和资源下沉。2020年,医共体牵头医院进一步做强专科,出院患者三四级手术占比达到42%,比2019年提高约3.5个百分点。试点地区县域内住院人次占比78%,县域内就诊率90%,分别比2019年提高了2.5个百分点和6个百分点,与同期非试点县患者持续外流形成鲜明对比。二是重点"强基层",群众基本医疗卫生服务可及性提高。2020年,医共体牵头医院平均帮助基层开展新技术、新项目11.4个,比2019年增加1.9项。试点地区基层机构诊疗人次占比下降趋势整体出现逆转,县域内基层医疗卫生机构门急诊占比、慢性病患者基层管理率分别达55%和77%,比2019年分别提高约2.3个百分点和2.2个百分点。比同期非试点县和未达到"紧密型"标准的医共体基层业务量占比更加符合政策预期。三是促进分级诊疗,医保资金使用效能提升、群众负担减轻。随着医疗服务能力的提升,通过医保支付政策引导,医共体牵头医院和基层医疗卫生机构医疗服务收入占总医疗收入的比例逐步提高,分别从2019年的63.0%和64.5%提高到2020年的66.8%和70.7%。县域医保基金回流显著,县域内支出率从2019年的64.8%提升到2020年的65.8%。通过实行医保总额付费、结余留用激励机制,医共体将更多工作转向健康管理,试点地区参保居民住院率从2019年的24%下降至2020年的15%,医保实际报销占比提高到61.2%,高于全国平均水平,群众医疗费用负担减轻。

(三) 典型案例

1. 支付方式改革倒逼县域医疗卫生服务体系变革

2019年,宁波市出台了《宁波市推进县域医共体基本医疗保险支付方式改革实施方案》。全面推行总额预算管理,确定了医保基金总额预算原则为"以收定支、收支平衡、略有结余",使用原则为"总额预算、按月预拨、结余留用、超支分担",实行按病种、按床日、按人头、按项目付费等多元复合式医保支付方式。2020年,宁波市还实行了基本医疗保险住院费用DRGs点数付费暂行办法。同时,把医共体各成员单位的总额预算全部打包下达给医共体,允许医共体自主、合理分配,并将医保结余资金的一部分纳入医共体建设"资金池",倒逼医共体成员单位主动控制医疗费用,引导常见病、多发病到基层首诊、基层诊疗,切实降低群众就医负担。此外,医保还对县域医共体的门诊预算总额增长系数设定和周转金拨付给予一定政策倾斜,职工医保年增长率为10%,居民医保年增长率为5%,周转金拨付由原一个月金额调整到两个月的金额,给予医共体更多的资金调配空间。通过利益捆绑,医共体更愿意主动下沉资源,也促使管理更加精准有为,真正实现了利益与责任的共同体。2020年度,鄞州人民医院和鄞州区第二医院两家医共体合计留用金额达1.23亿元。

2. "五医联动"打造紧密型县域医共体

河南省周口市是千万人口大市,基层医疗能力弱,大病外转率高、医保基金外流率超过40%,因病致贫、因病返贫、因残致贫比例超过80%,群众最大的呼声就是在家门口享受优质的医疗资源。鉴于此,该市成立了由市委书记和市长任党政双组长的领导小组,构建了"市委统筹、政府主导、部门协同、县级落实"的推进机制,把医共体建设作为巩固脱贫攻坚成果与乡村振兴有效衔接的重要举措,制定了"53211"工作模式,(即医疗、医保、医药、医养、医改"五医联动";改革资金投入、分配、激励三项政策;建好互联网医院、医共体健康信息管理两个平台;实施一项信息化支撑工程;建立一个以医共体为主体的管理体制和运行机制),全力打造市级统筹、市县联动、数字赋能、分级诊疗的紧密型县域医共体"周口样板"。

实施这些改革措施后,周口市郸城县已经实现乡乡有中医馆、村村有中医室,县乡村三级医疗机构人财物统管、责权利一体,小医院形成大整体、大整体构成大服务,大服务撬动同仁堂,老百姓在家门口就能吃到同仁堂的地道中药。周口市郸城县被国务院表彰为2019年度公立医院综合改革真抓实干成效明显地方。

项城市县级医院与乡镇卫生院、村卫生室完成信息对接,实现一键呼叫,开辟绿色通道,通过远程心电、远程影像、远程会诊等手段,保证了救治的黄金时间,2021年挽救了40余名心梗患者的生命,避免了50余名脑卒中患者后遗症的发生。值得一提的是,其中一个乡镇卫生院接诊的患者,从上报危急值到转入县医院导管室开始手术,仅用时47分钟。这些都是群众获得的实实在在的改革"红利"。

3. 统筹规划医养结合中心

四川省泸州市泸县结合当地的区位特点和群众的就医习惯,组建了三个医共体,在医疗资源空间布局上,形成了10分钟村级、20分钟镇级、30分钟县级医疗服务圈。改革四年来,主要包括以下四个方面的成效:一是发展机制更优。医共体成立后,泸县强化了各分院发展规划、人员统筹、职级晋升、后勤物资采购、设施设备利用等方面的协同管理,避免了资源浪费。如泸县第二人民医院医共体根据其成员的区域特点、人口分布,规划建设了医养结合中心,避免了医共体内各单位一哄而上搞医养结合的局面。二是基层能力更强。泸县建立了医共体总院和分院对口帮扶机制,总院共向分院委派了院长2名、副院长4名、业务骨干53名,帮助分院开展新技术、新项目45个,增强了分院的服务能力。如泸县人民医院医共体总院结合潮河镇周边群众的血液透析需求和人口规模,帮助潮河分院建立了血液透析室,2023年达到了2550透析人次。三是医防融合更实。泸县建立了分管医疗副院长同时分管医防融合工作的机制,完善了医防融合绩效分配制度。总院专科医生加入家庭医生团队的积极性进一步提高。以高血压、糖尿病等为重点的5类慢性病人群医防融合机制已经逐步形成。目前,泸县高血压、糖尿病患者规范管理率分别达81.92%和82%,血糖、血压控制率分别达60.41%和70.42%。四是服务群众更细。泸县健全了双向转诊机制,患者从医共体内分院转诊到总院,不再重复收取医保门槛费,2023年仅这一项就为群众节约了费用94.88万元。对有特殊检查检测需求的患者,利用信息系统实现了在医共体分院开单、缴费,在总院进行检查检测,减少了患者的经济负担和等候时间。

4. 强化激励约束和利益分配机制

安徽省淮北市濉溪县医院着重从"科学评价、利益共享、医防融合、人员激励"方面入手,建立完善四个机制,加大考评和激励力度。一是建立三级管理、分层考核的"1+2+N"科学评价机制。即1个县域医共体管理委员会对2个牵头医院,2个牵头医院对N个卫生院,卫生院对N个村卫生室进行评价考核,通过科学设定评价指标,促进各级医疗机构加大规范化管理,提升专业化能力。考核结果与包干结余经费分配、绩效总量、院长年薪、财政补助等挂钩。二是建立三级分配、利益共享的医保基金使用机制。将医保基金打包给医共体,结余按6:3:1的比例进行三级分配,2017年以来县域医共体打包资金连续四年结余,达9439.46万元。2021年,试点门诊慢性病按人头付费,城乡居民常见慢性病医保支付费用由卫生院按人头包干使用,结余按照县乡村2:5:3的比例留用,鼓励卫生院、卫生室加强慢性病和健康管理,发挥好"健康守门人"的作用。三是建立协同管理、资源整合的医防融合运行机制。成立基本公共卫生管理中心,协同医共体牵头医院管理基本公共卫生工作,统筹疾控中心、妇幼保健院、卫生综合执法大队协同落实医防融合工作。加强公共卫生经费和包干医保资金的整合,明确包干公共卫生经费总额的5%用于医共体指导公共卫生服务支出,专业公共卫生机构按照5%的份额分享包干医保资金结余,促进"以治病为中心"向"以健康为中心"转变。四是建立绩效评价、运营奖补的医务人员激励机制。出台系列文件,明确评价和补助标准,对会诊手术、驻点帮扶、签约服务的医生给予补助,为镇村医疗人员提供免费进修。建立医共体运营奖补专项资金,用于下沉医务人员奖励补助和分院院长奖励性绩效。卫生院院长绩效工资与县外患者减少情况、患者质量数量、慢病管理及居民健康状况挂钩,由县医院考核发放。将医共体建设纳入县医院绩效管理,医院根据情况设置奖励或补助,使医务人员待遇逐年提高。

六、以紧密型城市医疗集团构建城市网格化医疗服务新体系

(一) 政策背景

为贯彻落实《国务院办公厅关于推进医疗联合体建设和发展的指导意见》(国办发〔2017〕32号)等有关要求,推进分级诊疗制度建设和医疗联合体(以下简称医联体)建设,构建优质高效的医疗卫生服务体系,逐步实现城市医联体网格化布局管理,国家卫生健康委、国家中医药管理局决定开展城市医联体建设试点工作。2020年,国家卫生健康委与国家中医药管理局联合印发《医疗联合体管理办法(试行)》(国卫医发〔2020〕13号,以下简称《办法》),加快推进医联体建设,逐步实现医联体网格化布局管理。

《办法》在进一步明确"规划发展、分区包段、防治结合、行业监管"原则的基础上,结合医联体建设发展阶段和疫情防控新要求,在医联体参与疫情防控、社会办医参与医联体建设、医联体管理规范化和精细化等方面有较为鲜明的创新点和亮点。

第一,更加强调医联体在传染病疫情防控中发挥的作用以及在公共卫生方面的职能。一是加强医联体重大突发公共卫生事件处置能力,包括应急物资储备、应急演练等。二是提升重大疫情防控救治能力,强调了加强呼吸、重症医学、传染病等专科联盟建设。三是加强医联体"防治结合"的作用,包括将公共卫生机构纳入成为医联体成员,鼓励传染病等专科医院纳入医联体网格管理,指导基层医疗卫生机构落实公共卫生职能等,强调推进疾病三级预防和连续管理。四是进一步鼓励中医牵头组建医联体,强调在医联体建设中加强中西医协同,发挥中医"治未病"的优势。

第二,鼓励社会办医参与医联体建设,保障患者权利。一是鼓励社会办医参与医联体建设,强调了行政部门对医联体垄断资源、挤压社会办医问题的监督,同时指出医联体建设要体现社会责任。二是鼓励同一城市或县域内,不同医疗集团或医共体间建立相互配合、有序竞争、科学发展的机制,同时保障患者自主就医的选择权利。

第三,对医联体管理的进一步规范化和精细化。一是明确分层管理,进一步明确了不同类型医联体的牵头单位,城市医疗集团和县域医共体主要由地市级医院和县级医院以及代表辖区医疗水平的医院牵头,专科联盟和远程医疗主要由委局属(管)医院、高校附属医院、省直医院和妇幼保健院等牵头。二是对医联体在章程、党建、职能中心设置、检验中心设置、财务管理、人员管理、药事管理方面等做出了更加明确和详细的规定,对医联体建设实践中存在的诸多管理问题提供参考意见并做出了明确规范。

2023年,国家卫生健康委、国家发展改革委、财政部等6部门联合印发了《紧密型城市医疗集团建设试点工作方案》,公布了北京市朝阳区、河南省郑州市等81个紧密型城市医疗集团建设试点城市(地级市和直辖市的区),紧密型城市医疗集团建设将统筹区域内医疗资源,网格化布局紧密型城市医疗集团,为网格内居民提供疾病预防、诊断、治疗、营养、康复、护理、健康管理等一体化、连续性医疗卫生服务。

试点城市进一步健全支持紧密型城市医疗集团建设发展的配套政策,创新完善体制机制,推动各级各类医疗卫生机构落实功能定位,形成科学有序的就医格局和系统连续的诊疗格局,不断巩固分级诊疗制度建设成效。到2023年底,基本形成系统集成的配套政策,推动紧密型城市医疗集团建设发展的体制机制取得新突破。

(二) 具体实践

自2017年原国家卫计委发布医联体试点文件起,医联体进入蓬勃发展阶段。2018年国家公布了118个城市医联体试点名单,2019年国家卫生健康委再次发布医联体试点工作的通知。2021年底,国

家卫生健康委发布了《关于推广三明市分级诊疗和医疗联合体建设经验的通知》,总结了三明市分级诊疗和医联体建设试点经验,提出了推进分级诊疗和医联体建设的重点工作任务,强调了医联体在分级诊疗体系中的重要作用,即通过横向或纵向整合资源的方式,实现医疗资源的高效利用。

截至2019年底,全国组建城市医疗集团1408个,县域医共体3346个,跨区域专科联盟3924个,面向边远贫困地区的远程医疗协作网3542个,另有7840家社会办医疗机构加入医联体。第六次卫生服务调查数据表明,在双向转诊患者中,46.9%为医联体内转诊,高于其他转诊方式。牵头医院指导基层开展新技术、新项目共计15656项,较2018年末增长了34.5%。牵头医院向基层派出专业技术和管理人才78万人次,较2018年末增长了28.0%。截至2021年11月,全国已有205个地级以上城市开展相关工作,共出现不同形式的医联体近1500组。

各地积极探索,涌现出一批典型经验。浙江湖州、山东日照、广州花都、辽宁大连推进城市医联体网格化布局管理,实现优质医疗资源下沉和区域内资源共享。国家卫生健康委梳理了医联体建设试点工作,总结提炼各地典型经验,形成医联体管理规范性文件,对于推动医联体持续规范发展、构建分级诊疗制度具有重要意义。

城市医联体主要有三种类型:一是常规医联体。由三级医院与二级医院、社区医院组成一个医疗联合体。以合作方式作为划分依据,一般可分为紧密型、半紧密型、松散型及未定型。二是(跨区域)专科联盟。以专科合作为特色,通过打破区域间的限制形成联盟合作;通常为全国学术带头单位或多家学术单位进行牵头的专业合作方式。三是远程医疗协作网。该模式强调以远程协作的方式进行合作,主要针对慢性病或常见病进行联合会诊,大多数的基层医疗卫生机构会参与到该类合作方式中,但合作方式较为松散。

在紧密型县域医共体推行第5个年头,城市医联体也迈入了"紧密型时代",中国地级市和县域分级诊疗格局雏形初具,各地公立医疗卫生机构也将从各自为战转为率队团战。目前,城市医疗集团牵头医院为三级医院的占93.31%,为综合医院的占77.39%,平均每个城市医疗集团覆盖18.14家基层医疗卫生机构。

在这种理念下,医联体本身不再是一个实体组织,而是一种新型医疗服务联合供给模式。国际经验和国内实践都已表明,针对区域内居民健康需求和医疗资源情况,将不同类型和层级医疗卫生机构的医疗资源进行整合,加强医疗、教学、科研、预防、管理等方面的深度合作,充分发挥信息化支撑作用,推动优质医疗资源共享和下沉,赋能基层医疗卫生机构,充分发挥家庭医生签约作用。例如,三级医院与二级医院、社区医院等形成紧密型城市医疗集团后,通过建立内部分工协作机制,更加明确医疗卫生机构功能定位,这样一来,发烧、感冒等常见病、多发病的患者就不用再涌进三级医院,在小医院也能得到妥善治疗,康复、护理等接续性服务也可以在基层医疗卫生机构得到有效的解决。

相较县域,城市的医疗资源更加丰富和优质,医院的类型和层级也更加多样。也正因如此,在形成深度的整合机制中,城市医联体的建设面临着人事管理制度、财政分级制度、医保制度等更加复杂的机制障碍。在过去的探索中,进展不平衡、政策协调力度不强、各项改革力度不能充分发挥等,成为紧密型城市医疗集团建设的掣肘。而管理委员会的设立能促进形成紧密型城市医疗集团的新型治理结构,更好地促进服务、责任、合作、利益和管理等一体的紧密型城市医疗集团健康发展。

(三)典型案例

1. 两种形式的城市医疗集团

2009年11月,江苏康复医疗集团、江苏江滨医疗集团两大医联体正式成立,两大集团筹建的基本原则是以三级甲等综合性医院为核心,专科医院、社区卫生服务机构为成员,资产和技术为纽带。其中,江苏康复医疗集团是以资产为纽带的紧密型医联体,江苏江滨医疗集团则是以技术为纽带的松散型医联体,两大集团的龙头分别是镇江市第一人民医院和江苏大学附属医院。两家医疗集团都在各自的地域范围内形成了相对完整的医疗服务体系,并明确规定社区卫生服务机构由区人民政府举办、由医疗集团管理。换言之，出资主体是区人民政府，管理主体是医疗集团，从而实现了社区卫生服务机构的管办分离。

成立紧密型医联体。江苏康复医疗集团目前成立了心血管、儿科、产科3大临床诊疗中心，以及临床检验、影像、病理3大临床诊断中心。这些中心分别以优势专科所在医院牵头，对各成员医院相关专科的业务运行、人力资源、设施设备进行跨医院的调配与整合。专家可跨院开设专家门诊，实现检验、检查结果互认互通，也实现了住院患者的跨院收治。

实现规模优势。以病理中心为例，江苏康复医疗集团将镇江市第一人民医院、第二人民医院和第四人民医院病理科的人员和设备进行了整合，由病理中心统一管理，即统一规划人员业务发展方向，实施统一的绩效考核方案。实施集中管理以后，病理中心的诊断水平明显提高；由于避免了重复建设，成本投入大大下降。此外，医务人员工作量增加，绩效收入随之提高，从而极大地激发了他们的工作积极性。这一成果的取得，得益于医疗集团对人力资源的整体统筹与调配，成功地将各医院职工从"单位人"转变为"集团人"。

江苏康复医疗集团成立了物资采购配送中心，充分利用团购竞价优势，对集团各医院的后勤物资、办公用品、医用耗材等进行统一招标采购及配送；同时，集团还成立了消毒供应中心，对集团医院及社区卫生服务机构可重复使用的医疗器材和物品进行集中消毒供应；通过共建医院信息系统，集团实现了对各医院信息化建设工作的统一规划、统一投入、统一管理、统一维护，从而达成了集团信息资源跨医院、跨社区、跨区域的互联互通、共享利用。

由此可见，紧密型医联体是未来医联体有效运作的重要形式之一，而松散型医联体可能是一种过渡形式和探索路径。

2. 医保支付和财政补偿方式变革引导服务模式转变

2015年8月，深圳罗湖集团医院实行供给侧改革，联合5家二级区属医疗机构和23家社康中心，成立了一体化紧密型医联体。医院推行去行政化，成立了理事会、监事会，建立了一个唯一法人的医院集团。罗湖集团医院内部成立了6大管理中心（人力资源、财务、质量控制、信息、科教管理、综合管理）和6大资源中心（医学检验、放射影像、消毒供应、社康管理、健康管理、物流配送），实现了管理和资源的共享。这一举措优化了资源配置，避免了重复建设，精简了人员结构，提高了效率，并降低了集团的运营成本。集团行政管理人员数量减少了20%，检验试剂成本降低了30%，医疗设备成本节省了约1亿元。这一改革还使中医院节省了1万平方米的医疗业务用房面积。

利用医保支付和财政补贴改变医生行为。罗湖区建立了医保费用总额管理制度和"总额管理、结余留用、合理超支分担"的激励机制，促进医保从"保治病"向"保健康"的转变。医保资金被打包给医院集团，并按照平均年增长率逐年增加。例如，2015年罗湖区中心医院医保总额为1亿元，医保基金总额按10%的年增长率计算，2016年应为1.1亿元。如果2016年的实际医保支出仅有0.9亿元，那么结余的2000万元医保经费由集团留用。为了抑制医生和医疗机构的短期行为，医保总额基数原则上每3年调整1次。

在财政补偿方面，政府采取了以事定费、购买服务、专项补助的方式落实财政投入。2016年11月，罗湖区财政局、罗湖区卫生健康局进一步明确了医改方案，实行医联体内分级定价策略，以激励医院集团向基层分流普通门诊患者。在医保支付方式和财政补偿方式的双重引导下，医院集团主动做好预防保健和健康管理工作，由此形成签约参保人越健康、医院集团越受益的营运机制。以2017年为例，政府按每门诊诊疗人次补贴医院30元，补贴社康中心40元，还对社康中心的家庭病床每日补贴84元，以此鼓励患者前往社区就医。

由于上述两方面的改革措施，集团将重心放在基层，落实家庭医生签约服务，使基层医疗真正担当起健康"守门人"的角色。同时，集团还免费实施了"健康少年"计划与"独居老人家庭防跌倒"工程，将现有医疗资源与养老服务相结合，为老年人提供生活照料、膳食供应、长期托老等服务，推进居家养老的落实。

3. 多种医联体合作模式并存

近年来,成都市第二人民医院按照国家相关要求积极推进医联体建设,独立设置了医联体建设办公室,制定了《城市医联体章程》等制度汇编,实现了在管理组织上的组织统一、人员统一、技术统一、财务统一、信息统一等"五个一体"的一体化管理。在合作对象上坚持以公立医院为主、民营医院为辅,在合作模式上采取了紧密托管、区域松散合作、专科联盟、远程协作、网格化医联体等多种形式。

组建紧密型医联体。成都市第二人民医院于2013年8月托管青白江区人民医院。自托管以来,每年派驻近30名博士、管理骨干、高级专家进行业务指导、管理帮扶,2021年青白江区人民医院成功晋升为国家三级甲等综合医院。

成都市第二人民医院与新都二院、顾连康复医院等组建松散型医联体。松散型医联体通过专家下派、人才培养、双向转诊、多学科联合建设、医疗服务同质化等方式,帮助成员单位"提能力、补短板"。一方面,在与公立医院的合作中,成都市第二人民医院与新都二院构建多学科诊疗团队(MDT)协作平台,使手术台次较合作前增长了26.2%;另一方面,在与民营医院的合作中,成都市第二人民医院与成都顾连康复医院"共建病区"成效显著,助其顺利取得了工伤康复定点医院的资质。

打造皮肤科等专科联盟。成都市第二人民医院发挥特色专科优势,于2019年3月牵头成立皮肤专科联盟,成员单位达27家,覆盖成都市多个区(市)县及德阳、眉山、资阳市的部分地区,完成了近3000人次的业务培训,携手中国医学科学院皮肤病医院(中国医学科学院皮肤病研究所)每季度定期举办"疑难皮肤病讨论会"。

成都市第二人民医院积极与甘孜、炉霍县人民医院等偏远地区医院开展远程医疗协作。医院依托医院信息化平台,持续推进"远程心电""远程影像"等远程医疗协作网建设。一方面,成都市第二人民医院对甘孜县人民医院和炉霍县人民医院提供了远程医疗,并根据其发展需求派驻相关专科骨干力量进行组团帮扶、交叉帮扶,成功帮助其通过了二级甲等医院评审。另一方面,成都市第二人民医院还与锦江区和成华区的社区卫生服务中心建立了远程心电监测合作,与青白江区的乡镇卫生院等医疗机构开展了远程影像诊断服务。

成都市第二人民医院与锦江区组建网格化城市医联体。作为国家改革试点,锦江区—成都市第二人民医院网格化城市医联体以锦江区1家三级妇幼保健院、1家二级综合医院、1家老年病医院以及1家精神病医院为纽带,10家社会办社区卫生服务中心为网底,公私联动,融合发展,共同为区域网格内的患者提供疾病诊疗、慢性病管理、康复、养老、护理等连续性服务。

4. 紧密型医联体在贫困地区的实践

辽宁省鞍山市的医疗条件不均衡,特别是在贫困的岫岩满族自治县偏远地区,医疗条件相对落后,医疗设施简陋,严重影响了救治效果。

中国医科大学附属第一医院鞍山医院神经外科与当地医院神经外科建立了精准扶持关系,多次到红旗营子乡、岭沟乡、哨子河乡等偏远地区进行精准扶贫,切实解决老百姓的实际医疗困难。对于疑难病症,患者可随时通过"一站式"转诊服务被送往中国医科大学附属第一医院,这一举措极大缓解了偏远地区群众就医难的问题。

"百里之外的接力救援"就真实地发生在岫岩满族自治县岭沟乡一个偏远的农村家庭里。农民老李,世代务农在一个偏远的农村。据岭沟乡卫生院的医生介绍,老李到乡镇赶集时突然一侧肢体瘫痪,语言能力丧失。集市上的好心人将其送往镇卫生院,但当地的医生却无良策。面对这么严重的病情,本地医院无法应对,但幸运的是,鞍山医院神经外科多次到当地进行扶贫义诊,本地医院立刻进行电话联系。神经外科主任戴金应凭借多年的经验判断老李为"脑卒中",受限于当地没有CT检查设备,无法确定具体是"出血"还是"缺血"导致的,戴主任建议立刻转到岫岩县医院行CT检查。检查结果显示为大动脉闭塞导致的缺血性脑卒中,鉴于病情的严重程度,只有在4小时内进行高水平的介入机械取栓术才能挽救老李的生命,而这在县医院是无法实现的。中国医科大学附属第一医院鞍山医院一边通知县医院将老李转诊到本院,一边安排介入手术室,开通绿色通道,一切准备就绪,只等患者顺利转运。可一波三折,手术中发现老李的血管先天严重屈曲,与常人不同。幸运的是,通过"紧密型医联体"科室——中国医科大学附属第一医院神经外科的教授进行远程视频术中指导,老李转危为安,并为其减免了大部分的医疗费用。

这个案例深刻体现了"紧密型医联体"改革的意义。在我国贫困人口中,因病致贫、因病返贫的家庭占比很大,重大疾病已经成为横亘在贫困人口中的一大障碍,而"紧密型医联体"在医疗领域中无疑是落实精准脱贫、合理分配珍贵医疗资源的重要切入口。

5. 长三角跨区域神经系统疾病专科联盟

构成主体包括牵头医院、核心医院、成员医院和偏远医院。牵头医院为长三角区域神经专科综合实力最强的医院;核心医院包括江苏、浙江、安徽3省神经专科综合实力强、辐射范围广,且与牵头医院已有合作基础的省会城市的三级甲等医院;成员医院包括牵头医院、核心医院1小时车程辐射范围以内,且符合患者数据分析指向的市内及周边城市下级医院;偏远医院为均不在牵头医院、核心医院及成员医院辐射范围以内,且数据分析结果显示患者需求较大的城市的市级医院。神经系统疾病的专科联盟框架见图7-5。

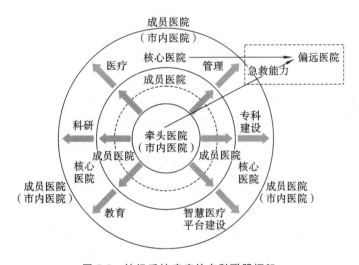

图7-5 神经系统疾病的专科联盟框架

组织框架:该专科联盟下辖理事会,及其领导下的学术委员会和秘书处共3大主要部门。理事会作为最高领导机构,由长三角各地卫生健康委代表、成员医院法人代表及其神经内、外科主任构成,负责重大事项的审议与决策;学术委员会负责组织与落实各项科研、学术活动;秘书处负责联盟的日常运营工作。

管理机制:规范不同层级医院及不同神经系统疾病的诊断标准和临床路径,建设专科联盟,完善质量控制体系。同时,设立信息管理中心,统一管理信息化平台,并持续推动智慧医疗平台的建设。纵向合作的医院之间的合作内容、付费方式等均需通过协商确定,具体费用定价(冠名费、管理费及劳务费等)则根据国有资产评估条例进行资产评估与定价。

合作方式:牵头医院、核心医院为成员医院提供医疗、教育、科研、管理、专科建设、智慧医疗平台建设共6个方面的指导与合作,同时协助偏远医院提升急救能力。

组建长三角跨区域神经系统疾病专科联盟,有利于整合区域内神经专科的优势医疗资源,建立以技术合作为纽带,分级诊疗、协同发展为核心的合作模式。在此模式下,联盟中的牵头医院与核心医院将充分发挥其学科优势与技术特色,带动辐射范围内成员医院的发展与进步,提高成员医院神经专科的诊疗服务能力,从而促进长三角区域的整体神经专科水平的提升。

6. 舟山群岛网络医院

舟山海岛居民交通不便,医疗资源不平衡。"十三五"期间,舟山市围绕群众就医"少跑""近跑""不跑"的核心要求,依托数字化、信息化技术,结合医疗卫生服务领域"最多跑一次"改革、县域医共体建设等举措,以"舟山群岛网络医院"为载体,推进远程医疗、数字医疗工作,确保海岛居民不出岛就能享受优质的医疗服务。

自2015年7月上线以来,"舟山群岛网络医院"成为全国"互联网+医疗"中的海岛样本,全面覆盖了舟山市内所有的乡镇卫生院(社区卫生服务中心),并开通了远程急会诊、远程专家门诊、双向转诊、预约挂号、远程教学、在线疾病监测、远程放射诊断、远程心电诊断等8项服务功能。平台上已有189名副高级及以上职称的专家和1600余名基层医务人员注册并提供在线服务,累计服务人次超过140万,年均为患者节省费用达2920万元。2020年,舟山市还将网络医院延伸至远洋渔船。

通过信息化网络,实现了医院间信息共建共享、互联互通,真正践行了"数据多跑路、群众少跑腿"的理念,解决了海岛居民在检验、检查方面来回奔波的问题。自2019年起,舟山市各县(区)均建立了检验、影像、心电、消毒供应等共享中心,实现了全市放射诊断、心电诊断同质化;同年,又建立了全市统一的大型设备检查预约平台,使基层群众可以预约全市县级以上医院的CT、磁共振、B超、胃肠镜等医学检查。该平台自上线以来,已累计为1186名群众提供了预约服务,单次服务至少减少患者往返医院2次,外岛群众因此节省时间超过2天,并减少了交通、住宿等额外支出300元以上,累计减少就医群众非医疗支出达30余万元。2020年,舟山市还实现了全域数字病理远程会诊服务,海岛、乡镇患者不用再携带病理切片四处奔波。此外,舟山市于2020年初启动了全市统一的"共享药房"系统建设,使得大医院出具的处方药品能通过物流直接送到基层群众手中。据统计,目前在舟山市看病排队次数至少减少了3次,高峰期排队从6.61分钟压缩到2.40分钟,舟山市检查智慧预约率更是达到了99.09%。

同时,舟山市不断提高医疗卫生服务能力,不断优化医疗资源布局。"十三五"期间,普陀医院、舟山医院先后获得国际医院JCI认证,舟山市二院、市中心血站和市急救指挥中心完成了新址搬迁。目前,舟山市共有医疗卫生机构718家,实际开放床位6281张。基层医疗卫生机构也得到了大幅提升,五年来新建(改扩建)了8家基层医疗卫生机构及20个海岛健康小屋,6个万人以上重点海岛可提供住院服务。

七、中国分级诊疗试点城市典型模式

国家卫生和计划生育委员会在2015年深化医改工作进展和2016年深化医改重点工作任务发布会中,提出了十个方面的重点工作任务。其中第二点就是加快推进分级诊疗制度的建设,目标是在约70%的地级市开展分级诊疗试点工作。在试点地区,要求高血压、糖尿病患者的规范化诊疗和管理率达30%以上。此外,还计划在200个城市开展家庭医生签约服务试点,提升基层服务能力,完善配套政策,并推进和规范城市及县域内医疗联合体的建设。目前国内试点城市的分级诊疗模式实行效果显著的有上海模式、厦门模式、杭州模式、江苏模式和三明模式等,近些年得到了全国各地的广泛关注和学习模仿。

(一)上海模式

上海模式被称为"1+1+1"模式。市民患病后,先在签约的家庭医生处就诊,若病情较为严重,再到由市民自己选择的二级医院或三级医院就诊,或者由家庭医生通过绿色通道将患者转诊至二级医院或三级医院,由专家诊断并进行对症治疗,这就是"1+1+1"(1家社区医院+1家二级医院+1家三级医院)就医模式和分级诊疗制度。可以概括为全科医生负责的家庭医生政策,转诊优先就诊的转诊预约政策,基层免挂号费、药品零加成、长处方的便民惠民政策。上海的分级诊疗没有依靠行政手段强制患者先到基层医院就医,但由于运用除了报销比例之外的很多其他市场手段,吸引了很多患者完成家庭医生签约,从而达到了分级诊疗的目的。

上海模式的特点为"控制顶端、强化承接、联合均衡、需方引导"的分级诊疗模式。控制顶端是指严格执行控制大型医院规模的管制政策,以限制患者集聚大型医院的就医行为,并将患者平均住院日作为大型医院绩效考核的关键指标,推动三级医院转出处于后治疗阶段的住院患者。根据调查研究,上海医院患者平均住院日大幅度下降,从2009年的15.07天降到了2016年的11.23天,其中三级医院的患者平均住院日降到了7.67天,某三甲医院的患者平均住院日更是降到了5.7天,接近国际水平。截至2016年底,上海所有三级医院核定床位数量均未超过2000张。该管制政策固然会加剧患者在大型医院的"看病难"问题,但在另一方面也促使大型医院主动寻求基层医疗卫生机构的合作,促使大型医院将病情较轻的患者转诊到其他医疗机构进行救治,从而推动分级诊疗。

强化承接是指加强承接医疗机构的能力,使其能够承接大型医院下沉或分流而来的患者。强化承接主要有两类承接机构,一是基层医疗卫生机构,二是康复、长期护理等机构。在硬件建设方面,上海启动了社区卫生服务中心标准化建设工作以及康复医院、老年病医院、长期护理机构的大规模建设(转型)工作,并推进基层建立了独立的区域影像、检验、心电诊疗中心。在人力配置方面,将全科医生的培养纳入了住院医生规范化培训渠道、做强全科培训基地,培养本土化乡村医生,加强家庭医生骨干的能力培训,加大康复、长期护理等专业人才的培养和引进。在政策配套方面,无论是公立机构还是民办机构,只要设立了康复医院和床位护理机构,均被纳入医保定点范围;上海市物价部门也显著提高了康复服务和长期护理服务的收费标准。

联合均衡:一是纵向联合,通过医联体、托管、城乡对口支援等方式,实现了三级医院对所有区(县)中心医院支撑的全覆盖以及区级医院对所有社区卫生服务中心支撑的全覆盖。以慢性病为纽带,三级医院与社区卫生服务中心合作,推进慢性病患者的疾病管理,例如瑞金医院纵向联合体。二是地理均衡,针对大型医院集中在市区范围内的情况,启动郊区、县三级医院建设项目,保证市区以外的郊区、县每个区(县)都有一所三级综合医院,并在此基础上进一步构建区域纵向联合体,以方便居民在当地就医。三是横向联合,针对患者集中到大型专科医院就医的情况,启动专科医疗联合体建设,例如儿科医疗集团、产科医疗集团、神经外科医疗集团等,分片管理并承担上海各大块区域的专科服务。

需方引导是指采取一系列措施引导患者到合适的医疗机构就医,包括:①签约引导。以家庭医生为纽带,主要针对60岁以上居民,居民自愿选择1家社区卫生服务中心、1家二级医院和1家三级医院签约,形成"1+1+1"签约组合,建立家庭医生与居民稳定的签约服务关系。截至2016年底,上海市已有215家社区卫生服务中心正式启动了"1+1+1"签约项目,签约的常住居民超过160万人,其中60岁以上老年人达113万人。签约居民中,近80%选择在医疗机构组合内就诊,60%在签约社区卫生服务中心就诊。②价格引导。上海市物价部门对三级医疗服务的诊疗价格进行了较大幅度的上调。③补偿引导。签约居民可减免社区卫生服务机构的挂号费、诊疗费;对于经社区卫生服务机构转诊到上级医院的患者,可减半收取挂号费、诊疗费。④信息引导。上海通过专业技能比赛等形式,对各级各类机构的特色医疗专业和名医进行广泛宣传。同时,还通过延伸处方的方式,使患者在社区就能够获得适宜的药品服务。⑤互联网引导。推进健康信息网的建设,完善各级医疗机构诊疗系统的互联互通。部分行政区启动了云医院建设项目,区域医疗中心、社区卫生服务中心(站)、零售药店联手推进了互联网医疗的发展。

上海模式中,吸引患者的方面主要包括:基层医疗卫生机构软硬件设施完善,药品供应不受基本药物目录的限制;基层医疗卫生机构配备有全科医生,且医生专业水平较高;转诊优先使得那些需要高级专家诊疗的患者更容易挂到专家号;医院集团模式促进了集团内部各医院之间的资源共享。

(二)江苏模式

江苏省幅员辽阔,人口众多且分散,这使得分级诊疗工作的难度较大,所以江苏省各市主要采用医保报销模式来引导分级诊疗。这一模式不仅包含了基层转诊挂号优先和基层首诊报销比例高等常用办法,还运用了医院联合体和"互联网+"的创新模式,实现了基层检查、上级诊断的高效流程。以下主要介绍江苏省广泛运用的医保报销政策引导模式。

医保报销政策引导分级诊疗主要可归纳为两点:一是差别化报销,二是基层首诊制。江苏省在医保报销政策的制定与调整上,也旨在引导分级诊疗。第一,城镇职工医保报销比例与定点医疗机构级别挂钩,低等级机构报销比例高、高等级机构报销比例低。自2010年起,门诊统筹已实行差别化报销,其中社区医疗卫生机构、一级和二级医院、三级医院的报销比例分别为60%、50%和40%;对于门诊慢性病,自2008年起在社区、一级和二级、三级医疗定点机构的报销比例分别为90%、85%和80%,2012年分别调整为85%、75%和65%,进一步拉大了不同等级的医疗卫生机构之间的报销比例差距。第二,在居民医保方面,实行了基层首诊制。参保人员在年度参保缴费时可选择一家定点基层医疗卫生机构作为首诊机构;若需转诊到非首诊机构就医,则必须经由首诊机构转诊才可享受医保报销。为控制基层首诊医疗机构过度转诊,对基层首诊机构实行总额控费,将所有转诊患者的费用均纳入首诊机构全年的费用总额指标中。

此外,江苏省在互联网医疗方面也进行了很多尝试,先利用互联网手段实现基层接诊、检查,再由上级医院通过网络会诊进行诊断,不仅显著提高了效率,还解决了地域辽阔和基层医疗卫生机构医生资源不足、技能水平不高的问题。江苏的远程医疗合作模式可以适用在其他幅员辽阔或不发达地区,但从长远来看,加强基层全科医生的培养是分级诊疗制度建设的重中之重。

(三) 厦门模式

厦门模式被称为"急慢分治,上下一体,三师共管,医防融合"的模式,自2012年开始实施,起步较早。2012年,厦门实施医院社区一体化管理;2013年,实行大医院专科医生与社区全科医生共同管理慢性病患者的全程服务;2014年,形成三师共管模式,即大医院专科医生、社区全科医生和健康管理师共同参与;2015年,在全市范围内全面开展分级诊疗试点工作;2016年,推行家庭医生签约服务。厦门在探索过程中积累了丰富的经验。厦门模式的主要特点在于:从慢性病起步,做好慢性病的分级诊疗,给予患者接受的时间和过程;三师共管,全科医生、专科医生、健康管理师共同为患者服务;提高基层全科医生的专业技能和水平;基层医生的收入和首诊率挂钩,大医院的收入和接诊、转诊率挂钩。厦门模式打破了各层级医疗卫生机构之间长期存在的壁垒,更加侧重于患者,以患者的服务需求和利益为导向,实现四个"一体化",即医院与基层医疗卫生机构一体化、慢性病的防治及康复一体化、专科医生与全科医生一体化、医生管理与患者自我管理一体化。

其中最具特色和值得推广的是三师共管模式。自2014年以来,厦门市选择以糖尿病、高血压为切入点,通过三级医院专科医生、社区全科医生及健康管理师的三师共管模式推进分级诊疗,形成了独具特色的分级诊疗"厦门模式",并在全国范围内引起了较大的反响。具体而言,"三师共管"分级诊疗体系由三级医院的专科医生、基层医疗卫生机构的全科医生及经培训认证的健康管理师组成团队,为糖尿病、高血压患者提供全程、个性化、连续性的诊疗服务及非药物干预等综合性管理,旨在使大部分慢性病患者在基层医疗卫生机构得到有效治疗。"三师共管"模式中的专科医生由三级医院中级职称以上的专家担任,主要工作是对签约入网的患者进行诊断、制定个体化治疗方案,并定期赴基层医疗卫生机构巡诊,带教指导全科医生提高诊治能力。全科医生由基层医疗卫生机构中获得全科医生资格的医生担任,负责监督患者对专科医生制定的诊疗方案的执行情况,关注患者病情变化,将病情控制不佳的病例及时反馈给专科医生,并做好随访病程记录;同时,积极与健康管理师沟通交流,共同制定患者个体化健康管理教育方案。健康管理师的职责则是协助"两师"联系患者,负责日常随访、筛查,强化个体化健康教育和饮食、运动等生活方式干预的支持性工作。

(四) 杭州模式

杭州的分级诊疗特点为医养护一体化。医养护一体化包括全科医生、健康管理、社区医疗和双向转诊、家庭病床、健康评估等个性化、多层次的医养护一体化服务。杭州市民可以自愿选择其所在社区的医保定点社区卫生服务机构作为服务点。家庭医生是杭州分级诊疗模式的一大特点,通过经济杠杆和口碑,签约患者数量越多越增加家庭医生的收入和受欢迎程度。同时,签约费用也会给家庭医生带来可观的经济回报，促使家庭医生会更加注重提高业务水平和服务质量，进而吸引更多患者选择签约家庭医生，于是家庭医生的业务水平和患者数量之间会形成一种良性循环。杭州经济发达、政府投入大，其中部分经验难以立即推广学习，但在鼓励家庭医生自我提高方面可以有很好的借鉴。

家庭医生签约服务是家庭医生与所在社区居民签订服务协议，以居民个人健康为活动导向，根据综合服务对象具体情况，向其提供连续性、协调性和综合性初级卫生保健服务。从载体上看，主要以全科医生为主要载体、社区为范围、家庭为单位，以引导医疗资源向基层下沉，形成"小病在社区，大病到医院，康复回基层"的合理就医秩序。杭州市家庭医生签约采用的是"医养护一体化智慧医疗服务"模式，即利用互联网信息技术整合各部门资源，以医疗、护理、康复进家庭为基础，拓展日托及机构养老健康服务，并根据居民不同需求提供可及、连续、综合、有效、个性化的医疗、养老、护理一体化的健康服务。这一模式促使家庭医生服务得到蓬勃发展。

"杭州模式"与基于"互联网+"的信息化分级诊疗平台支撑紧密联系。目前，全市分级诊疗平台连接多个系统，包括社区卫生服务系统、居民健康档案、双向转诊系统、全科医生签约系统、远程会诊系统、区域影像会诊系统、危重孕产妇抢救移动会诊系统等，并连接社区卫生服务中心医院信息系统（HIS）和市级医疗机构HIS，对市民卡和医保系统开放接口。该平台具备家庭签约、门诊预约、检查预约、患者信息上传、诊疗信息回传、分析统计等功能，平台内诊疗信息互联互通。以转诊为例，对于需要转诊的患者，可由社区医生从医生工作站启动分级诊疗平台，实现一键转诊并直接预约上级医院医生。由于平台已对接医院的HIS，患者的基本信息和就诊信息已实现与上级医院的同步共享。另外，"医养护一体化智慧医疗服务"平台还实现了与城乡医保的数据对接。签约备案时，平台会向医保系统传输患者相关签约数据，通过自动备案或手工备案，由签约社区将患者转诊到其他医保定点机构看病、买药结算时提供相应的医保报销比例进行减免，并实现信息化管理。由于平台与健康档案的对接，患者签约服务生效后，签约数据会上传到健康档案平台并及时更新信息，患者也可以在社区信息服务平台查看自己的签约信息。在实际操作中，当地居民不仅能在家门口享受首诊服务，还可以通过手机客户端与医生在线交流、预约挂号，并享受优先就诊、优先转诊等绿色通道服务。值得一提的是，家庭病床服务得到了医保的支持，减轻了患者的经济负担。目前，该平台已覆盖杭州主城区55家社区中心、300多家卫生站及数十家民营医院、民营医疗点等。

（五）三明模式

2021年，国家卫生健康委发布的《关于推广三明市分级诊疗和医疗联合体建设经验的通知》提出各地应加强对三明模式的推广，三明模式的改进经验值得深入学习与研究。三明模式从改革公立医院"以药补医"机制入手，围绕破除"以药补医"机制所涉及的行政管理体制、内部运行机制、收入分配机制、绩效考核机制、财政补助机制等，出台一系列的综合改革措施力争实现"三个回归"，即医院回归公益性质、医生回归看病角色、药品回归治病功能，努力缓解城乡居民"看病贵"的问题。根据"小病不出乡、大病不出县"的原则，加强不同类型基本医疗保险制度衔接，拟定基本医疗保险报销政策，并重点向基层医疗卫生机构、低等级医院倾斜，引导城乡居民合理就医，努力缓解城乡居民"看病难"的问题。

三明市公立医院的综合改革措施，归纳起来可以概括为"1+3+5+7"改革，即一个突破口、三项重点改革、五个配套机制、七项惠民措施。

一个突破口，即以取消药品加成、破除"以药补医"机制为突破口。

三项重点改革：一是遏制浪费，加强药品和处方管控。针对药品企业、药品招标采购、医院、医生用药等不同对象和环节出台相应的管理制度，切断依附在药品中的灰色利益链。针对药品企业，建立黑名单制度，将涉及违法、违规行为的药品生产和配送企业列入"商业贿赂不良记录企业黑名单"，取消其供货资格。针对药品招标采购环节，加强采购行为规范，严格执行药品招标采购的相关规定，以及"一品两规"（对于同一通用名称的药品品种，注射剂型和口服剂型各不得超过2种）、"两票制"（药品从药厂到医院只能开2次发票，从药厂卖到一级经销商开1次发票，从经销商卖到医院再开1次发票）等采购制度，合理确定药品采购目录。针对医院,重点加强医院管理,严格控制次均门诊费用和次均住院费用;对不同等级医院设置相应的控费指标,遴选129个辅助性、营养性、高回扣的药品,纳入重点跟踪监控品规目录,增加审批环节。针对医生用药,应严格控制医生处方权限,设定次均门诊处方限额,以严格控制抗菌药物的使用。规定二级及以上医院建立定期公告制度,每月定期公布使用量前10名的抗菌药物品规及其开具医生姓名,暂停使用连续3个月排名前3名的抗菌药物,并对责任医生进行诫勉谈话。二是转变机制,合理调整医疗服务价格。实行药品零差率销售后,在不增加患者经济负担的前提下,医院减少的药品加价收入可通过3个方面进行补偿(调整医疗收费项目,占85%～87%;医院加强精细化管理,占3%～5%;加大财政投入,约占10%)。为此,三明市调整了4大类共80项医疗服务收费价格,在调整收费项目的同时还需考虑如何引导患者合理选择就医方式,如诊察费的收费标准按照医生职称等级分为四类(住院医生每人次10元、主治医生每人次15元、副主任医生每人次20元、主任医生每人次25元),而基本医疗保障基金统一报销每人次8元。市县两级财政设立药品零差率专项补助,补助资金的分配综合考虑医院业务量、床位数、绩效考核情况等,不与医院药品收入总额直接挂钩。三是促进竞争,构建统一医疗服务市场。统一全市范围内同等级医院的医疗报销政策,将全市12县(市、区)作为一个诊疗区域,城镇职工基本医疗保险、城镇居民基本医疗保险、新型农村合作医疗3项基本医疗保险在各自的制度框架内执行同等级医院的同等报销标准,促进各医院提高服务效率、改善服务态度、提升服务质量,改善就医环境,提升患者就医体验。

五个配套机制:一是改革医务人员收入分配机制。将医院人员分类定位,除院长外,其他人员分为医技人员、护士、后勤和管理人员4类,分别设定收入目标值(医技人员收入为社会平均收入的3～5倍,护士收入不低于事业单位平均收入水平,后勤和管理人员收入与其他单位同类别同职称人员收入持平)。院长收入实行年薪制,与年薪等级和年薪绩效考核百分比挂钩。等级年薪根据医院等级分为4个档次(二乙医院20万元、二甲医院25万元、三乙医院30万元、三甲医院35万元);绩效考核百分比则根据年度绩效考核结果确定,介于0～100%之间。医技人员收入也实行年薪制,根据临床医技人员(含临床药师)职称分成4个档次(7万元、12万元、18万元、25万元),同时与院长年度绩效考核结果和全院年度工资总额相关联。二是建立医院工资总额核定机制。参考公立医院规模、业务量、上一年度运行情况、财务状况等,逐一核定22所公立医院年度工资总额,明确工资总额核定原则。三是建立第三方与内部考核相结合的绩效评价机制。针对院长,专门建立了一套包括5大类34项的考评体系,采取定性与定量、年度与日常考核相结合的方式,从医院服务评价、办医方向、平安建设、医院管理、医院发展等5个方面对院长进行全面考核。考核结果实行"两挂钩",即与院长年薪挂钩,同时与全院人员的工资总额挂钩。在医院内部,要求各医院建立相应的绩效考核评价机制,细化考核内容、评分标准等,医院内部考核结果与医务人员薪酬相关联。四是完善政府补助机制。财政部等五部委联合出台的《关于完善政府卫生投入政策的意见》要求,对于公立医院各级财政部门实行定项补助政策,其中6个补助项目包括基本建设、设备购置、重点学科发展、公共卫生服务任务、符合国家规定的离退休人员费用、政策性亏损补贴。为落实公立医院政府投入机制,三明市专门出台文件,明确了政府承担提供公共卫生和基本医疗卫生服务的主体责任,主要负责公立医疗机构基础建设和大型设备购置。同时,市县两级设立药品零差率销售改革专项补偿资金,其中2013年核定下达的药品零差率改革专项补助为1100万元。五是理顺管理体制。将医药卫生、劳动社会保障、社会救助等涉及公立医院改革的相关政府部门统一归口至一位副市长分管,便于统筹协调、发挥合力,推进公立医院改革。实行城镇职工医保、居民医保、新农合基金市级统筹管理,各类基金自求平衡、互不调剂。进一步推动城镇居民医保和新农合实行政策内用药目录一体化,统一住院报销起付线、封顶线和大病保险政策。此外,整合市县两级医保经办机构,成立"三明市医疗保障基金管理中心",暂由市财政局负责管理,并在各县(市)下设分支机构,实行市级垂直管理。

七项惠民措施:一是开设便民服务门诊。所有医院均开设便民门诊,诊察费为每人次10元(其中医保基金承担8元,个人自费2元)。对于同一患者在同一医院同一科室多次就诊的情况,48小时内不再重复收取诊察费。二是建立医院周转金制度。医保基金会预拨一个季度的资金给医院作为周转金使用,以减少参保(合)患者医疗费预交负担。例如,新农合参合人员住院预交金一般为500～1000元,并且在出院时可以实现即时结算。三是实行门诊统筹报销政策。改革前,门诊费用无法报销,导致小病"挂床"现象比较严重,医疗资源的利用效率不高。为此,三明市于2012年出台了医疗保险普通门诊统筹报销政策,实行门诊就诊报销,报销政策的设置与住院报销比例相衔接。这样,城乡居民的一些常见病、多发病就可以在门诊进行就医,减少"挂床"住院现象,提高床位资源使用效率。四是实行向基层倾斜报销政策。在报销比例的设置上,不论是门诊报销还是住院报销,报销比例都向基层医疗卫生机构倾斜,即在越高等级医院就诊,报销比例越低。例如,新农合参合人员住院时,政策范围内的药品费和诊疗服务费在一级、二级、三级医院的最高报销比例分别为95％、85％、70％。五是提高基本医疗保障水平。在中央确定的520种国家基本药物的基础上,结合三明市实际情况,增补了150种药物,使基本药物达到670种;提高基本医疗保险补偿标准,统一城乡居民报销比例,并将基本医疗保险报销封顶线统一提高到每人每年8万元。六是建立大病救助保障机制。建立新农合重特大疾病补充补偿制度、大病医疗保险、城乡医疗救助制度,大病医疗保险封顶线统一提高到每人每年22万元(不含基本医疗保险报销的8万元)。对于城乡低保、重度残疾人等医疗救助对象,医疗救助基金还可按一定比例给予额外报销。七是推进医保付费制度改革。探索选取了30个病种试行单病种付费制度,根据不同医院等级核定单病种付费总额和个人自费比例,并向低等级医院倾斜,以控制医疗费用不合理增长,引导形成分级诊疗的就医模式。2013年,该制度共覆盖了5950例病例,占全部住院病例数的11.3％,平均每例医疗费用下降了34.5％。

发展互联网诊疗和远程医疗服务,完善互联网诊疗管理体系,以促进互联网医院健康发展。健全省级—地市级—县级—乡级—村级五级远程医疗服务网络,提升基层服务水平。截至2022年10月,全国已设立超过2700家互联网医院,实现了地市级、县级远程医疗服务全覆盖。

---O 参 考 文 献 O---

[1] 沈芳芳,唐翔,刘燕等.长三角跨区域神经系统疾病专科联盟模式[J].中国卫生资源,2020,23(4):352-355.

[2] 罗力,白鸽,张天天等.分级诊疗制度的上海模式及推进建议[J].中国医院管理,2017,37(12):1-3.

[3] 蒋欣静,王高玲.江苏省医疗服务分级诊疗实践程度分析[J].中国卫生质量管理,2016,23(3):112-115.

[4] 陈舒颖."互联网+"背景下家庭医生签约服务模式研究——以浙江省杭州市为例[J].中医药管理杂志,2023,31(7):213-215.

8 中国分级诊疗制度的实施效果评价

2015年国务院办公厅发布的《关于推进分级诊疗制度建设的指导意见》(国办发〔2015〕70号)提出,以"强基层"为重点完善分级诊疗服务体系,并到2020年基本建立符合我国国情的分级诊疗制度。此后相关部门相继出台有关政策,为各省市分级诊疗政策的执行提供了路径和方法。通过推行分级诊疗制度,中国的卫生系统发生了一定的变化,但具体的实施效果以及是否实现了预期的目标,还需要进一步的系统分析。

一、政策目标

分级诊疗制度的有效运行需要一系列相关政策作为保障。作为关乎国计民生的制度,实施分级诊疗制度所产生的社会效益突出,因此,明确分级诊疗制度的政策目标有助于为全国各地的具体实践提供指引,并能够在实际运行过程中不断检测其合理性、可操作性,为及时修订和完善我国的分级诊疗制度提供参考。

我国分级诊疗的政策目标是促进医疗资源的合理分配,优化医疗服务体系,改善患者就医体验,降低群众医疗费用负担,并推动医疗卫生事业的可持续发展。具体而言,分级诊疗的政策目标包括以下五个方面。

(一)建立层次分明的医疗卫生服务体系

分级诊疗政策体系逐步完善,通过划分不同层次的医疗机构,明确各级医疗机构的功能定位,将医疗卫生资源合理配置,提高基层医疗卫生机构的服务能力和水平,促使不同级别的医疗卫生机构间的有机衔接和协同作用。

(二)构建医疗资源合理配置的格局

通过引导患者就近就医,减少患者涌向高水平医疗卫生机构的现象,避免医疗机构的重复建设和资源浪费,让患者享受到合理、高效、经济的医疗服务。

(三)提高基层医疗卫生机构的服务水平

加强基层医疗卫生机构的能力建设,提升其医疗技术和服务水平,增加基层医生的培训和继续教育机会,提升他们的业务水平和综合素质,使基层医生能够真正成为民众健康的守护者。

(四)增加群众的就医便利性和满意度

通过推行分级诊疗制度,提高医疗服务的效率和便利性,减少患者等候时间,提高患者的就医体验和满意度。

(五)控制医疗费用的增长

通过医保报销、媒体宣传等方式,合理引导患者就近就医,减少患者就医的次数,降低诊疗费用。同时,通过推行药品国家集中采购和医保支付方式的改革,进一步减轻患者的医疗费用负担。

综上所述，分级诊疗制度的政策目标是构建一个以基层医疗卫生机构为基础、上下衔接、卫生资源配置合理、服务质量优良、群众满意的医疗卫生服务体系，在此基础上使我国居民能够获得更加便捷、经济、高质量的医疗服务，进而提高人民群众健康水平。

二、评价指标体系的构建

以"结构—过程—结果"概念模型为基础框架，在文献综述的基础上，遵循重要性、敏感性、可操作性的原则，首先确定我国医疗卫生机构分级诊疗实施效果评价指标体系的基本框架，形成三级评价指标体系；其次运用专家咨询法对指标体系的具体指标进行筛选与调整，包括对指标进行维度调整、删减、增加以及重新定义；最后利用层次分析法计算各级指标的权重，形成我国医疗卫生机构分级诊疗实施效果评价指标体系，为我国医疗卫生机构分级诊疗实施效果评价提供工具和依据。

（一）指标体系构建原则

1. 重要性原则

分级诊疗制度作为一项宏观制度，其效果评价也会涉及多方面的指标。在构建评价指标体系时，应当选取重要且具有代表性的指标，指标需能够较好地体现医疗卫生机构分级诊疗的目标与内涵，确保其重要性得到充分体现。

2. 敏感性原则

敏感性原则是指在实际评价过程中，指标对于不同变化具有良好的辨别能力，即具有较高的灵敏度。这里的"变化"包括两个维度：一是纵向变化，即同一地区不同时间之间的变化；二是横向变化，即同一时间不同地区之间的变化。

3. 可操作性原则

可操作性即可获得性，是指在实际操作过程中，应当充分考虑评价指标的易获取性、获取数据的可靠性以及获取数据所需要的人力、财力、物力和时间等。指标越容易获取或者获得的成本越低，其可操作性就越强。

（二）指标体系构建框架

1. 指标收集

2015年，国家正式确立分级诊疗制度。为做好政策试点工作并检验其运行效果，国务院办公厅出台了关于分级诊疗制度建设的指导意见，并发布了分级诊疗试点工作考核评价标准（表8-1）。该标准的发布为我国分级诊疗制度的建设指明了方向。

表8-1 分级诊疗试点工作考核评价标准（截至2017年）

一级指标	二级指标	三级指标
结构	医疗卫生机构建设	基层医疗卫生机构建设达标率≥95%
		拥有30万以上人口的县至少配套一所二级甲等综合医院和一所二级甲等中医医院
	卫生信息化建设	基本实现医疗卫生信息系统二、三级医院全覆盖
		医疗卫生信息系统覆盖80%以上的社区卫生服务中心和乡镇卫生院
	上下级医疗卫生机构联系	全部社区卫生服务中心、乡镇卫生院与二、三级医院建立稳定的技术帮扶和分工协作关系

续表

一级指标	二级指标	三级指标
过程	全科医生	每万名城市居民拥有 2 名以上全科医生
		每个乡镇卫生院拥有 1 名以上全科医生
	家庭医生签约服务	城市家庭医生签约率≥30%
	远程医疗	50%以上的县开通远程医疗服务
	双向转诊	二、三级医院转诊到基层医疗卫生机构或慢性病医疗机构的人数年增长率保持在 10%以上
	重点人群管理	城市高血压、糖尿病患者规范化诊疗和管理率≥40%
结果	基层卫生服务能力	基层诊疗量在总诊疗量中的占比≥65%
		县域内就诊率达 90%
	基层首诊	居民两周患病首选基层医疗卫生机构的占比≥70%

在国家相关政策的指引下，各地区进行了多种形式的分级诊疗实践，取得了一些成绩，也积累了一定的经验。我国学者对于分级诊疗制度实施效果的研究也进一步深入，根据不同地区进行分级诊疗实践的具体情况，从不同角度制定了分级诊疗制度实施效果的评价指标体系。这为本研究收集分级诊疗制度实施效果的评价指标提供了重要来源。考虑到指标体系数据信息的完整性和可获得性，本研究选择中国学术期刊网络出版总库、万方数据库和维普中文期刊服务平台等作为文献来源，以"分级诊疗""整合型医疗""效果""成效""评价""指标体系"等为检索词。文献检索的时间范围设定在 2023 年 12 月及以前，期刊范围、学科范围和更新时间不限，检索方法选择"同义词扩展"，共检索出 4638 条记录。

采用"结构—过程—结果"三维概念模型，对于收集到的评价指标进行归类。该模型由美国学者 Donabedian 于 1966 年首次提出，并用于评价医疗卫生服务质量，近年来，这一理论被广泛运用于卫生政策领域。该模式将医疗卫生服务看成具有正向回馈的由结构、过程、结果（structure-process-outcome）构成的整体系统。其中，结构是指支撑医疗卫生服务体系形成分级诊疗格局的基础条件，包括体系结构、卫生资源等；过程是指分级诊疗制度的运行情况，包括各级医疗机构的卫生服务量、服务连续性、机构之间的组织协作等；结果是指分级诊疗制度实施后政策目标的实现程度，包括居民健康改善、疾病负担减轻等情况（表 8-2）。

表 8-2 分级诊疗制度执行效果相关文献中的指标体系

维度	指标
一级指标	
结构	医疗资源/卫生资源、供给方/供方、医疗保险支付、分级诊疗规范、宏观层面、微观层面
过程	首诊情况、转诊情况、患者分治/患者分流、医疗机构间联动情况/医疗资源互通共享程度/机构分工/组织协作、监督管理程度、服务水平/服务能力
结果	就医格局合理程度/可及性、公平、居民就医需求满足程度、就诊选择、居民健康改善情况、医疗费用/负担情况、满意度、认知情况/了解程度
二级指标	
结构	人力资源/卫生人力、物力资源/设备投入、财力资源/资金支持、医联体建设情况/医疗集团组建/医疗机构一体化建设、政策框架/政策环境、基本药物制度、医疗保障制度、卫生信息化建设、诊疗服务能力/诊疗条件

续表

维度	指 标
过程	基层首诊情况、双向转诊/转诊规范、急慢分治、综合医院医疗卫生服务、基层医疗卫生服务、医疗卫生机构支出/薪酬水平、公共卫生支出、优质资源下沉/上下联动、人才培养、服务协同、家庭医生签约服务、重点人群管理、两病规范化管理、分级诊疗政策落实情况
结果	区域内就诊情况分布、居民就医体验、满意度、医疗服务可获得性、健康水平提高、分级诊疗政策的认可情况

	三级指标
结构	医疗机构数/三级医院数/二级医院数/基层医疗卫生机构数、执业（助理）医生数、注册护士数、全科医生数、家庭医生团队数、家庭医生签约率、每千人口全科医生数、医院床位数、每千人口床位数、万元设备数、电子病历建设情况、居民健康档案建设情况、远程医疗服务、财政补助投入/财政拨款收入、卫生总费用、卫生总费用占GDP的百分比、提供中医服务的基层医疗卫生机构数、医联体数/紧密型医联体数
过程	医生日均担负诊疗人次，二、三级医院门诊量，二、三级医院住院人次，综合医院病床使用率/病床周转率，综合医院门诊人均费用，医联体内共享检验报告，基层医疗卫生机构诊疗量/门诊量，乡镇卫生院病床使用率/病床周转率，基层医疗卫生机构门诊人均费用，符合转诊标准的上转人次数，符合转诊标准的下转人次数，专家下基层坐诊情况，基层医生培训情况，医保报销情况
结果	分级诊疗政策医生知晓率、医务人员分级诊疗参与度、患者知晓率、患者对分级诊疗政策满意度、人均期望寿命、健康素养水平

2. 指标筛选

在政策梳理、文献研究和指标提取的基础上，依托"结构—过程—结果"概念模型，选取评价指标。关于专家人数，一般根据研究目标以及数据可获取性等因素来确定专家咨询的人数。基于研究目的与现实调研条件，本研究选取15名专家进行函件咨询，包括6名从事分级诊疗研究的专家和9名从事分级诊疗相关管理工作的卫生部门行政人员。

两轮函询均发出问卷15份。专家平均年龄为43.8岁，45岁以上专家最多，占专家总数的46.7%；73.3%的专家为硕士及以上学历，60.0%的专家具有副高或县处级及以上的职称或职务；根据专家的专业领域，将其分为分级诊疗研究和分级诊疗管理工作两个专业领域，分别占40.0%和60.0%；专家来自高校（40.0%）、市级卫生行政部门（20.0%）和区级卫生行政部门（40.0%）；专家工作年限均较长，大部分专家的工作年限大于20年，占专家总数的60.0%，工作年限在10年以下的仅有2名。函询专家的基本情况见表8-3。

表8-3 函询专家基本情况（$n=15$）

项 目	构 成	频 数	构成占比/(%)
年龄/岁	<35	3	20.0
	35~45	5	33.3
	≥45	7	46.7
学历	本科	4	26.7
	硕士研究生	5	33.3
	博士研究生	6	40.0
职称/职务	副高/县处级及以上	9	60.0
	中级/科级	6	40.0
专业领域	分级诊疗研究	6	40.0
	分级诊疗管理工作	9	60.0

续表

项 目	构 成	频 数	构成占比/(%)
工作单位	高校	6	40.0
	市级卫生行政部门	3	20.0
	区级卫生行政部门	6	40.0
从事该领域工作年限/年	<10	2	13.3
	10~20	4	26.7
	≥20	9	60.0

专家积极系数(C_j)是反映专家对研究合作程度与积极程度的指标,专家的权威程度(C_r)反映专家的判断依据和对该领域的熟悉程度,专家协调程度(W)用来判断专家之间对每项指标的评价是否存在较大分歧。

本研究一共进行了两轮专家函询,两轮专家函询的专家积极系数均为100%,表示专家对本研究关心度和积极性高;专家权威程度均高于0.6,表示专家权威程度较高;专家对一级、二级和三级各指标评价的协调系数的卡方检验结果均小于0.05($P<0.05$),表示协调系数有统计学意义,函询结果可靠(表8-4)。

表8-4 专家函询结果的可靠度

项目	专家总数/人	专家积极系数(C_j)	专家权威程度(C_r)	专家协调程度(W)		
				一级指标	二级指标	三级指标
第一轮	15	1	0.86	0.204	0.268	0.197
第二轮	15	1	0.88	0.209	0.133	0.125

经过两轮专家函询,遵循重要性、敏感性、可操作性的原则对指标进行筛选。根据专家打分计算每项指标的均数、标准差和变异系数,将均数小于4或变异系数大于0.3的指标予以删除,同时结合研究目的、实用性、科学性等原则以及函询专家提出的修改意见,对指标进行取舍。结合两轮专家函询结果,并通过与相关领域专家进行深入讨论,对指标体系初稿中的各级指标进行修改、合并、删除,最终确定我国分级诊疗制度的实施效果评价指标体系框架,包括3个一级指标、9个二级指标和24个三级指标,由此构建了我国分级诊疗制度的实施效果综合评价指标体系框架(表8-5)。

表8-5 我国分级诊疗制度实施效果的综合评价指标体系

一级指标 A(权重)	二级指标 B(权重)	三级指标 C(单位)	权 重
结构 A1(0.6234)	卫生人力资源 B1(0.4866)	每万人口全科医生数 C1(人)	1.0000
	卫生物力资源 B2(0.0782)	三级医院床位数 C2(个)	0.6000
		基层医疗卫生机构建设达标率 C3(%)	0.2000
		县级医院医疗服务能力达标率 C4(%)	0.2000
	卫生信息资源 B3(0.4353)	区域化卫生信息平台建设 C5(%)	1.0000
过程 A2(0.2009)	医疗卫生服务 B4(0.1000)	三级医院门急诊人次数 C6(人次)	0.0601
		二级医院门急诊人次数 C7(人次)	0.1329
		基层医疗卫生机构门急诊人次数 C8(人次)	0.3045
		三级医院入院人次数 C9(人次)	0.0557
		二级医院入院人次数 C10(人次)	0.1588
		乡镇卫生院入院人次数 C11(人次)	0.2879

续表

一级指标 A(权重)	二级指标 B(权重)	三级指标 C(单位)	权重
过程 A2(0.2009)	医联体建设 B5(0.3000)	医联体总数 C12(个)	1.0000
	家庭医生签约服务 B6(0.3000)	家庭医生签约率 C13(%)	0.7500
		重点人群家庭医生签约率 C14(%)	0.2500
	双向转诊 B7(0.3000)	下转人次数 C15(人次)	0.1667
		上转人次数 C16(人次)	0.8333
结果 A3(0.1576)	居民医疗卫生费用负担情况 B8(0.2500)	三级医院患者次均医疗费用 C17(元)	0.3045
		二级医院患者次均医疗费用 C18(元)	0.2350
		基层医疗卫生机构患者次均医疗费用 C19(元)	0.2225
		个人卫生支出 C20(元)	0.1390
		个人卫生支出占卫生总费用的比例 C21(%)	0.0990
	居民(患者)就医情况 B9(0.7500)	居民两周患病率 C22(%)	0.0904
		患者两周首诊单位构成 C23(%)	0.5559
		县域内就诊率 C24(%)	0.3537

三、中国分级诊疗制度实施效果的概况

运用前文构建的我国分级诊疗制度的效果综合评价指标体系,分别对分级诊疗的结构、过程和结果三个维度的指标进行分析,结果如下。

(一)结构指标变化情况

1. 医院数量增长快于基层医疗卫生机构

推行分级诊疗制度以来,我国医疗卫生机构数量不断增加。2015—2021年,我国医疗卫生机构总数从98.35万增加到103.09万,增长了4.82%。其中,医院数从2015年的2.76万家增加到2021年的3.66万家,增幅为32.61%,其在医疗卫生机构总数中的占比也从2015年的2.81%上升至2021年的3.55%;基层医疗卫生机构数在医疗卫生机构总数中的占比从2015年的93.62%上升至2021年的94.85%,基层医疗卫生机构数从2015年的92.08万家增加到2021年的97.78万家,增幅为6.19%,但增幅明显低于医院数(图8-1)。

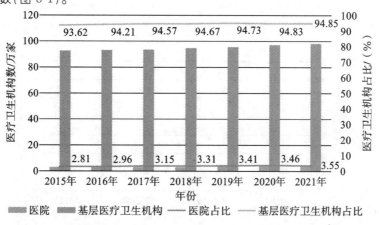

扫码看彩图

图8-1 我国医院和基层医疗卫生机构占比变化情况(2015—2021年)

2. 三级医院床位数飞速增长,规模不断扩张

2015—2021年,我国医疗卫生机构床位数持续增长,从701.52万张增长到945.01万张,增幅为34.71%。其中,三级医院床位数直线上升,从2015年的204.78万张增加到2021年的323.06万张,增长率为57.76%(图8-2)。

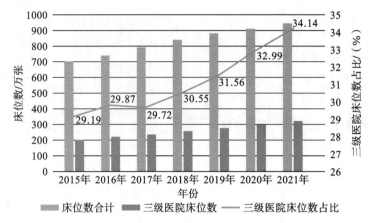

图8-2 我国三级医院床位数变化情况(2015—2021年)

3. 基层医疗卫生机构基础设施条件明显改善

在国家层面,基层医疗卫生机构建设达标率以及县级医院医疗服务能力达标率的相关数据,暂未被作为常规项目进行系统性统计。本研究通过梳理相关文献发现,自分级诊疗制度实施以来,尤其在2018年,全国基层医疗卫生机构基础设施条件得到了明显改善。当年,全国乡镇卫生院和社区卫生服务中心标准化建设达标率分别达到了81.5%和85.4%。据国家卫生健康委统计,截至2021年底,全国已经累计有2.3万家基层医疗卫生机构达到服务能力基本标准和推荐标准;到2022年,全国达到服务能力标准的乡镇卫生院和社区卫生服务中心超过3万家,占比达68%,同时累计建成社区医院超过3800个;2023年,全国达到乡镇卫生院、社区卫生服务中心服务能力标准的机构占比进一步提升至70%以上,其中东部、中部、西部省份分别达85%、60%和40%以上,群众在基层就医的环境得到了明显改善。

我国县医院医疗服务能力也进一步得到了提升。国家卫生健康委办公厅对2021—2022年度县医院医疗服务能力评估情况报告显示,参评的2116家县医院2021年度达到基本标准合格及以上的有1837家(占比86.81%),达到推荐标准合格及以上的有889家(占比42.01%),较2020年度分别增加了17家和127家;2022年度达到基本标准合格及以上的有1856家(占比87.71%),达到推荐标准合格及以上的有964家(占比45.56%),较2021年度分别增加了19家和75家。2018—2021年,我国县医院医疗服务能力达标率基本呈直线上升趋势,平均增幅为1.87%(图8-3)。

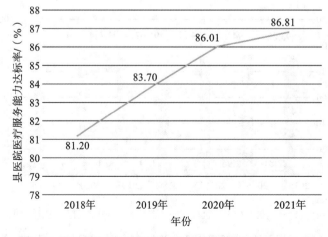

图8-3 我国县医院医疗服务能力达标情况(2018—2021年)

4. 全科医生数持续增长，每万人口全科医生数达到 2～3 名

自 2012 年起，全科医生数量被正式纳入国家和各级地方卫生统计的指标之一。2015—2021 年，我国全科医生数从 188 649 人增加到 434 868 人，增幅为 130.52%。同时，我国每万人口全科医生数也呈持续增长趋势，从 2015 年的 1.37 人增长到 2021 年的 3.08 人，增幅为 124.82%，已经达到国务院办公厅印发的《关于改革完善全科医生培养与使用激励机制的意见》中所设定的工作目标，即到 2020 年，城乡每万名居民有 2～3 名合格的全科医生(图 8-4)。

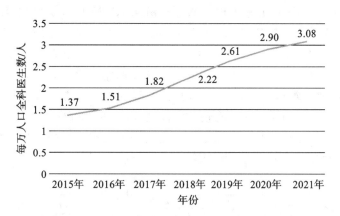

图 8-4　每万人口全科医生数变化情况(2015—2021 年)

5. 区域卫生信息平台建设明显加强，省市县建设情况仍有较大差距

自分级诊疗制度实施以来，我国积极运用互联网、人工智能等技术，持续优化医疗服务流程，努力提升服务的便捷性。国家卫生健康委统计信息中心编著的《全民健康信息化调查报告——区域卫生信息化与医院信息化(2021)》显示，我国区域卫生信息平台建设总体情况良好。截至 2021 年，我国 30 个省份已经建设了区域卫生信息平台，建设率达 100%。其中，市和县区域卫生信息平台建设率分别为 62.8% 和 46.4%，"未建设但已列入建设规划"的市级和县级平台占比分别为 29.5% 和 30.4%，且仍有 7.7% 的市级平台和 23.2% 的县级平台"未列入建设规划"。东部、中部、西部各级平台建设率从高到低分别是东部、西部、中部(图 8-5)。

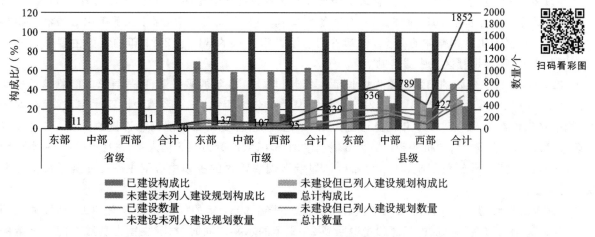

图 8-5　我国区域卫生信息平台建设情况

区域卫生信息平台基础功能建设包括数据规范上报和共享、平台主索引、注册服务、数据采集与交换、信息资源管理、信息资源储存、信息资源目录、全程健康档案服务、区域业务协同、平台管理功能、居民健康卡注册管理、大数据应用支撑等。在省、市、县区域卫生信息平台中，首先是建设了数据采集与交换功能的占比分别达 100.0%、59.6% 和 36.9%，在各项功能点中建设率最高；其次是平台管理功能，省、市、县建设率分别为93.3%、54.9%、36.6%;再次是平台主索引,省、市、县建设率分别为93.3%、54.6%、29.9%。市、县区域卫生信息平台中建设率最低的基础功能是居民健康卡注册管理,建设率分别为30.7%、20.9%。建设率比较高的基础功能点主要集中于各级平台间数据交换共享及平台日常管理。

(二)过程指标变化情况

1. 医院门急诊和入院人次持续上升,基层门急诊人次占比和入院人次数持续下降

2015—2021年,我国各类医疗卫生机构门急诊总量从73.66亿人次增加至80.41亿人次。其中,我国三级医院门急诊人次数增长较快,从2015年的14.97亿人次增加至2021年的22.31亿人次,增幅为49.03%;二级医院门急诊人次数从2015年的11.72亿人次增长至高点后,至2021年又降至12.55亿人次,增长率仅为7.08%;基层医疗卫生机构门急诊人次数增长缓慢,从2015年的40.92亿人次增加至2021年的42.50亿人次,增长率仅为3.86%,其在医疗卫生机构总诊疗量中的占比也从2015年的55.55%下降至2021年的52.85%。横向比较发现,基层医疗卫生机构总门急诊量虽然始终高于医院,但三级医院门急诊量在医疗卫生机构总诊疗量中的占比不断上升,从20.32%增长至27.75%,而基层医疗卫生机构却以平均每年约1%的速度下降至52.85%(图8-6)。

扫码看彩图

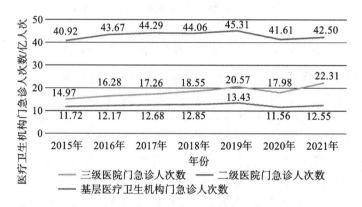

图8-6 我国医疗卫生机构门急诊人次数变化情况(2015—2021年)

2021年,基层医疗卫生机构中门急诊量增长最明显的是社区卫生服务机构,同比上升了11%,基层整体门急诊量的占比也从2013年的15%增加到2021年的20%。不过,社区卫生服务中心虽然在机构数量上只占社区卫生机构整体的30%,但却占门急诊诊疗人次的83%。2021年的反弹主要来自社区卫生服务中心,而不是社区卫生服务站。

2021年,乡镇卫生院的门急诊量也增长了6%,超过了2018年的服务量,占基层总体门急诊量的比例从2013年的23%上升到2021年的27%。乡镇卫生院分为两类,一是乡镇中心卫生院,规模相对较大,均机构床位数为61张,2021年门急诊量为5.06亿人次,占乡镇卫生院门急诊量的44%;二是乡卫生院,床位规模相对较小,均机构床位数为32张,2021年门急诊量为6.5亿人次,占比56%。两类机构在2021年的门急诊量分别上升7.8%和4.6%,显示出规模较大的乡镇中心卫生院在服务量反弹方面更有优势。

但占基层门诊量32%的村卫生室门急诊量持续下降。2021年的门急诊量只有2013年最高点的67%,这一趋势导致整体基层的门急诊量退回到2012年的水平。同时,村卫生室占基层总门急诊量的比例也从2013年的47%下降到2021年的32%,村卫生室的门急诊量从2014年开始逐年下降,而在新型冠状病毒感染疫情期间的下降幅度更为显著。

2015—2021年,除了2020年因新型冠状病毒感染疫情导致我国医疗卫生机构入院人数整体有所下降外,其余年份三级医院入院人次数总体呈上升趋势。三级医院入院人次数从2015年的6828.9万人次增长至2021年的11252.3万人次,增幅为64.77%,其在医疗卫生机构总入院人次数中的占比从

2015年的38.74%上升至2021年的52.67%。二级医院入院人次数从2015年的7121.2万人次下降至2021年的6890.1万人次,降幅为3.25%。乡镇卫生院的入院人次数同样逐年下降,从2015年的3676万人次下降至2021年的3223万人次,降幅为12.32%,其在医疗卫生机构总入院人次数中的占比也从2015年的20.86%下降至2021年的15.09%(图8-7)。

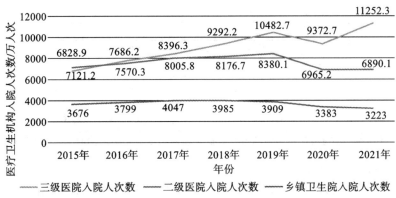

图8-7 我国医疗卫生机构入院人次数变化情况(2015—2021年)

2. 医联体建设速度明显加快

医联体是调整、优化医疗资源结构布局的有效手段,也是推进分级诊疗建设的主要载体。目前,我国尚未将医联体建设作为常规项目进行系统性统计,有关数据仅在相关报道中有所提及。在2022年9月由中宣部举办的"中国这十年"系列主题新闻发布会上,关于党的十八大以来卫生健康事业发展的报告指出,至2021年,我国医联体总数已达到15000个。相较于2015年的5096个,我国医联体总数的增幅高达194.35%(图8-8)。

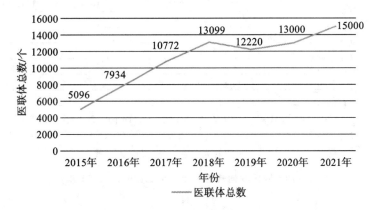

图8-8 我国医联体总数变化情况(2015—2021年)

3. 家庭医生签约率(尤其是重点人群签约率)持续上升

在国家层面,家庭医生签约服务相关数据暂未被作为常规项目进行系统性统计。本研究通过对相关报道的梳理发现,2015年我国重点人群的家庭医生签约率为28.33%(图中未列出);2017年全国家庭医生签约服务现场推进会在上海召开,国家卫生计生委(现更名为国家卫生健康委)主任李斌在会上表示,全国200个公立医院综合改革试点城市的家庭医生签约率为22.20%,重点人群签约率达38.80%;截至2017年11月底,全国95%以上的城市和县城已开展家庭医生签约服务工作,超过5亿人签约了家庭医生,全人群签约率超过35%,重点人群签约率超过65%;截至2018年底,我国共有家庭医生签约服务团队38.2万个,家庭医生签约率上升到42.50%,重点人群家庭医生签约率达71.30%,约为3.2亿人。另外,截至2021年底,全国共有143.5万名家庭医生,他们组建了43.1万个团队为居民提供签约服务(图中未列出)(图8-9)。

扫码看彩图

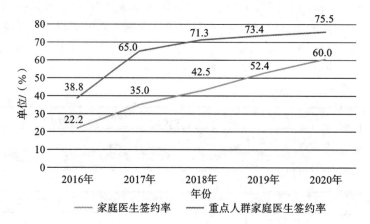

图 8-9　我国家庭医生签约率和重点人群签约率变化情况(2016—2020 年)

4. 双向转诊人数大幅增长

"新医改"以来,我国加速推进分级诊疗体系建设,而双向转诊是分级诊疗体系的关键组成部分,它有助于实现更有效、更合理的医疗服务和资源配置。自 2015 年起,我国双向转诊通道逐渐畅通,转诊人次数不断增长。国家卫生健康委统计数据显示:2015—2021 年,我国下转人次数总体呈上升趋势,增幅为 769.13%,且上转人次数在 2020 年之前始终高于下转人次数,而下转人次数在 2021 年首次超过上转人次数(图 8-10)。

扫码看彩图

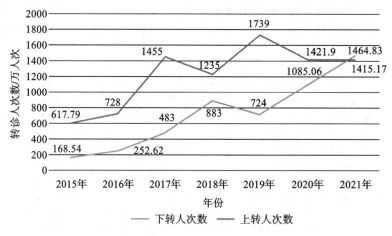

图 8-10　我国双向转诊量变化情况(2015—2021 年)

(三)结果指标变化情况

1. 卫生筹资水平及公平性显著提升,居民医疗费用负担有所减轻

2015—2021 年,我国卫生费用总支出逐年上涨。其中,个人卫生现金支出人均费用从 2015 年的 11992.7 元增长到 2021 年的 21205.7 元,上涨了 76.82%。卫生总费用占 GDP 的比例总体稳定,除了 2020 年因新型冠状病毒感染疫情使占比一度达到 7.12%,其他年份均在 6.00%～6.64%之间波动。卫生总费用构成的总体变化情况为,政府和个人的卫生支出占比小幅下降,社会卫生支出占比逐年增长。其中,政府卫生支出占比从 30.40%下降到 26.90%,社会卫生支出占比从 40.30%增长到 45.50%。值得注意的是,虽然个人卫生现金支出人均费用的绝对值逐年增长,但其占卫生总费用的比例却从 29.30%下降到 27.60%,提示居民医疗费用负担有所减轻(图 8-11)。

2015—2021 年期间,除了 2020 年受新型冠状病毒感染疫情影响外,我国综合医院人均医疗费用总体呈直线上升趋势。三级医院住院患者次均医疗费用从 2015 年的 12599.3 元增长至 2021 年的

14283.6元,增长率为13.37%;三级医院门诊患者次均医疗费用由2015年的283.7元上涨至2021年的370元,增幅为30.42%。二级医院门诊患者和住院患者次均医疗费用整体呈上升趋势,增速较慢,其中住院患者次均医疗费用从2015年的5358.2元增长至2021年的6842.4元,增长率为27.70%;门诊患者次均医疗费用由2015年的184.1元增长至2021年的232.1元,增长率为26.07%(图8-12)。

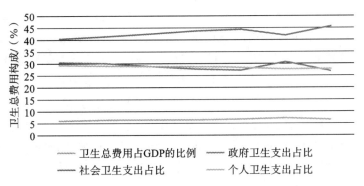

图8-11 我国卫生总费用及其构成变化情况(2015—2021年)

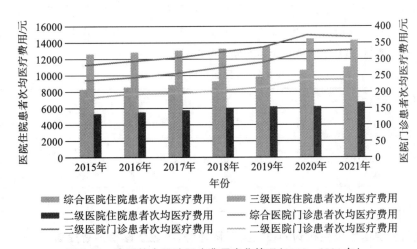

图8-12 我国综合医院医疗费用变化情况(2015—2021年)

2015—2021年,基层医疗卫生机构门诊患者次均医疗费用从78.9元增至127.4元,增长率为61.47%;住院患者次均医疗费用由2015年的2124元增长至2021年的2908.2元,增幅为36.92%(图8-13)。

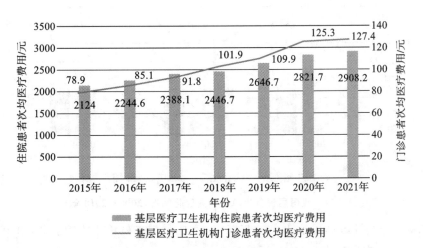

图8-13 我国基层医疗卫生机构医疗费用变化情况(2015—2021年)

我国医疗机构人均医疗费用逐年增长，国家已采取多种措施控制医疗费用，以减轻城乡居民医疗费用的负担。首先，截至 2021 年底，全国 30 个按疾病诊断相关分组（DRG）付费国家试点城市和 71 个按区域点数法总额预算和病种分值付费（DIP）试点城市全部进入实际付费阶段。其次，医药服务项目范围和药品目录不断扩大。《国家基本医疗保险、工伤保险和生育保险药品目录（2023 年）》显示，截至 2023 年，国家医保药品目录内收载西药和中成药共 3088 种，其中西药 1698 种、中成药 1390 种，另目录含中药饮片 892 种，2023 年调整共新增药品 126 种。另外，个人医疗费用负担显著缓解。2021 年职工医保政策范围内住院费用基金支付占比达 84.4%，三级、二级、一级及以下医疗机构政策范围内住院费用基金支付占比分别为 83.4%、86.9%、87.9%；居民医保政策范围内住院费用基金支付占比为 69.3%，三级、二级、一级及以下医疗机构政策范围内住院费用基金支付占比分别为 64.9%、72.6%、77.4%。大病保险在基本医保基础上，报销比例提高了 13 个百分点左右。2021 年，全国纳入监测范围内的农村低收入人群参保率稳定在 99% 以上，各项医保综合帮扶政策惠及农村低收入人群就医 1.23 亿人次，减轻农村低收入人群医疗费用负担共计 1224.1 亿元。

2. 居民两周患病率呈上升趋势

《中国卫生健康统计年鉴》数据显示，2018 年居民两周患病率为 32.2%，较 2013 年上升了 8.1 个百分点。其中，2018 年城市、农村居民两周患病率均为 32.2%，较 2013 年分别上升了 4 和 12 个百分点，农村居民两周患病率增幅超城市居民 8 个百分点（表 8-6）。

表 8-6 我国居民两周患病率

项 目		2008 年	2013 年	2018 年
患病人次数/人次		33473	66067	82563
两周患病率/(%)		18.9	24.1	32.2
地域别两周患病率/(%)	城市	22.2	28.2	32.2
	农村	17.7	20.2	32.2

3. 首诊单位为基层医疗卫生机构的占比呈下降趋势，县域就诊率不断提高

两周首诊单位通常是患者最初就诊的机构，这些机构通常是基层医疗卫生机构，符合分级诊疗系统的安排。居民两周首诊单位为基层医疗卫生机构的占比由 2013 年的 81.1% 下降至 2018 年的 67.5%，首诊单位为县、市、区级医院的占比则上升了 7.3 个百分点（图 8-14）。

扫码看彩图

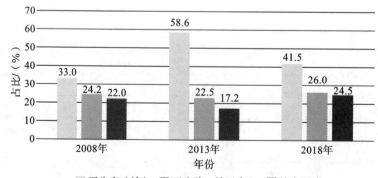

图 8-14 我国居民首诊单位构成变化情况（2008—2018 年）

据国家卫生健康委统计数据显示，2016—2021 年，我国县域内就诊率不断提高，由 2016 年的 80.4% 到 2021 年的 94.0%，平均增幅为 2.72%（图 8-15）。

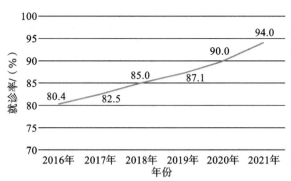

图 8-15 我国县域内就诊率变化情况(2016—2021 年)

(四)小结

自 2015 年我国分级诊疗制度实施以来,已取得了积极进展。每万人口拥有的全科医生数量逐年增加,基层医疗卫生服务体系建设不断完善,医疗服务能力显著增强。医联体数量不断增加,为分级诊疗的推进提供了重要载体,区域卫生信息平台建设明显加强,双向转诊结构明显优化,卫生筹资水平和公平性显著提升,城乡居民的医疗费用负担得到了缓解,分级诊疗关键环节的运转取得了重要突破,人民健康水平显著提高。然而,当前仍然存在以下问题:①三级医院不断扩张仍然对基层医生和患者具有较强的虹吸效应;②二级医院诊疗量不断下降,生存困难;③居民两周首诊机构构成中的基层医疗卫生机构占比逐年下降;④医疗卫生机构人均医疗费用不断增加,居民就医负担仍然较重,"看病贵"问题依旧存在;⑤省、市、县的卫生信息平台建设情况仍有较大差距。因此,未来分级诊疗制度的推进任务依然艰巨。

四、中国分级诊疗制度实施效果的综合评价

(一)综合评价工具与方法

1. 综合评价工具

根据上文构建的中国分级诊疗制度实施效果综合评价指标体系,对我国分级诊疗制度的实施效果进行综合评价。该评价指标体系包括一级指标 3 个、二级指标 9 个和三级指标 24 个,其中,三级指标包括 15 个正向指标和 9 个负向指标(表 8-7)。

表 8-7 我国分级诊疗制度实施效果综合评价指标体系

一级指标	二级指标	三级指标	权重(W_i)	指标方向
结构	卫生人力资源	每万人口全科医生数	1.0000	+
	卫生物力资源	三级医院床位数	0.6000	−
		基层医疗卫生机构建设达标率	0.2000	+
		县级医院医疗服务能力达标率	0.2000	+
	卫生信息资源	区域化卫生信息平台建设	1.0000	+
过程	医疗卫生服务	三级医院门急诊人次数	0.0601	−
		二级医院门急诊人次数	0.1329	+
		基层医疗卫生机构门急诊人次数	0.3045	+
		三级医院入院人次数	0.0557	−
		二级医院入院人次数	0.1588	+
		乡镇卫生院入院人次数	0.2879	+

续表

一级指标	二级指标	三级指标	权重(W_i)	指标方向
过程	医联体建设	医联体总数	1.0000	+
	家庭医生签约服务	家庭医生签约率	0.7500	+
		重点人群家庭医生签约率	0.2500	+
	双向转诊	下转人次数	0.1667	+
		上转人次数	0.8333	+
结果	居民医疗卫生费用负担情况	三级医院患者次均医疗费用	0.3045	−
		二级医院患者次均医疗费用	0.2350	−
		基层医疗卫生机构患者次均医疗费用	0.2225	−
		个人卫生支出	0.1390	−
		个人卫生支出占卫生总费用的比例	0.0990	−
	居民(患者)就医情况	居民两周患病率	0.0904	−
		患者两周首诊单位构成	0.5559	+
		县域内就诊率	0.3537	+

2. 综合评价方法

在我国分级诊疗执行效果评价指标体系构建的基础上,运用 TOPSIS 法、RSR 法以及两者加权模糊联合的方法对我国分级诊疗制度的实施效果进行综合评价。

TOPSIS(technique for order preference by similarity to an ideal solution)法,又称逼近理想解排序法,由 C. L. Hwang 和 K. Yoon 于 1981 年首次提出。TOPSIS 法根据有限个评价对象与理想化目标的接近程度进行排序,理想化目标有两个,一个是肯定的理想目标,或称最优目标,另一个是否定的理想目标,或称最劣目标。评价最好的对象应该是与最优目标的距离最近,同时与最劣目标距离最远。若评价对象既最靠近最优解又最远离最劣解,则为最好,反之最差。此法对资料无特殊要求,使用灵活简便,被广泛应用于效益评价、卫生决策和卫生事业管理等多个领域。

秩和比法(rank-sum ratio,简称 RSR 法),由我国田凤调教授于 1988 年提出,是集古典参数统计与近代非参数统计的优点于一体的统计分析方法。其基本原理是将一个 n 行 m 列的原始数据矩阵通过秩转换后,计算每一个评价对象的秩次和与理想最大秩次之比,从而得到一个无量纲的统计量秩和比(RSR),再以 RSR 值的大小来评估并排序各评价对象的优劣程度,从而对评价对象做出综合评价。此法现广泛应用于医疗卫生领域的多指标综合评价、统计预测预报、统计质量控制等方面。

(1) TOPSIS 法具体评价方法与计算步骤。

步骤一:建立原始数据矩阵(表 8-8)。

表 8-8 原始数据矩阵

评价对象	指标 1	指标 2	……	指标 m
对象 1	$X11$	$X12$	……	$X1m$
对象 2	$X21$	$X22$	……	$X2m$
……	……	……	……	……
对象 n	$Xn1$	$Xn2$	……	Xnm

步骤二:指标同趋势化。

由于指标体系中各个指标统计单位和属性不同,一般将指标分为高优指标、中性指标和低优指标三种,其中高优指标即正向指标,数量越大越好;低优指标即负向指标,数量越小越好;中性指标则既不能太大,也不能太小,在正常范围之内或在其附近即可。对原始数据矩阵进行同趋势化处理,需用倒数法把原始矩阵中的指标全部转化为高优指标或低优指标。本研究中有 9 个低优指标,需要将它们全部转化为高优指标。

步骤三:指标归一化。

对同趋势化后的原始数据矩阵进行归一化处理,以消除指标计量单位的影响。采用下列公式进行归一化处理。

$$Z_{ij} = \frac{x_{ij}}{\sqrt{\sum_{i=1}^{n} X_{ij}^2}}$$

经归一化处理后得到的矩阵:

$$Z = \begin{bmatrix} z_{11} & \cdots & z_{1m} \\ \vdots & \ddots & \vdots \\ z_{n1} & \cdots & z_{nm} \end{bmatrix}$$

步骤四:求解正理想解和负理想解。

在进行归一化处理后的矩阵中,找出各个指标的最大值,即最优向量($Z+$ 正理想解),以及各个指标的最小值,即最劣向量($Z-$ 负理想解)。

步骤五:计算每年指标值与最优向量和最劣向量间的欧氏距离。公式分别为:

$$D_i^+ = \sqrt{\sum_{j=1}^{m}(Z_{j\max} - Z_{ij})^2}, \quad D_i^- = \sqrt{\sum_{j=1}^{m}(Z_{j\min} - Z_{ij})^2}$$

步骤六:计算 Ci 并进行排序。

计算各个评价指标值与最优方案的接近程度 Ci,并根据 Ci 对各个评价指标进行排序,Ci 的取值范围为 0~1。Ci 越接近 1,表示该评价对象越接近最优水平,评价越好;Ci 越接近 0,说明评价结果越差。公式为

$$Ci = \frac{D_i^-}{D_i^+ + D_j^-}$$

(2) RSR 法计算步骤。

步骤一:列出原始数据,一行代表一个评价对象。最终为 $m \times n$ 矩阵,其中,m 为指标数,n 为年份数(表 8-9)。

表 8-9 原始数据矩阵

评价对象	指标 1	指标 2	……	指标 m
对象 1	X11	X12	……	X1m
对象 2	X21	X22	……	X2m
……	……	……	……	……
对象 n	Xn1	Xn2	……	Xnm
W1	W2	W3	……	Wm

步骤二:编秩。

根据政策目的与相关专业知识,规定高优指标按照从小到大编秩,即指标最小值编以秩次 1,指标最大值编以秩次 n;低优指标则相反。

步骤三:计算秩和比。

$$RSR_i = \frac{1}{mn} \sum_{j=1}^{m} R_{ij}$$

式中 $i=1,2,\cdots,n; j=1,2,\cdots,m; R_{ij}$ 表示第 i 行第 j 列元素的秩。当各个评价指标的权重不同时,需要计算加权秩和比 WRSR,其计算公式为:

$$WRSR_i = \frac{1}{n} \sum_{j=1}^{m} W_j R_{ij}$$

其中 W_j 为第 j 个指标的权重系数，$\sum_{j=1}^{m} W_j = 1$。

在TOPSIS法和RSR法计算的基础上，将两种方法模糊联合，运用fuzzy set理论，$C_i：RSR_i$ 分别取0.1：0.9、0.5：0.5、0.9：0.1，分别计算出各值并排序。根据"择多原则"，从其分组中择多者选定特征集，即为综合评价结果。

（二）综合评价计算结果

根据2016—2022年《中国卫生健康统计年鉴》的数据并参考同类研究，遵循科学性、实用性、敏感性原则，运用TOPSIS法、RSR法以及两者加权模糊联合的方法从结构、过程、结果3个维度和24项指标对我国分级诊疗制度的实施效果进行综合评价和分析，TOPSIS法、RSR法以及两者加权模糊联合计算结果如下。

1. TOPSIS法计算结果

从TOPSIS法计算结果来看，分级诊疗制度实施之后，2015—2021年的 C_i 值呈逐年上升趋势，表明我国分级诊疗制度实施效果总体向好（表8-10）。

表8-10　我国分级诊疗制度实施效果的TOPSIS法计算结果

年　份	正理想解距离 D^+	负理想解距离 D^-	相对接近度 C_i	排　序　结　果
2021年	0.053	0.339	0.865	1
2020年	0.088	0.283	0.763	2
2019年	0.118	0.250	0.679	3
2018年	0.171	0.193	0.530	4
2017年	0.227	0.148	0.395	5
2016年	0.304	0.062	0.170	6
2015年	0.349	0.037	0.095	7

2. RSR法计算结果

根据RSR法计算结果，在分级诊疗制度实施效果排序中，2019年、2021年和2018年较好，排在前3位；2015年、2016年、2017年、2020年较差，排在后4位（表8-11）。

表8-11　我国分级诊疗制度实施效果的RSR计算结果

年　份	RSR值	RSR排序
2019年	0.680	1
2021年	0.670	2
2018年	0.626	3
2020年	0.611	4
2017年	0.596	5
2016年	0.448	6
2015年	0.369	7

3. TOPSIS法与RSR法两者加权模糊联合评价结果

在 $C_i：WRSR_i$ 的权重系数 $W1：W2$ 分别为0.1：0.9、0.5：0.5和0.9：0.1时，两种方法的加权模糊联合评价结果如下，即我国分级诊疗制度实施效果综合评价排在前3位的为2021年、2020年和2019年，2018年、2017年、2016年、2015年则排名靠后（表8-12）。

表 8-12　我国分级诊疗制度实施效果的加权模糊联合评价结果

年份	$0.1\times Ci+0.9\times RSR$	排序	$0.5\times Ci+0.5\times RSR$	排序	$0.9\times Ci+0.1\times RSR$	排序
2021 年	0.689	1	0.768	1	0.846	1
2020 年	0.626	3	0.688	2	0.748	2
2019 年	0.680	2	0.680	3	0.679	3
2018 年	0.616	4	0.578	4	0.540	4
2017 年	0.576	5	0.496	5	0.415	5
2016 年	0.420	6	0.309	6	0.198	6
2015 年	0.342	7	0.232	7	0.122	7

(三) 小结

本节主要对国家层面分级诊疗制度相关政策和措施进行了梳理,以效果评价指标体系为指导,综合运用 TOPSIS 法与 RSR 法以及两者加权模糊联合的方法对我国分级诊疗制度实施效果进行综合评价和分析。我们发现:2015—2021 年,除了 2020 年因新型冠状病毒感染疫情的影响,分级诊疗制度实施效果的综合得分有所下降外,我国分级诊疗制度实施执行效果的综合评价得分逐年增长,这表明我国分级诊疗制度的实施在总体上已经取得了一定成效。

结合前文的分析,2015—2021 年,我国分级诊疗制度的实施效果主要体现在两个方面:一方面,基层医疗卫生机构基础设施条件明显改善,全科医生数持续增长,区域卫生信息平台建设明显加强,医联体建设速度明显加快,家庭医生签约率(尤其是重点人群的签约率)持续上升,双向转诊人数大幅增长,县域就诊率不断提高,卫生筹资水平及公平性显著提升,居民医疗费用负担有所减轻;另一方面,医院数量的增长快于基层,三级医院床位数飞速增长,规模不断扩大,省、市、县的区域卫生信息平台建设情况之间仍有较大差距,医院门急诊和入院人次数持续上升,基层门急诊人次占比和入院人次数持续下降,首诊单位为基层医疗卫生机构的占比呈下降趋势,居民两周患病率呈上升趋势。

综上所述,我国分级诊疗制度的实施已经取得了一定成效。但是,这些成效主要集中在分级诊疗制度实施效果的结构指标上,如基层医疗卫生服务体系建设、医联体建设、双向转诊等,在过程指标如基层门急诊人次占比等方面尚未取得突破性进展,结果指标如居民两周患病率、首诊单位为基层医疗卫生机构的占比等指标未出现明显好转。提示我国分级诊疗制度实施过程中的资源投入在一定程度上改善了分级诊疗体系的结构指标,但这些结构指标的改善尚未带来过程指标的优化,也未带来结果指标的好转。种种迹象说明,我国的就医格局虽然在分级诊疗制度的实施下有所改善,但距形成分级诊疗的就医格局还有较大差距。

参 考 文 献

[1] 王超.我国分级诊疗体系建设效果评价[D].武汉:华中科技大学,2021.

[2] 吴谦,邱映贵."互联网+医疗"背景下分级诊疗制度的模式及运行机制研究[J].卫生软科学,2020,34(1):7-11.

[3] 吴士勇,胡建平.全民健康信息化调查报告——区域卫生信息化与医院信息化(2021)[M].北京:人民卫生出版社,2021.

[4] 单大圣.中国医改十年及未来展望[J].黑龙江社会科学,2020(6):82-88.

[5] Ching-Lai Hwang, Kwangsun Yoon. Multiple Attribute Decision Making Methods and Applications-A State-of-the-Art Survey[M]. Berlin:Springer-Verlag, 1981.

[6] 孙振球,王乐三.综合评价方法及其医学应用[M].北京:人民卫生出版社,2014.

[7] 庄一强,严卓然,王兴琳,等.医院竞争力综合排名方法的研究[J].中国医疗管理科学,2016,6(3):45-50.

[8] 杨阳,李园白,亢力,等.综合评价方法在医院管理中的应用进展[J].北京中医药,2012,31(8):624-627.

[9] 方龙.公立医院绩效综合评价方法及其在13所医院评价中的应用[D].武汉:华中科技大学,2011.

[10] 姜芳晶,杨维中.医学常用综合评价方法[J].疾病监测,2006(6):325-328.

[11] 陈锦华.叠代法、综合指数法、TOPSIS法在评价某医院综合效益中应用的比较[J].中国医院统计,2003(1):19-22.

[12] 朱喜安.综合评价方法优良标准研究[M].武汉:武汉大学出版社,2020.

[13] 周燕.城市基层医疗卫生机构分级诊疗实施效果评价研究——以武汉市为例[D].武汉:华中科技大学,2019.

9 中国分级诊疗制度面临的困境及其成因

分级诊疗制度是我国医疗卫生体制改革的重要举措之一,但迄今为止,分级诊疗制度的推行仍然面临各个方面、各个层次的问题。分级诊疗系统是一个多因素交互影响的系统,关于影响我国分级诊疗制度推进的问题,现有研究较为庞杂,包括全科医生建设不足、医生多点执业受阻、财政供给机制等,涉及医疗卫生系统的体制障碍、机制障碍、资源不足等多个层面的问题。鉴于资源和时间的有限性,我国现阶段出台的政策难以同时解决所有存在的问题,这就需要在构建政策问题时提炼出主要问题和次要问题,以促进分级诊疗制度在我国的进一步推进。本章将运用专家咨询法、系统性文献分析法等方法,对我国分级诊疗制度面临的困境及其成因进行深入剖析。

一、影响中国分级诊疗制度推进的主要问题

(一)文献筛选

本研究系统回顾了近 5 年(2016—2020 年)来关于我国分级诊疗制度实施方面的 77 篇文献,归纳总结出影响分级诊疗制度推进的 6 个方面 20 个问题,通过层次分析法对这些问题进行重要性和可解决性的综合评价,最终将综合指数最高的 3 个问题确定为影响分级诊疗制度推进的关键问题。

纳入标准:①文献包含分级诊疗制度的研究;②研究对象为中国。排除标准:①研究类型为非现况研究;②重复发表的文献,包括中文文献翻译后的英文文献。

本研究在维普中文期刊服务平台、万方数据库、人大复印报刊资料中以"分级诊疗+困境""分级诊疗+问题""分级诊疗+影响因素""分级诊疗+难点"等关键词检索近 5 年的相关文献。根据纳入条件对检索数据库获得的文献进行初筛,包括阅读文题、摘要、关键词。然后,对初筛后的文献进行全文阅读,并根据排除标准进行二次筛选。全程由 2 名研究人员分别独立进行,存在争议时征求第 3 名研究人员的意见,最后达成一致。筛选后得到文献共 77 篇,其中,以定性研究方法为主的文献 52 篇(67.5%),以定性研究方法为主并引用少量数据展开论述的文献 15 篇(19.5%),定性定量研究方法相结合的文献 10 篇(13.0%)。数据提取过程由 2 名研究人员独立进行,从最终纳入的文献中摘录第一作者、存在的主要问题等研究结果。

对纳入文献的横断面研究,采用美国卫生保健质量与研究机构(Agency for Healthcare Research and Quality,AHRQ)推荐的横断面研究质量评价标准进行评估。由于分级诊疗制度的研究方法较为零散,纳入的 77 篇文献平均质量得分为 8.5 分,基本满足本研究的需求。

通过精读 77 篇文献,找出阅读文献数量与问题累计数量之间的关系,得出问题的饱和曲线图(图 9-1)。可以看出,刚开始评阅时,问题数量增加较快,当评阅到第 19 篇文献时,问题数量增加到 16 个。随着评阅文献数量的增加,问题增加的速度相对减缓,当评阅至第 50 篇文献时,问题增至 20 个,达到最高点。可见,影响分级诊疗制度推进的问题已经达到饱和状态,问题的收集基本趋于全面。

(二)问题提炼

精读上述 77 篇文献,全面收集和记录影响分级诊疗制度推进的问题表述,在此基础上进行总结归纳,发现影响我国分级诊疗制度推进的有 46 个问题。按照"卫生系统宏观模型"提供的"子模—概念—

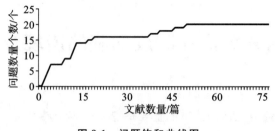

图 9-1 问题饱和曲线图

指标"维度,将 46 个问题进一步归纳和提炼,最终得出影响我国分级诊疗制度推进的 20 个主要问题,并对这 20 个主要问题进行内涵界定与论证。对于分级诊疗制度推进中的问题体系,根据不同层次和方面进一步归纳总结,形成一个由 6 个一级问题和 20 个二级问题构成的评价体系(图 9-2)。

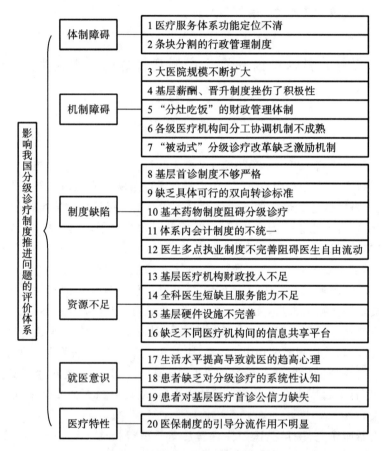

图 9-2 影响我国分级诊疗制度推进问题的评价体系

社会问题的优先顺序取决于问题的"重要性""严重性""可解决性"三个指标。"重要性"指标用于明确问题的主次关系。"严重性"指标表明某个社会问题对社会造成的危害程度。"可解决性"是一个"全或无"的决定性指标,若问题在现有环境下缺乏解决条件,则该问题往往难以进入决策议程。本研究运用层次分析法,对影响我国分级诊疗制度推进的 6 个一级问题和 20 个二级问题构造的"重要性"和"可解决性"进行两两比较,共建立了 12 个判断矩阵,以此作为下一步进行专家咨询的基础。

本研究遴选了我国从事卫生管理理论和实际工作的专家共 21 人,包括医院相关卫生管理人员、主任医生及高等院校卫生服务研究人员,平均从事相关工作超过 10 年,对分级诊疗的现状有很高的熟悉度,并对本研究感兴趣,愿意配合参与专家咨询工作(表 9-1)。

表 9-1 专家基本情况

基本情况	选项	人数/人	比例/(%)
年龄	30~39 岁	3	14.3
	40~49 岁	14	66.7
	50~59 岁	4	19.0
专业	公共卫生	4	19.0
	卫生管理	8	38.1
	临床医学	7	33.3
	其他	2	9.5
学历	本科	8	38.1
	硕士	10	47.6
	博士	3	14.3
职称	教授	1	4.8
	副教授	3	14.3
	主任医生	3	14.3
	副主任医生	14	66.7
目前从事的工作	教学科研	4	19.0
	卫生服务及管理	17	81.0
对分级诊疗的熟悉程度	很熟悉	2	9.5
	熟悉	7	33.3
	较熟悉	12	57.1
从事相关工作的年限	5~9 年	1	4.8
	10~14 年	6	28.6
	15 年及以上	14	66.7

(三) 专家咨询

本研究采用函询的方式进行专家咨询,函询时向专家提供咨询问题一览表、说明信以及相关背景资料。一览表的指标分为重要性和可解决性,指标的重要性是指问题对实现分级诊疗基本目标的影响程度。影响越大的问题,相对越重要。指标的可解决性是指现有环境和条件下解决问题的可能性。

请专家针对每个矩阵表相关问题的重要性和可解决性,按九级标度法打分。为保证数据的真实可靠,在录入数据时,每一轮咨询均剔除无效咨询表。三轮咨询均发放咨询表 21 份,有效回收率分别为 90%、96%和 85%。此外,本研究在专家咨询中有矩阵表没有通过检验的情况下,会根据专家意见进一步完善咨询表的相关表述,再进行两轮专家咨询,直至矩阵表通过一致性检验。随后,根据咨询表,采用层次分析法计算出问题重要性和可解决性的一级指标权重、二级指标权重、综合指标权重等。

(四) 咨询结果

根据专家咨询的结果,运用 SPSS 软件,通过一级问题和二级问题在各自层次中所占的归一化比重,分别确定 20 个问题重要性和可解决性的排序。最后运用变异系数法确定问题重要性和可解决性各自的权重,综合排序得出各个问题的优先顺序。

在影响分级诊疗制度推进的各个问题重要性排序中,问题 14 全科医生短缺且服务能力不足、问题

16 缺乏不同医疗机构间的信息共享平台以及问题 3 大医院规模不断扩大,这三个问题分别处于重要性排序的前三位(表 9-2)。

在影响分级诊疗制度推进的各个问题可解决性排序中,问题 14 全科医生短缺且服务能力不足、问题 3 大医院规模不断扩大以及问题 7 "被动式"分级诊疗改革缺乏激励机制,这三个问题分别处于可解决性的前三位(表 9-2)。

在影响分级诊疗制度推进的问题重要性和可解决性综合排序即需优先解决的顺序中,问题 14 全科医生短缺且服务能力不足、问题 3 大医院规模不断扩大以及问题 16 缺乏不同医疗机构间的信息共享平台这三个问题分别居于前三位,以这三个问题作为影响分级诊疗制度推进的关键问题,各个问题的优先解决顺序见表 9-2。

表 9-2 问题的优先解决次序

问题序号	问题阐述	重要性		可解决性		优先解决	
		Ii	序号	Si	排序	Ri	序号
1	医疗服务体系功能定位不清	0.0939	4	0.0256	15	6.0119	5
2	条块分割的行政管理制度	0.0313	12	0.0085	20	2.0040	18
3	大医院规模不断扩大	0.0949	3	0.1140	2	10.432	2
4	基层薪酬、晋升制度挫伤了积极性	0.0333	10	0.0680	6	5.0474	8
5	"分灶吃饭"的财政管理体制	0.0519	7	0.0284	12	4.0308	10
6	各级医疗机构间分工协调机制不成熟	0.0259	14	0.0439	8	3.4799	12
7	"被动式"分级诊疗改革缺乏激励机制	0.0573	6	0.0849	3	7.0989	4
8	基层首诊制度不够严格	0.0126	16	0.0110	17	1.1810	19
9	缺乏具体可行的双向转诊标准	0.0306	13	0.0110	17	2.0875	17
10	基本药物制度阻碍分级诊疗	0.0259	14	0.0354	10	3.0559	15
11	体系内会计制度的不统一	0.0123	18	0.0107	19	1.1497	20
12	医生多点执业制度不完善阻碍医生自由流动	0.0764	5	0.0281	14	5.2497	7
13	基层医疗机构财政投入不足	0.0321	11	0.0310	11	3.1569	14
14	全科医生短缺且服务能力不足	0.1670	1	0.1835	1	17.513	1
15	基层硬件设施不完善	0.0386	8	0.0284	12	3.3541	13
16	缺乏不同医疗机构间的信息共享平台	0.1442	2	0.0182	16	8.1855	3
17	生活水平提高导致就医的趋高心理	0.0119	19	0.0404	9	2.5990	16
18	患者缺乏对分级诊疗的系统性认知	0.0119	19	0.0808	4	4.5988	9
19	患者对基层医疗首诊公信力缺失	0.0356	9	0.0808	4	5.7974	6
20	医保制度的引导分流作用不明显	0.0125	17	0.0674	7	3.9648	11

二、三个重要问题的成因分析

以上 20 个影响我国分级诊疗制度推进的问题中,部分问题互为因果,即有些在分级诊疗制度实施中表现出来的问题,同时也是另一个问题的成因。以下按照问题重要性的排序,对排在前三位的问题,即全科医生短缺且服务能力不足(问题 14)、缺乏不同医疗机构间的信息共享平台(问题 16)、大医院规模不断扩大(问题3),逐一进行成因分析。

(一) 为何我国全科医生短缺且服务能力不足(问题14)?

随着"强基层"措施的推进,中国全科医生绝对数量虽已大为增加,但也仅占所有执业医生的10%。这一数据远低于欧美发达国家(占比为30%~50%),也距2030年应达到每1万名居民拥有5名全科医生的目标有不小的差距(表9-3)。同时,全科医生整体学历层次偏低、中高级职称人数占比偏少、经规范化培训且取得合格证书者不足,整体质量亟待提升。社区卫生服务中心和乡镇卫生院的基层医生中仍分别有25%和42%达不到医学大专学历,同时在职继续医学教育的覆盖率和接受度不高。那么,为什么我国全科医生短缺且服务能力不足?

表9-3 我国全科医生数量及服务能力变化情况

年 份	全科医生数/名	注册为全科医学专业的人数[占比/(%)]	取得全科医生培训合格证的人数[占比/(%)]	每万人口全科医生数/名	每平方千米全科医生数/名
2016	209083	77631(37.13)	131452(62.87)	1.5	0.022
2017	252717	96235(38.08)	156482(61.92)	1.81	0.026
2018	308740	156800(50.79)	151940(49.21)	2.2	0.032
2019	365082	210622(57.69)	154460(42.31)	2.59	0.038
2020	408820	255867(62.59)	152953(37.41)	2.9	0.042

首先,关于全科医生短缺的问题,可能的成因有四个。①我国全科医学的发展起步较晚。从20世纪50年代开始,美国、英国、澳大利亚等国家在近代通科医疗的基础上进行拓展与尝试,逐步形成了现代全科医学的雏形。1969年,美国成立了家庭医疗委员会,全科医学作为一门临床二级学科正式建立。相比之下,我国中华医学会全科医学分会1993年才成立,这标志着全科医学作为临床二级学科在我国正式确立。1994年,复旦大学附属中山医院率先成立全科医学科,开始探索全科住院医生培养模式。我国全科医学的发展起点比发达国家晚了二十多年,在此期间,我国人民的卫生需求大幅增长,医学模式不断调整,初级卫生保健体系也快速发展,导致对全科医生的需求飞速增长,但医学院培养的毕业生数量远远不能满足这一需求。②医学院毕业的全科医学专业毕业生数量不足。尽管近年来部分高校成立了全科医学院(系)和教研室,但相对于全国几十万的全科医生缺口而言,这些毕业生的数量仍然是杯水车薪。尽管我国实行了农村定向培养全科医学生的制度,但在2015—2020年间,某省就有超过300名农村定向医学生单方面违约。③医学院毕业后未选择在基层从事全科医疗工作。以2016年为例,当年普通高校医学毕业生人数为674263人,但新增执业医生只有142990人,其中,新增全科医生只有20434人,这部分全科医生中还包括一部分经培训合格取得合格证的全科医生。可见,本科毕业后的医学生并未全部从事全科医疗工作。④全科医生配置不均衡。数据显示,我国东部地区全科医生数占中国全科医生总数的50.84%,占执业(助理)医生的比例达11.21%,每万人口全科医生数达到3.43名,而中、西部地区全科医生占执业(助理)医生的比例分别为8.97%、9.05%,中部和西部地区每万人口全科医生数差距不大,分别为2.53名和2.47名。从总体来看,三个地区每万人口的全科医生数仍处于较低水平,不同区域之间的全科医生资源配置存在很大差异,地理维度的全科医生资源配置的公平性与人口、经济维度的全科医生资源配置公平性相比,水平较差。

以上四个成因,除了受经济发展因素影响外,全科医生短缺还与表9-2中显示的问题4(基层薪酬、晋升制度挫伤了积极性)、问题12(医生多点执业制度不完善阻碍医生自由流动)、问题13(基层医疗机构财政投入不足)、问题5("分灶吃饭"的财政管理体制)、问题2(条块分割的行政管理制度)息息相关。

按照我国的行政管理制度,卫生部门办医疗卫生服务机构按照行政隶属关系,可以分为国家级、省级、地市级、区县级四级,而基层医疗卫生机构一般由区县级卫生行政部门直接管理,结合我国"分灶吃饭"的财政管理体制(问题5),公立基层医疗卫生机构一般由区县级财政供给,而相对于国家级、省级和地市级财政,区县级财政往往不足,且不同区域之间的区县级财政差异较大,这就导致了基层医疗卫生机构的全科医生薪酬普遍较低,基层硬件设施不完善(问题15),同时,条块分割的行政管理制度(问题2)还导致基层全科医生晋升名额较少,进一步挫伤了全科医生的积极性(问题4)。所有这些问题都会导致医学生不看好全科医学的前景,毕业后尽量避免在基层医疗卫生机构工作。同时,我国大多数基层医疗卫生机构是事业单位性质,而目前事业单位的改革尚未实现医生身份从"单位人"向"社会人"的转变,以及医院与医生的人事关系向契约雇佣关系的转变,在这种背景下,医生多点执业制度不完善往往使得医生不能自由流动(问题12),从而间接导致我国全科医生短缺问题(图9-3)。

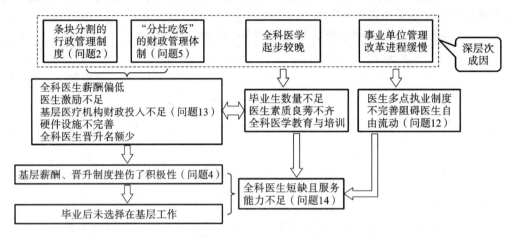

图9-3 全科医生数量短缺且服务能力不足的问题成因

关于全科医学服务能力不足的问题,可能的成因有三点。①全科医学教育与培训问题。中国目前的全科教育与培训主要采取"5+3"模式,即包括五年学历教育和三年规范化培训两个阶段,但因中国全科医学的发展起步较晚,综合医院全科医学学科建设不成熟,导致这两个阶段均存在师资薄弱、教学培养模式不完善等问题。②表9-3显示,有将近40%的全科医生是通过培训取得合格证后从事全科医疗工作的,部分人员未经过普通高校五年的学历教育或规范化培训的过程,导致全科医生素质良莠不齐。③对全科医生激励不足。因财政管理体制(问题5),大部分基层机构由区县级财政提供运行经费,薪酬水平相对较低,同时,在收支两条线的基层医疗卫生机构管理体制下,尽管有绩效考核机制,但因考核后薪酬差距不大,激励作用非常有限,全科医生缺乏积极性,也间接影响了卫生服务能力。

(二) 为何我国缺乏不同医疗机构间的信息共享平台(问题16)?

自分级诊疗制度实施以来,我国积极运用互联网、人工智能等技术,信息化建设的速度明显加快。截至2021年,我国30个省(自治区、直辖市)已经建设了区域卫生信息平台,其中市和县区域卫生信息平台建设率分别为62.8%和46.4%。三级医院参与区域卫生信息共享的比例明显高于三级以下医院,经济发达地区医院参与区域卫生信息共享的比例大于经济中等发达地区和经济欠发达地区。根据中国医院协会信息专业委员会《中国医院信息化状况调查报告(2019—2020年)》,有59.29%的医院参与了区域卫生信息共享。但总体而言,尚未完全实现区域医疗信息化,即信息完全互联互通,消除单个医疗卫生机构的信息孤岛现象,以实现资源的共享和优化。

究其成因,主要有三。①基层医疗机构财政投入不足(问题13),尽管在2009—2013年间,中央财政累计安排补助资金450多亿元,用来支持基层医疗卫生机构加强基础建设、设备购置以及信息化建设等,但由于"分灶吃饭"的财政管理体制(问题5),基层医疗卫生机构的同级财政投入往往不足,导致基层区域信息化水平存在较大差异。②公立医院之间的高度竞争性。我国三级卫生服务体系架构主要基于行政隶属关系,不同机构有不同的财政投入机制,而公立医院的财政投入机制是按照事业单位差额拨款的形式,大多数公立医院的政府财政投入在10%左右,这就意味着90%的收入要靠医疗业务来维持。

另外,在三级医疗服务体系功能定位不清(问题1)的情况下,一个区域内的公立医院往往存在较为激烈的市场竞争,各公立医院都有自己的电子信息系统,在这种高度竞争的情况下,难以实现公立医院之间的信息互通。③由于条块分割的行政管理制度(问题2),目前基层医疗卫生机构与公立医院大多有不同的行政隶属关系或行政级别,而事业单位改革进程尚未达到完全消除事业单位行政级别的阶段。不同的行政隶属关系意味着不同的财政供给和领导任免机制,在这种情况下,难以实现区域规划或供方管理,完全统一的区域信息化则缺乏统一投入、统一管理的基础(图9-4)。

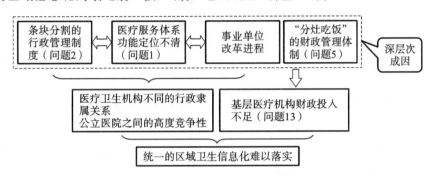

图 9-4　统一的区域卫生信息化难以落实的问题成因

(三) 为何大医院规模会不断扩大(问题3)?

2015—2021年,我国医疗卫生机构总数从98.35万增加到103.09万,增长了4.82%。其中,医院数量增长了32.61%,基层医疗卫生机构数量增长了6.19%,增幅明显低于医院。与此同时,三级医院床位数直线上升,从2015年的204.78万张增加到2021年的323.06万张,增长率为57.76%。公立医院规模的急速扩大不仅带来资产负债率高涨等经营风险,同时也对基层卫生技术人员、患者带来强大的虹吸效应,造成卫生费用持续增长等问题。尽管财政部、国家卫生健康委、国家医保局、国家中医药管理局等4部门印发了《关于进一步加强公立医院内部控制建设的指导意见》,但总体而言,公立医院规模仍较大,在这种情势下,分级诊疗制度的实施面临较大的阻碍。

究其原因,主要有二。①财政投入模式。如前文所述,目前大多数公立医院90%以上的收入依赖于业务收入,这导致了激烈的市场竞争,迫使它们为了生存和发展不得不持续扩大规模和增加优质资源,以建立市场竞争优势。②支付方缺乏统一的供方管理。纵观各国分级诊疗的实施,均离不开支付方(政府或医保)对供方(有合同关系的医疗卫生服务提供方)的统一管理,即由一个支付方统一管理供方提供的服务。例如,英国NHS信托基金统一管理NHS旗下的基层医疗卫生机构和公立医院;美国管理型医疗保健通过保方与一系列的医疗服务提供商建立合同关系,形成提供商网络,实现对供方的科学有效管理,以最合理的价格获取最有效且高质量的医疗服务。在我国条块分割的行政管理制度(问题2)下,医保与医疗卫生的管理隶属于不同的行政部门,机构之间又缺乏有效的利益协调机制,导致医保与医药之间的联动明显不足。医保制度的改革明显滞后于医疗服务体系的改革,如医保目前仍主要停留在价格引导和打击骗保的管理上,尚未实现其倒逼供方变革、促进服务连续性的功能。加之政府财政对公立医院的投入有限,更多是通过行政手段控制公立医院规模。因此,无论是政府还是医保,目前均缺乏对供方(包括基层医疗卫生机构和公立医院)的统一规划和管理。同时,三级医疗卫生服务体系的功能定位缺乏有效的约束机制,也导致了公立医院规模不断扩大(图9-5)。

综上所述,以上三个重要问题(即全科医生短缺且服务能力不足、缺乏不同医疗机构间的信息共享平台、大医院规模不断扩大)只是分级诊疗制度推行中的问题表象,大医院规模不断扩大引发了基层人才和患者的虹吸效应,基层卫生服务人才流失限制了"强基层"战略的实际效果,不同医疗机构间的信息共享平台的缺失导致全科与专科之间的服务难以连续。这些问题的背后,无不反映了我国分级诊疗制度推进过程中面临的结构性、体制性、周期性问题相互交织所带来的困难和挑战。

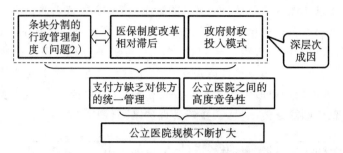

图 9-5 公立医院规划不断扩大的问题成因

三、中国分级诊疗制度推进的困境分析

以上分析了我国分级诊疗制度推进过程中遇到的 20 个主要问题,并对其中的 3 个重要问题的成因进行了深入剖析。从这些问题的成因上看,大多由我国结构性、体制性、周期性问题相互交错产生。因此,尽管近年来我国政府带领医疗、医保、医药等行政管理部门竭尽全力出台了各类政策,以解"分级诊疗"之顽疾,然而,当改革遇到这些深层次问题时,往往显得力不从心,甚至有些改革措施的效果与预期目标相反。从而导致分级诊疗制度尽管实施多年,却仍然处于"有分级""无分诊"的困境之中。

（一）行政等级制与分级诊疗资源配置需求之间的冲突

行政等级制度是指在政府内部,各级行政单位和官员按照职能、地位和权力等级划分,并建立相应的上下级关系和管理体系。在这个体系中,越往上走,相应的权力、责任和资源就越多,呈现一个倒金字塔形状。我国的医疗卫生服务体系正是依托这样一个行政等级制而形成的,在这一体系下,资源向高等级公立医疗机构集中,人才被高等级公立医疗机构垄断,同时,使用各种政策工具形成并维持等级制及不同等级医院间的利益差别。然而,分级诊疗制度的资源配置需求是一个正金字塔形状,那么,一个基于倒金字塔体系形成的子系统又如何实现资源配置的正金字塔呢？与分级诊疗制度息息相关的财政供给制度、医疗保障制度等也面临着同样的困境,这正是分级诊疗制度推行过程中遇到的最深层次的问题。

在优质卫生资源都集中在医疗卫生服务体系上层的情况下,即使提高个人在高等级医院就医的自费比例也很难改变患者对优质医疗资源的需求。尽管近年来,通过行政命令建立医联体和医共体、专家下基层等改革措施,在短期内确实起到了一定的强基层作用,然而,由于各机构间缺乏最基本的利益共享机制,这种强基层模式往往不具有可持续性。因此,从本质上来说,如果不改变卫生服务体系最底层的资源配置结构和管理模式,以及其背后的医保制度和财政供给模式,基层卫生服务能力的薄弱状况将难以得到根本改善。

（二）二元化补偿制度和管理机制强化了医疗资源配备的倒置

考虑到基层医疗卫生机构通常面临着较少的医疗资源、较低的收入水平以及较高的运营成本,因此政府对公立基层医疗卫生机构采取公益一类事业单位管理模式和收支两条线的补偿机制,提供一定程度的财政补贴,用以支持其正常运营和提供基本医疗服务。对于公立医院,由于其拥有更多的医疗资源和服务能力,因此对其采取公益二类事业单位的管理模式,补偿机制采取财政差额补偿和医保按服务项目付费的方式,其财政补偿往往相对较少。然而在现实中,这种对基层和高级别医疗机构的二元补偿和管理机制,恰恰导致和强化了医疗资源配置的倒金字塔结构。

一方面,公立高等级医院的运行成本高但财政补偿少,不得不利用自身资源优势参与市场竞争,不像一些欧美国家的医院以提高单床收益的形式参与竞争,我国公立医院大多以增加床位规模、优质人力资源、先进设备的方式参与竞争。在行政分配资源的体系中，高等级医疗机构规模快速扩大，与基层医疗卫生机构之间的软、硬件差异进一步拉大。由于自身拥有强势品牌和技术能力，大医院的虹吸效应日益强劲，这造成了基层医疗服务能力薄弱，门诊和住院患者都向大医院集中，进而不断虹吸基层医疗卫生机构优秀的医务人员。同时，为了扩大床位数、扩大门诊量并促进患者从门诊向住院的转化就至关重要。这类公立机构为追求收入而愿意接诊更多患者、提供更多服务，形成了"来者不拒""敞开接诊患者"的局面。部分地区的医院出于维持机构运转的需要，甚至出现了大量的供给诱导需求的现象，住院率飙升，这不仅未能实现分级诊疗的目标，还导致了宝贵的医疗和医保资源的浪费。

另一方面，基层医疗卫生机构实行的公益一类事业单位的管理体制、收支两条线管理和基本药物制度，导致基层医疗卫生机构微观活力下降，表现出不愿诊疗患者、"愿意放"的态势。同时，由于处于行政等级体系中的下端，同级政府财政投入有限，较低的薪酬与不乐观的职业发展前景使得基层优秀医务人员向上流动。此外，当前各级医疗机构定位模糊、医生培养机制未做相应调整、医保缺乏首诊和转诊管制，这最终导致了患者就医和优秀医务人员都向上级医疗机构集中的"双集中"现象，这与分级诊疗制度的初衷相悖甚远。

（三）支付方面临再造医疗服务模式的困境

根据国际经验，分级诊疗较为成功的国家都有一个共同点，即由支付方来进行有效的供方管理。用户（企业和个人）缴纳固定的费用（以月缴为主）以获得一个包括诊所、合约医生组织、专科医院和全科医院等全覆盖的指定医疗网络服务。由于用户的就医网络受到限制，整合医疗服务提供方将提供更优质的覆盖和自付减免。例如，英国NHS信托作为主要支付方，对NHS（供方）提供的服务（包括全科和专科服务）进行管理；美国的HMO组织（健康维护组织）整合了医保和医疗服务方，以达到控制医疗费用、保障医疗质量的目的。

在中国，医疗服务的主要支付方有政府医保和商业医保。目前，基本医疗保险几乎已经实现全民覆盖，商业医保也在逐步发展，大约30%的城市居民已经购买了部分商业健康险种。但由于受到行政牵制，公立医疗机构和医保的整合非常困难。

一方面，尽管政府医保占据绝对的主导地位，但长期以来，医保缺乏有效的控费目标和手段，对服务方只是被动支付而没有控制能力。而商业医保相对非常弱小，缺乏与医疗机构谈判的实力。因此，如果从支付端来构建整合医疗，其难度会更大。当然，医保筹资能力下降导致资金紧张，这迫使政府开始推动医保对医疗机构进行强势控费。然而，这样的控费是基于支付端来降低医疗费用开支，并且旨在构建整合医疗，而且事实上也难以操作，因为医保和医疗机构分属不同的部门管理，公立为主的医疗服务方相对强势，它们对于成本控制和提高医疗服务质量并没有内在动力和需求。此外，公立医院的行政管制非常严格，任何改革都会遇到很大的行政压力。对大多数服务方（包括公立和民营机构）来说，它们更希望从支付方和患者身上获取利益，以维持自身的发展。而整合医疗则需要医院和医生转变自身的经营模式并对自有的保险计划进行让步，因此，无论是公立还是民营机构，都缺乏推动自身整合医疗的动力和能力。

另一方面，如果从商业医保的角度直接切入构建线下重资产，就目前阶段来看，可行性几乎是不存在的。从美国的经验来看，整合医疗只有在服务方拥有了足够密集和优质的医疗网络之后才可能获得成功，而如果从支付方入手，则需要寻求具有这样属性的医疗服务网络进行合作，这在中国是极具挑战性的。中国优势的医疗资源都集中在公立三甲医院，即使保险公司能够动用线下重资产在某一个区域大规模、密集布点多层次的医疗服务体系，但只要当地有一家优质的三甲医院不在网络内，这样的HMO就无法吸引足够的用户。但如果将优质公立医疗服务纳入其中，费用控制就成为一个大问题，保险公司的用户数量相对有限，与医保体系相比，其对公立医院的话语权较弱，因此难以实行真正的费用控制。

总体而言，由支付方再造医疗服务模式的改革在中国目前还远远谈不上有所发展，连基本构建的前提都尚未具备。要让整合医疗再造医疗服务模式在中国真正获得发展，可能首先需要支付方变得强势，以能控制医院的医疗行为,同时医院也必须转变服务模式去控制成本和提高医疗服务质量。如果中国医疗服务的主体仍然是公立医院,整合医疗的发展则困难重重。而如果通过私立的服务机构来推动整合医疗,由于这些机构缺乏优质医疗服务方,因此很难真正吸引用户加入。

(四)无法形成专科与全科界限清晰的医疗卫生服务体系的困境

长期以来,我国医疗卫生服务体系都是以疾病为中心,围绕疾病诊治进行三级医疗机构功能定位。例如,《全国医疗卫生服务体系规划纲要(2015—2020年)》(以下简称《规划纲要》)着重从医疗卫生服务类别的角度,明确各级各类卫生机构的功能定位,少有提及这些服务在不同机构之间的衔接。关于基层医疗卫生机构的服务功能描述,《规划纲要》明确其主要承担基本医疗服务和基本公共卫生服务,但却忽略了基层医疗卫生机构应该承担的首诊、可及性、综合性、协调性和连续性等全科医疗特征功能,这可能会导致医疗卫生服务体系的功能规划存在缺陷,最终形成一个以行政等级制为基础、医院为中心进行资源配置和服务的体系,难以满足分级诊疗制度的需求。

医疗机构的功能定位取决于机构中的执业医生,因此,医疗机构功能定位是否清晰,直接影响着机构中执业医生的服务范围和服务边界。全科医生所在的机构是初级保健机构,专科医生或亚专科医生所在机构即为二、三级医疗机构。但如果三级医院有全科医生执业(如我国医院评审标准要求大医院设立全科医学专科),该三级医院的功能定位就是一个混合体,既提供亚专科医疗服务,又提供全科医疗服务;同理,如果基层医疗卫生机构中既有全科医生执业又有专科医生执业,那么,基层医疗卫生机构的功能定位就不仅仅是初级卫生保健,而是与二级医疗功能产生了重叠与交叉,这种情况常见于我国社区卫生服务机构。

在国际上,全科医疗和专科医疗本质上是两个不同的专科,提供的是具有不同侧重点的服务。全科医疗的一项基本功能是提供"疾病甄别、初步诊断、初步治疗、转诊"等一般性服务,但目前我国大量的二、三级医院的专家和专科医生也都普遍提供这种一般性服务,导致大医院与基层医疗卫生机构之间服务范围的交叉和重复。并且专科医生没有接受过全科医疗的专业训练,他们所提供的并非专业的全科医疗服务。这就造成我国二、三级医院提供了大量的非专业性全科医疗服务,而基层医疗卫生机构也在努力提供本应该由专科医生提供的专科服务。在全科与专科服务功能没有一个清晰界定的情况下,分级诊疗制度中到底是"分什么"面临难以厘清的困境。

(五)"单位人"的医生管理模式无法实现资源的优化配置

分级诊疗能否成功,"强基层"是重点,而"强基层"能否顺利推进,首先要解决"人"的问题。在分级诊疗较成功的国家和地区,社区医疗机构以单个医生私人开办或多位医生合伙开办的私营诊所为主,比如美国、德国、加拿大、日本、澳大利亚等国家,其社区门诊机构中超过90%是私立诊所。放眼世界各国,尤其是市场经济国家,鲜有社区门诊机构以公立为主却能够形成分级诊疗格局的案例。毫无疑问,这些国家和地区的社区医生普遍都是自由执业者,自由执业被认为是最符合医疗行业特征的执业方式。在医生自由执业的环境下,分级诊疗是医疗服务体系发展的自然结果。因为自由执业的医生会根据社区居民的便利性自然而然地开办诊所,并根据疾病谱的特征自然而然地形成分工合作的医疗服务体系。

和现代市场经济国家中医生均为自由执业者的状况截然不同,中国的医生迄今为止大多并非自由执业者,绝大多数还是持有国有事业编制身份的国有事业单位职工,通俗说法是"单位人",而非"社会人"。由于医疗资源有限且分布不均衡,政府通过限制医生的执业范围和地点,以图实现医疗资源的合理分配。这意味着政府会根据需要,将医生派驻到各地的医疗机构,以确保医疗服务的普及和均等。获得事业编制身份,即意味着获得了"铁饭碗",其优势在于,除非个人自愿离职或因违规而被开除公职,否则终身无失业和离职之忧。但与之捆绑的约束是医生的执业必须听从单位的安排,无法也不可能在医疗机构间自由流动,甚至不能在公立医疗机构间自由流动。而放弃事业编制又存在巨大的职业风险,因为这一编制身份关联着事业单位与企业间无法衔接的社会保障待遇和显著的待遇差距。事实上,我们正是通过事业单位体制和事业编制身份制度来实现和维持行政等级制的。事业单位编制紧密关联着收入、福利、科研、升迁等各种条件，不仅在客观上"束缚"了广大医生，也是造成诸多具有"中国特色"医生行为模式的制度性原因。

如果非公立医疗机构得以充分发展，则可以在很大程度上撼动这一行政等级化的医疗服务体系。然而，问题在于，现行政策通过区域卫生规划、医生执业地点限制、医保定点资格授予等种种政策，打造了一扇扇限制非公立医疗机构发展的"玻璃门"，大大限制了医生的执业选择。《中华人民共和国医师法》第十五条规定，在两个以上医疗卫生机构定期执业的医生，应当以一个医疗卫生机构为主，并按照国家有关规定办理相关手续。在实际操作中，医生若要申请第二个执业地点，一般要经过所在工作单位领导的同意，而对于多点执业，不少院长明面上不反对，但背地里也不支持，多处于"灰度管理"状态。在医保定点资格方面，尽管医保政策明确指出，符合医保相关规定的医疗机构均可以成为医保定点医疗机构，但在实际操作中，仍有部分满足条件的非公立医疗机构不能被纳入医保定点范围。这一现状直接阻断了医保患者在非公立医疗机构的就医之路，同时也严重限制了这些机构的发展。在缺乏成熟发展的私立医疗卫生机构的大环境下，医生的执业地点选择非常有限。

上述种种制约，剥夺了医生根据市场需求自由选择执业方式和执业地点的权利，导致医生不能根据患者的就医需求灵活选择执业地点和执业方式，从而使得以医生为主体的医疗资源难以与城乡居民的医疗需求实现最佳匹配。同时，目前基层医疗卫生机构的财政供给模式和收支两条线的管理体制，进一步削弱了基层卫生服务能力的发展。在这种情形下，即便政府不断加大政策力度，"强基层"战略更多是对卫生服务能力存量进行了有限的改善，而无法从本质上解决基层服务能力薄弱的问题。因此，分级诊疗体系自然难以有效形成。

参考文献

[1] 国家卫生健康委员会.中国卫生健康统计年鉴(2021)[M].北京：中国协和医科大学出版社，2021.

[2] 迟春花."健康中国2030"与全科医生队伍建设[J].领导科学论坛，2018(24)：76-96.

[3] 武宁,程明羕,闫丽娜,等.中国全科医生培养发展报告(2018)[J].中国全科医学，2018，21(10)：1135-1142.

[4] 路孝琴,杜娟,武艳,等.构建我国长期可持续发展的全科医生培养体系[J].医学教育管理，2020，6(3)：231-238.

[5] 秦江梅,林春梅,张艳春,等.基层卫生综合改革重点联系区县基层卫生人力资源配置现状研究[J].中国全科医学，2018，21(1)：28-31.

[6] 练璐,陈家应,王萱萱,等.中国基层医生医疗服务能力现状与对策研究[J].中国全科医学，2023，26(34)：4246-4253.

[7] 陈倩,王天浩,潘志刚.复旦大学中山医院全科住院医师规范化培训中开展一年期社区实践的探索[J].中华全科医师杂志，2017，16(1)：79-82.

[8] 寇儒欣,梅康妮,秘玉清,等.中国全科医生资源配置公平性现状研究[J].中国全科医学，2023，26(19)：2339-2345，2354.

[9] 匡莉,Li Li.全科医疗特征功能视角下分级诊疗的定义及制度层次[J].中国卫生政策研究，2016，9(1)：19-26.

[10] 卢杨,张鹭鹭,欧崇阳,等.医院与社区"双向转诊"机制研究[J].中国全科医学，2007(11)：939-941.

10 案例分析：分级诊疗制度的珠海市实践

自分级诊疗制度开始推行以来，珠海市委、市政府以及相关部门一直紧跟中央政府的文件精神，在医疗卫生服务体系、医疗保障制度等多方面进行了改革尝试，并通过"强基层""建高地""登顶峰"等行动，使珠海高水平医疗服务供给能力得到了稳步提升，逐步实现了"大病不出市"的目标，在分级诊疗制度建设方面取得了较好的成绩。

一、珠海市概况

（一）基本情况

珠海市位于广东省南部，珠江出海口西岸，濒临南海，东与香港水路相距36海里，南与澳门陆地相连，西邻江门市新会区、台山市，北与中山市接壤，距广州市区140千米。港珠澳大桥竣工后，珠海成为内地唯一同时与中国香港、中国澳门有陆路连接的城市，有大量来自香港、澳门、台湾的居民在此居住。

珠海市于1980年被设立为经济特区，是中国较早的经济特区之一。珠海市陆地面积有1725平方千米，领海基线以内海域面积为9348平方千米，下辖香洲区、斗门区、金湾区3个行政区，并设有横琴、高新、高栏、万山、保税5个经济功能区。此外，珠海还设有5个陆运口岸和5个水运口岸，共计10个国家一类口岸，是中国仅次于深圳的第二大口岸城市。

截至2022年末，珠海市常住人口为247.72万人，常住人口城镇化率达90.76%。在全市的常住人口中，0~14岁人口占比15.88%，15~59岁人口占比74.12%，60岁以上的老龄人口占比10.00%。从人口的自然增长状况来看，2022年全年出生人口共计2.31万人，出生率为9.34‰；死亡人口为0.81万人，死亡率为3.27‰；自然增长人口为1.50万人，自然增长率为6.08‰。与2021年相比，出生率上升了0.56个千分点，而死亡率上升了1.45个千分点，表明居民的卫生需求进一步增长。

（二）卫生事业发展概况

1. 医疗卫生机构概况

在医疗卫生机构的数量分布上，截至2022年，珠海市共有医疗卫生机构1092个。其中，三级医院8个（不含妇幼保健院，后同），二级医院9个，妇幼保健机构2个，专科疾病防治机构1个，疾病预防控制机构6个，社区卫生服务中心（站）112个，乡镇卫生院12个，村卫生室140个，医疗卫生机构总数比上一年增加了46个。在床位配置上，全市实有床位12431张，其中，医院有床位10846张，妇幼保健院有805张，乡镇卫生院有315张。在医疗卫生机构的空间分布上，东部的香洲区在医疗卫生机构的分布上较为集中，西部的金湾区、斗门区的医院分布数量相对较少，医疗卫生机构的区域分布不平衡。

2. 卫生技术人员概况

2022年，珠海市全市的医疗卫生机构共有在岗职工28458人，其中，执业（助理）医生共9072人，注册护士10945人，专业公共卫生机构卫生技术人员2791人，卫生院卫生技术人员949人。在执业（助理）医生的分布方面，综合医院执业（助理）医生数为3285人，社区卫生服务中心执业（助理）医生数为363人，乡镇卫生院执业（助理）医生数为463人。

3. 政府卫生财政投入概况

"十三五"期间,珠海市在医疗卫生建设项目上的投资金额约为119.47亿元,这些投资覆盖了市、区、镇(街)三级共计26个项目的建设。自2020年以来,西部地区规划并启动了19个建设项目,投入财政资金55.46亿元。

根据珠海市政府发布的《珠海市2022年预算执行情况与2023年预算草案的报告》,2022年度珠海市卫生健康支出为56.5亿元,位于珠海市政府一般公共预算重点支出的第6位,远高于公共安全支出、科学技术支出等政府财政支出(图10-1)。

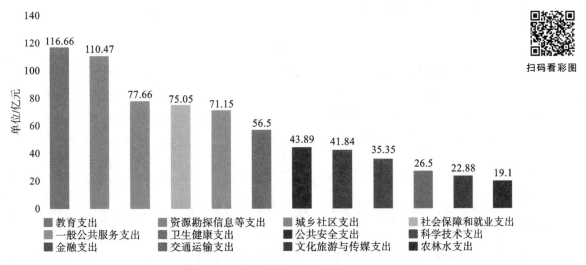

图 10-1 珠海市一般公共预算重点支出情况(2022 年)

在2023年的政府财政预算安排上,预算安排卫生健康类支出19.89亿元以促进医疗水平的提升;0.79亿元用于卫生健康管理事务支出;0.29亿元用于其他卫生健康管理事务支出;10.96亿元用于公共卫生支出;0.29亿元用于其他专业公共卫生机构;0.54亿元用于基本公共卫生服务支出。

4. 健康指标情况

根据2022年珠海市政府公告,2021年珠海市国民体质测试合格率为96.2%,在广东省所有地市排名中位列第一。目前,珠海全市居民健康素养水平达32.58%,人均期望寿命为82.93岁,高于国家发展改革委等部门印发的《"十四五"公共服务规划》中设立的2025年我国人均预期寿命达78.3岁的目标。珠海市成为广东省唯一获评"全国健康城市建设样板市"的城市,其居民主要健康指标已基本达到发达国家水平,并保持在全国前列。

二、珠海市分级诊疗的相关政策分析

近年来,珠海市委、市政府紧跟国家分级诊疗制度建设的脚步,结合珠海市实际情况,制定了多项促进珠海市医疗卫生健康事业发展和优化医疗保障制度的政策,并取得了一定成效。因分级诊疗制度涉及面广、利益主体多,在政策执行过程中应重视政策工具的研究,而政策工具的选择是一个在政策理想与政策现实的矛盾中探寻合适政策路径的过程,政策工具必须与政策问题、内部条件和外部环境相匹配才能实现政策目标。

(一) 政策文本的选取

按照政策内容与分级诊疗相关的原则,在"北大法宝"政策数据库中检索相关文本,并在珠海市人民政府、卫生健康局、民政局、人力资源和社会保障局等部门官方网站查找2016—2022年政府公开发布的政策文本，纳入政策文本池。纳入文本池的具体标准如下：①与分级诊疗领域紧密相关，直接规定或体现分级诊疗制度相关内容；②政策文种类型为行政法规、意见、通知、要点、条例、纲要等规范性公文；③政策发文机关为珠海市政府及其直属机构或是珠海市市辖区政府及其直属机构。按此标准梳理到有效政策文本11份，详情参见表10-1。

表10-1 珠海市分级诊疗政策一览表（2016—2022年）

序号	分级诊疗政策文件	发文机关	发文年份
1	《关于印发珠海市构建医疗卫生高地行动计划（2016—2018年）的通知》	珠海市人民政府	2016
2	《关于印发珠海市引进高层次卫生人才管理暂行办法的通知》	珠海市人民政府办公室	2016
3	《关于印发珠海市进一步加快发展社会办医的通知》	珠海市人民政府办公室	2017
4	《关于印发珠海市卫生与健康"十三五"规划的通知》	珠海市人民政府	2017
5	《关于完善基本医疗保险家庭病床管理的通知》	珠海市人力资源和社会保障局	2018
6	《关于下调珠海市基本医疗保险缴费费率有关问题的通知》	珠海市人力资源和社会保障局	2018
7	《关于印发〈珠海市慢性病长期处方服务实施方案〉的通知》	珠海市卫生健康局 珠海市医疗保障局	2019
8	《关于印发〈珠海市基本医疗保险门诊特定病种管理办法〉的通知》	珠海市医疗保障局	2020
9	《关于印发〈珠海市临床重点专科建设"十四五"发展规划〉的通知》	珠海市卫生健康局	2021
10	《关于完善高血压糖尿病门诊用药保障机制有关问题的通知》	珠海市医疗保障局 珠海市卫生健康局	2021
11	《关于印发珠海市基本医疗保险门诊共济保障实施细则的通知》	珠海市人民政府办公室	2022

（二）政策分析方法

1. 政策工具分类

政策工具的分类有多个理论模型，目前尚未形成统一观点。Schneider和Ingram将政策工具分为5种类型，分别为权威型工具、诱因型工具、建立能力型工具、象征或劝说型工具、学习型工具。Howlett和Ramesh则根据政府介入程度将政策工具分为强制型、自愿型和混合型。Salamon将政策工具分为13类，分别是直接行政、社会管制、经济管制、合同、社会管制、拨款、直接付款、贷款担保、税收支出、收费与用者付费、债务法、政务公司和凭单制。Rothwell和Zegveld从需求、供给、环境3个方面对政策工具进行划分，认为只有平衡使用这3种类型的政策工具，才能保证政策的合理性与科学性。该理论的分类方法最早运用于科技创新评估和工业再造领域，伴随着该理论的逐步成熟与发展，越来越多的研究者将其应用到养老、医疗、科技、教育、文化、体育等各行业中，以构建政策分析模型。

本研究认为分级诊疗制度用于解决国民日益增长的健康需求与不平衡不充分的医疗服务供给间的矛盾，同时，它又是基于改善医疗服务供方的资源配置结构、引导需方（患者）行为、完善其他利益相关者（医保、医药等）行为的基本路径来具体实施的，实现需求与供给之间的平衡是其重点与核心。Rothwell和Zegveld的政策工具理论中的3种类型政策工具，不仅符合当前中国的基本国情与客观现实，增强了分析的科学性与逻辑性，而且理论本身还具有一定的多元性与开放性。在其基本分类与结构框架的基础上，能够针对具体的行业与现实进行解析和界定，从而强化了其应用的广泛性与可行性。因此，本研究采用Rothwell和Zegveld的分类模型，将分级诊疗的政策工具分为供给型、需求型和环境型3类。

本研究中,供给型政策工具的主要作用对象是医疗服务提供方,是对分级诊疗制度起到直接促进作用的政策。通常体现了政府职能的重要政策导向,旨在通过各种措施和手段来提高医疗服务的质量、效率和效果,如资金、人才、设施、技术、信息等方面的有效支持,具体划分为机构建设、资源配置、教育培训、技术支持和信息化等。

需求型政策工具的主要对象是医疗服务的需求方,旨在有效引导、分流患者,形成合理医疗服务需求的各种措施和手段,具体包括医保支付、价格引导、优先诊疗、病种目录和药品调控等。

环境型政策工具作用于整个医疗服务体系,是对分级诊疗制度起到间接促进作用的政策。通常通过目标、计划、法规、税收等方式,产生一系列潜移默化的具有渗透作用的客观因素,旨在为分级诊疗制度提供法规、技术、社会舆论等方面的支持,具体包括目标规划、法规管制、绩效激励、功能监管和政策宣传等。

2. 政策工具的识别与归纳

根据"政策文本编号-政策文本章节-政策文本条目-政策文本段落"(一级标题、二级标题、三级标题、文本段落)(1-1-1-1)格式进行编码,最终形成"分级诊疗"政策文本内容分析编码表。如1-2-2-1表示第1份政策文件《关于印发珠海市构建医疗卫生高地行动计划(2016—2018年)的通知》第二部分"主要任务"第二条"建设高水平临床重点专科"中第一小段提到的"瞄准医学学科和临床专科国际发展前沿,科学规划和布局临床重点专科建设",如表10-2所示(由于文章篇幅限制,故表10-2为简表)。

表10-2 分级诊疗政策文本内容分析编码表(简表)

政策序号	发文标题	内容分析单元	编码
1	《关于印发珠海市构建医疗卫生高地行动计划(2016—2018年)的通知》	主要任务 (一)建设高水平医院。	[1-2-1-0]
2	《关于印发珠海市引进高层次卫生人才管理暂行办法的通知》	第二条 本办法适用于全市所有医疗卫生机构。	[2-1-2-1]
……	……	……	……
5	《关于完善基本医疗保险家庭病床管理的通知》	三、调整家庭病床待遇。参保人在家庭病床建床期间发生的核准医疗费用,统筹基金按80%比例予以支付。	[5-3-1-0]
……	……	……	……
11	《关于印发珠海市基本医疗保险门诊共济保障实施细则的通知》	第十一条 市医疗保障经办部门负责个人账户开设、管理服务工作。个人账户按月计入,划入起止时间原则上与基本医疗保险待遇享受时间一致。	[11-3-11-1]

接着,对具体政策条款进行归纳并规范政策工具名称。由于不同政策文本中对同一事项可能采取不同的描述方式,研究团队基于提取的政策条款归纳、整理政策工具的名称,最终确定了15个政策工具。随后,将15个政策工具分别归属到供给型、需求型和环境型三类政策工具类别(表10-3)。

表10-3 分级诊疗政策工具分类

工具类型	工具名称	含义
供给型	机构建设	加强医疗机构基础条件建设,完善医疗服务网络,提高服务能力
	资源配置	根据医疗机构功能调整床位、财政补助等资源的分配
	教育培训	通过各种教育和培训形式,加强基层医疗卫生人才队伍建设
	技术支持	上级医疗机构对下级医疗机构进行技术支持和传帮带
	信息化	构建医疗信息共享平台,通过信息化手段促进医疗资源纵向流动

续表

工具类型	工具名称	含义
需求型	医保支付	通过医保差异化支付，引导患者有序就医
	价格引导	根据医疗机构级别制定差异化的医疗服务价格，引导患者理性就医
	优先诊疗	通过基层转诊优先预约、优先住院，引导基层首诊
	病种目录	确定各级医疗机构转诊指导目录及转诊规范
	药品调控	扩大基层医疗卫生机构配备药品品种和数量，增强与上级机构的衔接，延长基层医疗卫生机构配药时限
环境型	目标规划	对区域医疗资源进行总体规划
	法规管制	通过各种法规、制度约束医疗服务各方的行为
	绩效激励	建立基于绩效考核的薪酬分配和财政补偿机制
	功能监管	对各医疗机构职能和服务质量进行监管
	政策宣传	对政策对象开展广泛宣传

3. 质量控制

文章的客观性、真实性对于政策类文章而言极其重要。国内外研究者一般用信度系数来表示一致性程度的高低，信度系数越大则表示结果的数据可信度越高，一般认为信度系数在0.8以上为一致性好，0.7~0.8为可接受，0.7以下为一致性差。为保证本研究的客观性、真实性，本研究由两人同时对11篇政策文本进行筛选以及政策工具的选取和拟合，以排除作者主观因素的干扰。通过对两人工作结果的一致性进行信度检验，得出的信度系数为0.92，表明可信度较高。

（三）政策分析结果

1. 政策工具应用情况

按照上述15种政策工具进行统计汇总，结果显示应用最多的政策工具是医保支付，共出现了50次；而应用最少的政策工具是病种目录，仅出现22次。在分级诊疗政策的执行过程中，综合运用了供给、需求、环境3个类型的政策工具，其中，供给型政策工具占比32.92%，需求型政策工具占比35.80%，环境型政策工具占比31.28%（表10-4）。

表10-4 各类分级诊疗政策工具数量与构成

工具类型	工具名称	数量/次	占比/(%)
供给型	机构建设	38	32.92
	资源配置	37	
	教育培训	29	
	技术支持	27	
	信息化	29	
需求型	医保支付	50	35.80
	价格引导	28	
	优先诊疗	40	
	病种目录	22	
	药品调控	34	

续表

工具类型	工具名称	数量/次	占比/(%)
环境型	目标规划	41	31.28
	法规管制	25	
	绩效激励	26	
	功能监管	29	
	政策宣传	31	
合计		486	100.00

据表10-4数据,在各类政策工具的内部构成方面,供给型政策工具中机构建设占比23.75%,资源配置占比23.13%,教育培训与信息化各占比18.13%,技术支持占比16.88%;需求型政策工具中,医保支付占比28.74%,价格引导占比16.09%,优先诊疗占比22.99%,病种目录占比12.64%,药品调控占比19.54%;环境型政策工具中,目标规划占比26.93%,法规管制占比16.45%,绩效激励占比17.11%,功能监管占比19.08%,政策宣传占比20.39%。

2. 分级诊疗政策主题分析

对政策文本进行词频分析是观测不同时期政策设计方向、总结文本特征的重要方法之一。本研究剔除时间、数字及无意义动词,按年份整理分级诊疗政策词频分布图。

以2016—2022年的分级诊疗政策为分析对象,运用NVivo软件对其进行词频统计,"医疗"一词出现了658次,"卫生"一词出现了471次,"服务"一词出现了392次,"机构"一词出现了286次,"建设"一词出现了261次,而"分级"一词仅出现了23次。由此可分析得出,当前珠海市在推进分级诊疗制度的实施中,侧重点依旧在医疗卫生服务机构的建设方面,而在居民分级就医方面缺乏一定的宣传引导,不利于居民形成前往基层首诊观念的转变。分级诊疗政策词语云详情参见图10-2。

扫码看彩图

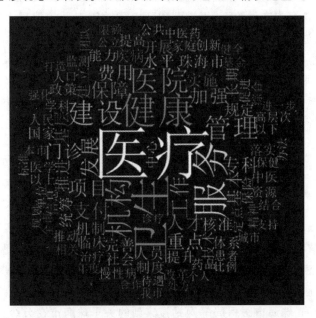

图10-2 分级诊疗政策词语云(2016—2022年)

经对比及类比分析后有以下两点发现。一是同时期之间的政策具有较强的相关性。例如,2016年珠海市政府比较关注医疗卫生机构的建设情况,在《珠海市构建医疗卫生高地行动计划(2016—2018年)》中明确指出要加强高水平医院和重点专科建设;在《珠海市医疗卫生"强基层、促均等、提水平"三年行动计划(2016—2018年)》中提出要提高基层医疗卫生机构的服务能力。二是在2016—2022年,每年出现次数较多的词语为"医疗""专科"等,说明市政府比较关注高水平医疗卫生服务,注重提高本市医疗机构的服务能力。2016—2022年位居前10的词频统计情况参见表10-5。

表10-5 分级诊疗政策文本前10位词频统计表(2016—2022年)

年份	第一	第二	第三	第四	第五	第六	第七	第八	第九	第十
2016	人才 96	卫生 76	医疗 51	学科 49	高层次 42	团队 39	项目 34	医院 33	国家 31	工作 31
2017	医疗 368	卫生 357	健康 320	服务 301	建设 194	医院 184	管理 149	机构 136	发展 119	基层 92
2018	医疗 21	保险 17	基本 17	社会 16	保障 12	职工 12	缴费 11	家庭 9	病床 9	人力 8
2019	慢性病 36	处方 33	医疗 32	长期 30	机构 25	患者 19	定点 14	实施 12	医生 10	加强 8
2020	医疗 81	支付 77	核准 76	费用 67	规定 53	长期 50	机构 46	医院 38	保险 33	治疗 32
2021	专科 69	重点 55	临床 47	医疗 43	门诊 43	建设 37	服务 35	管理 34	保障 30	机构 25
2022	医疗 62	门诊 45	支付 44	费用 40	机构 38	保障 36	账户 29	定点 27	个人 25	职工 23

注:词语后面的数字表示该词语出现的次数。

(四) 讨论

分级诊疗体系的构建是一个需要因地制宜、循序渐进的过程。其基本路径是在优化医疗服务供给体系的基础上,引导供需双方行为,从而达到分级诊疗制度的政策目标。具体来说,短期内以存量资源的整合优化为主,中期以构建同质的全科服务体系为主,远期以构建医保约束下的分级诊疗体系为主,不同阶段应选择适宜的政策。

本研究对珠海市2016—2022年的分级诊疗制度建设政策文本进行分析,梳理了珠海市在分级诊疗体系构建和实施的过程中对于供给型、需求型、环境型3大类共15项政策工具的选择和应用情况,主要有以下3点发现:一是在政策工具类型上,需求型政策工具应用最多,环境型政策工具应用最少;二是在具体政策工具的选择上,医保支付、目标规划、优先诊疗、机构建设、资源配置等依赖行政手段调控的政策工具占主导地位;三是珠海市在供给型、需求型和环境型政策工具的使用上较为均衡,珠海市在推进分级诊疗制度的实施中,注重多方面力量的齐头并进。

珠海市作为中国较早设立的经济特区之一,是中国仅次于深圳的第二大口岸城市,经济较为发达,医疗资源比较丰富,医疗服务质量较高,卫生经费相对充足,因而在政策工具使用上相对比较均衡。作为我国分级诊疗制度实施的先行试点地区,珠海市在分级诊疗的落实和推广方面做出了诸多努力,并在某些方面为我国其他地区分级诊疗政策的制定和落实提供了参考依据。

三、珠海市分级诊疗的主要做法

关于分级诊疗制度,珠海市一直走在我国实践探索的前列,积极贯彻落实国家、广东省关于分级诊疗制度建设的相关文件精神,重视分级诊疗工作的落实开展。珠海市以公立医院改革和推动公立医院高质量发展为契机,以紧密型医联体建设为载体,提高基层医疗卫生机构的服务能力,推进医保支付方式的改革,积极加快优质医疗资源的扩容和均衡布局,构建合理、完善的分级诊疗格局。本篇根据珠海市政府、珠海市卫生健康局、珠海市医保局等网站搜集到的关于珠海市在分级诊疗方面的政策进行总结分析。

2014年5月,珠海市成为全国第二批公立医院改革国家联系试点城市之一。2015年5月,国务院办公厅出台的《关于城市公立医院综合改革试点的指导意见》(国办发〔2015〕38号),明确提出了构建布局合理、分工协作的医疗服务体系和分级诊疗就医格局的基本目标之一;强调落实基层首诊,基层医疗卫生机构提供基本医疗和转诊服务,注重发挥全科医生作用,推进全科医生签约服务。同年,珠海市人民政府出台了《珠海市深化医药卫生体制改革总体方案》(珠府办〔2015〕9号,以下简称《方案》)。《方案》中明确提出要建立分级服务、分级定价、分级支付、信息统筹、社区健康管理的分级诊疗制度,条件成熟的地区先行试点,构建基层首诊、双向转诊、急慢分治、上下联动的分级诊疗体系。同年出台的《珠海市促进城市社区卫生服务事业发展实施方案》(珠府函〔2015〕137号)提出建立和完善城市社区卫生服务标准化工作制度,重构社区卫生服务体系,为进一步优化分级诊疗体系、合理分配和利用医疗卫生资源,以及为制定、出台相关政策提供科学的决策依据。

目前,珠海市已经建立起完善的市、区、镇(街)、村(居)四级医疗卫生服务体系,基本实现了城乡居民全覆盖,确保了群众能够获得公平、可及的医疗卫生服务。同时,珠海市还构建了多个紧密型医联体,建成了上下互通的双向转诊系统,促进了上级医院和基层医疗卫生机构之间的互通。家庭医生签约率已超过半数,电子健康档案建档率达到80%以上。在中医药领域,珠海市同样取得了重要进展,基层医疗卫生机构中"国医堂"的覆盖率达100%。此外,高水平医院专科建设和基层医疗卫生机构的医疗水平均得到了显著提升。

关于珠海市在推进分级诊疗制度实施方面所做的积极探索,以下将从高水平医院建设、提升城乡基层卫生服务能力、卫生信息系统建设、医联体建设、完善医保制度、推进中医药建设等多角度展开论述。

(一)高水平医院建设减少患者跨市就医

医疗服务水平与医疗服务质量的提升,离不开高水平医院的建设、临床专科能力的提升。为打造西部医疗卫生高地,加强高水平医院重点专科建设与发展,有效减少患者跨市就医的需求,提升珠海市医疗卫生事业的综合竞争力,珠海市政府于2008年6月出台了《珠海市医学重点专科管理办法》,对市内医疗卫生机构重点专科的建设和申报进行了明确的规范引导,促进了珠海市具有专业特色和专科优势的重点专科实现健康、快速的发展,同时为珠海市重点专科的发展奠定了坚实的基础。

"十三五"期间,为贯彻落实广东省建设医疗卫生强省、构建医疗卫生高地和珠海市加快建设医疗卫生强市的精神和决定,珠海市先后出台了《珠海市构建医疗卫生高地行动计划(2016—2018年)》(珠府函〔2016〕263号)、《关于促进临床重点专科建设的若干意见》(珠医改领〔2016〕号)等文件,不断加大对珠海市临床重点专科建设发展的支持力度。明确提出"建设高水平医院和临床重点专科,打造珠江口西岸医疗卫生高地"的目标,通过建设高水平医院、打造高水平临床重点专科、搭建医学科技创新平台、引进培养省级医学领军人才和杰出青年医学人才、发展高水平健康服务业等措施,加快珠海市医疗卫生高地的建设步伐,满足人民群众日益增长的多层次、多样化的医疗服务需求。2017年9月,珠海市中西医结合医院(珠海市第二人民医院)作为珠海市唯一一所中西医结合医院,成功举办了尿路结石治疗新进展研讨会。来自广东省的百余名医疗人员参加了会议,与会学者在现场就多个议题进行深入探讨,从宏观及微观角度针对尿路结石临床治疗的诸多技术重点、难点进行了具体详尽的分析和总结,探索尿路结石治疗的新技术、新思路,以技术创新为驱动力,推动特色专科的建设与发展。同年10月,珠海市卫生健康局印发了《关于确定第一批市级高水平临床重点专科(学科)的通知》,确定了第一批市级高水平临床重点专科(学科),其中临床专科有11个,学科或中心3个,并给予一定的经费奖励。此外,为平衡中、西医医疗专科建设之间的平衡发展,2018年10月,珠海市卫生健康局印发了《珠海市中医临床重点专科建设管理办法》(珠卫计〔2018〕434号),进一步规范了全市中医临床重点专科的建设与管理工作,旨在充分认可并促进在医疗技术、专科管理、人才培养、科学研究等方面有充分优势的中医专科的发展,充分发挥中医临床重点专科的带动和引领作用,提升全市中医临床诊疗水平,更好地满足市民群众对中医药服务的需求。

为实现医疗健康高质量发展,珠海市委、市政府全力推动全市医疗卫生建设项目高质量实施,旨在加快优质医疗资源提质扩容和均衡布局。2020年,珠海市出台了《珠海市2021—2023年卫生健康领域市政府投资项目三年实施计划方案》,明确指出将重点推进珠海市人民医院和中山大学附属第五医院这两所高水平医院的基础设施建设。同时,还将实施广东省中医院珠海医院的提升项目和珠海市中西医结合医院的改扩建项目,加快P3实验室及疾病预防能力提升工程的建设,并积极推动广东省中医院珠海医院创建国家区域医疗中心。自2020年起,珠海市通过挂图作战和周例会制度,与各建设单位签订了建设目标管理责任书,做到一月一督查、一月一通报、一周一落实,确保项目建设稳步有序推进。

2021年5月,珠海市卫生健康局印发了《珠海市临床重点专科建设"十四五"发展规划》(以下简称《规划》)。《规划》总结了当前珠海市临床重点专科建设的发展现状和存在的问题,以及当前所面临的机遇和挑战,明确了当前态势下的发展方向与工作目标,提出要加大对国家级临床重点专科的支持力度,培育并争创省级临床重点专科,提高对建设市级临床重点专科的扶持力度,通过强化组织保障、投入保障和评价监管等措施来保障临床重点专科的建设。2021年9月24日,珠海市"十大民生实事"之一的珠海市生物安全P3实验室项目正式开工建设。同年,珠海市委、市政府印发了《珠海市建设新时代中国特色社会主义现代化国际化经济特区的工作方案》,提出要大力推进珠海市人民医院、中山大学附属第五医院、广东省中医院珠海医院这3家广东省高水平医院的建设,争创区域医疗中心,并进一步加大临床重点专科的建设力度。

高水平医院的建设同样离不开高层次人才的引进与培养,以及优质医疗资源的提质与扩容。在高层次人才的引进与培养方面,近三年来,珠海市成立了健康珠海专家智库,并聘请了多位专家为健康珠海高端智库特聘专家,为珠海市建设健康城市"把脉定向",提供了强有力的智慧支撑。同时,珠海市先后引进了22个高层次卫生团队,并引进和培养了近120名荣获国家、省、市各类卫生专业人才称号的优秀人才。在优质医疗资源的提质扩容方面,《珠海市人民医院省级区域医疗中心建设方案》于2022年11月获得国家批复,珠海市人民医院成为广东省内入选建设省级区域医疗中心的5家医院之一。截至2022年末,珠海市已先后完成了市妇幼保健院异地新建项目、市人民医院北二区科研综合楼主体工程项目和市慢性病防治中心建设项目等。在市政府投资建设的16个项目中,已有8个项目如期投入使用,大大提升了居民就医的便利性。此外,珠海市还通过加强区级医院专科建设的引导支持、实施市内专科对口帮扶、大力推动危重症救治中心全覆盖建设等多项举措支持并引导区级医院发展建设临床专科,提升区域医疗服务能力,满足患者区域内的就医需求。2021年印发的《珠海市医疗卫生对口帮扶三年行动计划(2021—2023)》组织市内高水平医院"组团式"结对帮扶区级医院进行专科建设,充分发挥"传帮带"作用,提升区级医院专科管理能力和服务质量。2023年7月,国家发展改革委、国家卫生健康委"十四五"优质高效医疗卫生服务体系建设实施方案中期评估地方交叉互评调研组对珠海实践成果给予了充分肯定。

(二)多种形式提升城乡基层卫生服务能力

2008年,在社区(农村)卫生方面,珠海市发布了《关于规范我市城市小病治疗免费工作的意见》和《珠海市社区(农村)公共卫生服务工作规范》等工作文件,并制定了《珠海市农村卫生服务中心管理制度汇编》《珠海市农村卫生服务机构工作绩效考核办法(试行)》《农村卫生服务中心基本用药目录》等,以完善农村卫生服务中心(卫生站)各项管理制度。2009年,珠海市制定了《珠海市农村卫生服务中心管理办法》(暂行),在制度上确保了医疗卫生中心能够依法规范运作,并开展了适宜技术的现场指导与培训。同年,珠海市委、市政府颁布了《关于镇卫生院改革与发展的意见》,明确了乡镇卫生院由区镇共管、以区为主的管理体制,并实行了收支两条线管理。此外,还起草了《珠海市政府关于发展社区卫生服务的实施意见》,旨在引导社区门诊统筹报销与"小病免费治疗"政策相接轨,优化基本医疗服务流程,促进基层首诊和双向转诊的有效执行,并于2012年正式公布《珠海市人民政策关于发展城市社区卫生服务的实施意见》。2010年,珠海市不断完善农村卫生服务中心的规范化建设,致力于为农村居民提供"小病免费治疗"服务,此举在居民中得到了良好的反响。2011年,珠海市制定了《珠海市社区卫生服务中心基本标准(试行)》和《珠海市社区卫生服务站基本标准(试行)》,由编制部门重新核定了9个社区卫生服务中心的编制,并对平沙、前山、南屏社区卫生服务中心开始推行"院办院管"的管理模式。

2016年,珠海市人民政府印发了《珠海市医疗卫生"强基层、促均等、提水平"三年行动计划(2016—

2018年）》的通知（珠府〔2016〕9号，以下简称《通知》）。《通知》明确要求，力争用三年时间，通过加强基层医疗卫生建设、加快西部及海岛医疗卫生发展、推动公立医院改革、加快社会办医发展、完善基本医疗卫生制度、健全公共卫生服务体系、加强人才与学科建设、建立健全配套政策等方式，完善区级公共卫生服务体系建设，提高基层医疗卫生服务共建能力和共享水平。与此同时，珠海市各镇卫生院对辖区内政府开办的农村卫生服务中心实行机构建制一体化管理，提高了农村卫生服务中心的运行经费拨款标准，启动了针对"两病"管理的新医保政策，加大了对农村地区医疗卫生事业的扶持力度。珠海市各大医院也积极响应"两学一做"号召，对口帮扶基层医院，提升了基层医院的医疗服务能力。在人才引进方面，珠海市政府出台了《珠海市引进高层次卫生人才管理暂行办法》，设置了高层次人才工作津贴、购房补贴等优惠政策，以加大对医疗人才的吸引力；同时，制定了《2016—2018年珠海市全科医生转岗培训项目实施方案》，启动了全科医生转岗培训项目，在一定程度上缓解了全科医生短缺的问题；此外，还在全市建立了318个"三师"（高血压专科医生、糖尿病专科医生、全科医生）团队，并建立了216个家庭医生服务团队，旨在为居民提供更好、更优质的基层医疗卫生服务。

2017年，珠海市落实了12类国家基本公共卫生服务项目，并在全市范围内推广家庭医生签约服务，建立了310个家庭医生服务团队。这些团队在市内多个地区开展了家庭医生签约试点工作，提升了基本公共卫生服务的经费使用效率，并增加了对基层医疗卫生机构的经费拨款。在医生培养方面，珠海市同样积极响应国家号召，通过推行家庭医生团队签约服务，家庭医生服务团队继续扩大，居民签约率显著提升。此外，珠海市还在多个基层医疗卫生机构启动了"家庭病床"的试点工作。为了规范全科医生的培养流程，扩大珠海市全科医生团队规模，珠海市于2017年出台了《珠海市全科医师规范化培训及转岗培训管理办法》，通过增加全科医生转岗培训、调整面对社会招收转岗定向培训对象条件、提高全科医生培训期间待遇、将招聘权利下放至基层等一系列措施，加大了对全科医生的培养力度。

2018年，珠海市按照《珠海市全科医生规范化培训和管理暂行办法》，提高了全科医生的待遇水平，吸引优质的医疗人才下沉到基层、留在基层，顺利完成每年两批次的帮扶工作，提升基层医疗卫生机构的服务水平，提高基层的能力，使患者在基层医疗卫生机构就医时，基层能够满足其就医需求，同时，当患者在下转至基层时，基层能够"接得住"，有效保障患者就医的连续性。2020年，珠海市人民政府印发了《珠海市推进健康珠海行动实施意见》，市卫生健康局对《健康珠海2030规划纲要》进行了分工部署，推动建立了健康珠海建设的体制与机制，推进了健康城市细胞单元和健康村的建设，并在健康社区、健康村、健康镇方面取得了一定成就。

截至2022年末，珠海市已经基本实现了"定点医疗"，确保每个社区都能在社区卫生服务中心或乡镇卫生院辐射范围内，确保来自上级医院的专家每周至少一次前往基层医疗卫生机构坐诊，通过"以学带教"的方式，提高基层医疗卫生机构的诊疗能力。基层医疗卫生服务能力的提升，极大地加强了基层在"分级诊疗"中作为"守门人"的作用和居民康复治疗中作为"最后一环"的重要性，力保基层"诊得了病""兜得住底"。此外，居民就医的"十五分钟健康圈"也已基本建成。

（三）卫生信息系统建设促进上下转诊

2016年，珠海市成功验收了"珠海市区域医疗一卡通信息化项目一期建设"，初步建成了覆盖市、区、镇（街）、村（居）四级的信息化医疗系统。2017年，珠海市市民健康信息服务系统集"一卡通系统""全员人口信息系统""部门信息共享系统"为一体，建成了覆盖全市各医疗卫生单位的基础医疗卫生管理信息系统，全面实现了医疗机构内部的信息化管理。同时，持续对"互联网＋医疗"等功能进行开发、完善，提高线上医疗服务能力。

2017年底，珠海市成功完成了家庭医生签约服务、手机端排队等候等功能的开发。以香洲区作为家庭医生签约的试点区域，以市人民医院区域医联体、高新区医联体作为转诊、会诊的试点单位，全面开展试点建设工作，同时，"健康珠海"公众微信号及其APP版本也正式上线运行。2018年，珠海市完成了《珠海市民健康信息服务系统规划方案》的制定。同年7月，珠海市启动了市民健康信息服务平台（一卡通二期)的建设工作。

2019年,珠海市开展了卫生健康信息便民"五个一"攻坚行动,旨在完善信息化建设、管理和服务的体制机制,初步实现了从"信息化"向"智慧化"的过渡。"五个一"包括"一码通用""一网联通""一键诊疗""一站会诊""一体服务",显著提升了医疗信息化服务水平。

2021年,珠海市卫生健康局依托卫生专网,构建了联通市、区、镇(街)、村(居)和所有公立医疗卫生健康单位的网络保障体系,并建成了覆盖全市医疗卫生机构的5G卫生专网。同年,市内13所医院将"健康珠海"APP纳入了服务体系,为居民提供线上诊疗服务。截至2022年末,珠海市"双向转诊信息系统"得到了进一步完善,已基本实现100%覆盖。该信息系统的使用不仅使居民转诊流程更加标准化、规范化,还规范了各级医疗卫生服务机构的转诊行为。同时,系统能够详细记录居民的诊疗经历,便于上级医院在接诊患者时查到患者的准确信息,从而保证患者治疗的连续性。

(四)医联体促进医疗卫生服务的连续性

医联体是指将同一区域内的医疗资源进行整合,由一家三级医院牵头,联合若干家二级医院与基层医疗卫生机构组成的区域性医联体。根据《国务院办公厅关于推进医疗联合体建设和发展的指导意见》,医联体的4种模式分别为城市医疗集团、县域医共体、跨区域专科联盟、远程医疗协作网。为方便居民就医,从2014年起,珠海市就开始探索并建设了各种类型的医联体。

2016年5月1日,珠海市开始实施高血压、糖尿病("两病")的分级诊疗制度,建立了以三级医院为核心的"两病"管理医联体,组建了318个由大医院高血压专科医生、糖尿病专科医生和全科医生组成的"三师团队",建立了上下联动机制,促进了优质资源下沉。此举使得"两病"患者即使在社区也可以接受到大医院专科医生的服务,不仅方便了居民就医,还促进了基层医疗卫生机构服务能力的提升。由于对高血压和糖尿病率先实行了分级诊疗,在家庭医生团队的基础上,珠海市又增加了二、三级医院的专科医生,组建了高血压、糖尿病"三师共管"的医疗团队,使"首诊在基层"的受众群体进一步扩大。

在医疗专科联盟方面,2019年3月,珠海市成立了首个药学专科医联体,并随后在多地开展实践,对医联体建设展开了初步探索。同年7月,珠海市作为全国城市医联体建设试点城市,在全省7个试点城市中率先启动了城市医联体建设,城市医联体建设如火如荼地进行着。同时,珠海市的三级医院全都参与了医联体建设,实现了公立基层机构的全覆盖,并吸引了大部分民营基层机构的参与,共同成立了第一批专科联盟。通过专科专家下基层进行坐诊的方式,让居民即使在基层医疗卫生机构也能享受到来自专科专家的诊疗服务,大大方便了居民在基层就医。

在远程医疗方面,2019年,珠海市先后印发了《珠海市开展城市医疗联合体建设试点工作方案》《珠海市人民医院医疗集团建设试点工作方案》《珠海市医疗联合体网格化布局规划方案》等文件,积极探索"以紧密型医联体建设为主体,专科联盟等形式为补充"的多元复合医联体建设模式,推动优质医疗资源下沉到基层和海岛地区,并通过"对点帮扶"等形式推动优质资源下沉,大大提升了海岛地区的医疗卫生服务水平。同年5月,医联体中的5G+应急救援、5G+远程超声落地珠海,使远程医疗协作网辐射至海岛地区。

在老年慢性病医养医联体建设方面,2019年,珠海市出台了《珠海市老年慢病医养医联体建设实施方案》,以市内三级医院为牵头单位,联合基层医疗卫生机构、养老机构等,共同统筹建设老年慢性病医养医联体。2021年,珠海市为贯彻落实《广东省开展医养结合机构服务质量提升行动方案》,采取了多项措施,合理利用现有医疗资源、养老资源和社会资源,以老年慢性病患者需求为导向,以防治老年人6种慢性病为主线,建设了包含政府部门、医疗卫生机构、养老机构、社会、家庭、个人多方参与的医、养、健、护、宁5位一体的老年慢性病医养医联体,深度促进了医养有机结合,大大加强了医联体各单位之间的合作,进一步推进了老年慢性病医养医联体建设。

在紧密型医联体的建设方面,珠海市采取"院办院管"的形式,依托三级医院在基层建立社区健康服务中心,上级医院专家通过下基层坐诊的形式,为居民提供诊疗服务。如果因为设备等问题,导致患者的病情无法在健康服务中心得到妥善解决,患者可以通过绿色通道转诊到上级医院进行进一步的检查,这种"院办院管"形式的医联体确保了上级医院与社区健康服务中心的紧密合作,通过统一的人员管理调度、药品耗材配送、电脑网络一体化管理,使上级医院的优质资源得以有效下沉,满足基层居民的就医需求,推动"基层首诊"的有效落实。对于松散型医联体(三级医院与私立的医疗卫生机构之间建立的医联体),珠海市积极开展实践,珠海市香洲区于2020年制定了医联体建设工作方案,以镇(街)为单位,由香洲区7家综合医院牵头,分别与香洲区基层医疗卫生机构组建区域医联体。以"小手牵大手"的方式,引导上级医院的优质资源下沉到基层,帮助基层医疗卫生机构提高服务能力和水平,加强了珠海市医联体建设的落实。

(五)完善医保制度以促进急慢分治和基层引流

2008年,珠海市已基本实现了医疗保险城乡统筹,农村合作医疗与城乡居民基本医疗保险顺利并轨,居民参保率达到98.2%。为了进一步完善珠海市的医疗保险制度,减轻参保人普通门诊医疗费用负担,推进分级诊疗工作的实施,珠海市在基本实现全民医保的基础上,于2009年6月颁布了《珠海市社会基本医疗保险普通门诊统筹暂行办法》(珠府〔2009〕74号),建立了覆盖所有基本医疗保险参保人的普通门诊统筹制度,使就医报销比例向基层倾斜,从而保障参保人在除门诊特定病种外的门诊医疗需求得到满足。此举在一定程度上发挥了方便群众就医、减轻患者负担的积极作用。

自2016年5月1日起,珠海市医保基金增加了1000多万元的支付额度,用于支持高血压、糖尿病的分级诊疗工作,并将家庭病床医疗费用纳入了基本医疗保险保障范围。为了让医疗保障惠及更多的居民,珠海市于2017年将补充医疗保险政策向困难群体倾斜。具体来说,将36种谈判药品纳入了珠海市基本医疗保险药品目录的管理之中,实施个人先自费10%的药品管理方式,使得更多的药品能够报销,从而进一步减轻了参保人的经济负担。同时,珠海市还放宽了异地就医政策,允许以城乡居民、学生和未成年人身份参加珠海市基本医疗保险的参保人也可以办理常住异地就医,大大提升了参保人就医时的满意度。

为了进一步完善珠海市基本医疗保险中关于门诊特定病种的保障政策,规范门诊特定病种管理,提高门诊特定病种保障水平,珠海市于2020年制定了《珠海市基本医疗保险门诊特定病种管理办法》。在2020年11月,珠海市被国家医保局确定为区域点数法总额预算和按病种分值付费试点城市之一。

为了减轻"两病"患者的门诊用药负担,珠海市医保局于2021年发布了《珠海市医疗保障局 珠海市卫生健康局关于完善高血压糖尿病门诊用药保障机制有关问题的通知》(珠医保〔2021〕88号)。在2022年11月,珠海市发布了《珠海市基本医疗保险门诊共济保障实施细则》(珠府办〔2022〕19号),该细则在门诊统筹的基础上,通过调整报销比例和报销金额,进一步引导居民的就医选择。

2016年,珠海市发布了《关于开展高血压、糖尿病分级诊疗工作的通知》(珠医改领〔2016〕1号),遵循"分级诊疗、急慢分治、三师共管、医保支持、稳步推进"的原则,率先开展"两病"的分级诊疗工作。为了进一步引导"两病"参保患者合理、方便地就医,并切实减轻其医疗费用负担,珠海市于2016年5月又出台了《关于基本医疗保险实施高血压、糖尿病分级诊疗有关问题的通知》(珠人社〔2016〕128号),对于新增的符合"两病"诊断标准的参保患者,将不再进行"两病"门诊特定病种认定,而是将新增"两病"参保人统一纳入门诊统筹管理,以保证"两病"分级诊疗工作的顺利实施。

2020年4月,珠海市医保局通过提高"两病"患者的医疗保障待遇,提高了"两病"患者门诊统筹支付的报销比例;优化了结算政策,上调了"两病"高发人群组结算额度标准;加强了便民服务工作,实施《珠海市慢性病长期处方服务实施方案》,将高血压、糖尿病、冠心病等12种疾病纳入慢性病门诊长期处方管理范畴,在确保安全、有效的前提下,为患有上述12种疾病的患者开具慢性病长处方,一次处方的用药量可根据病情需要最多延长至3个月;同时,强化了药品供应保障能力,提高了"两病"相关药品的备药率,以满足"两病"患者的购药需求。

2021年,为打造"两病"门诊用药保障专项行动国家级示范城市,珠海市医保局于同年12月发布了

《珠海市医疗保障局 珠海市卫生健康局关于完善高血压糖尿病门诊用药保障机制有关问题的通知》(珠医保〔2021〕88号,以下简称《通知》)。《通知》中明确指出,在患者待遇保障方面,将提高"两病"普通门诊统筹和"两病"门诊特定病种待遇,包括提高报销比例和支付限额。在用药管理方面,第一,在确保安全有效的前提下,采取"长处方"管理;第二,确保"两病"参保人优先用药,保证其所用药品的质量;第三,推动实现上下级医疗机构同病同药政策,保障基层医疗卫生机构的药品供应;第四,根据参保人的实际需要,支持开通"两病"互联网复诊服务,让患者可以进行线上复诊,且所需药品可配送到家,并实现联网结算。在费用结算方面,对"两病"相关药品费用实行专项结算,并执行"两病"用药的医保支付标准。在经办和服务管理方面,将规范医保定点服务协议,明确将"两病"用药保障服务纳入协议管理范畴;同时,推进保障人群的全覆盖,扩大"两病"患者的服务范围;并进一步完善家庭医生签约服务制度,以落实"两病"患者的全周期健康管理。

2022年,《珠海市基本医疗保险门诊共济保障实施细则》的出台,进一步提高了参保人的门诊统筹待遇,并扩大了职工医保和居民医保门诊统筹的支付范围,实现了基本医疗保险药品、诊疗项目、医用耗材全目录支付。参保人员在签约的门诊统筹定点机构(社区卫生服务机构及镇卫生院)就医时,在职职工的支付比例由70%提高至80%,退休职工的支付比例提高至85%,而居民医保的支付比例也同步提高至80%。对于签订了家庭医生付费服务包协议的参保人员,其支付比例相应提高5个百分点,调整后门诊统筹最高的支付比例可以达到90%。

同时,为了贯彻落实《粤港澳大湾区发展规划纲要》,珠海市自2019年7月1日起,将在珠海就业及就读的港澳人员纳入珠海市基本医疗保险体系的基础上,进一步开展了常住横琴的非就业澳门居民参加珠海市基本医疗保险试点工作。同年12月,珠海市首创"政银医"合作模式,在中国银行横琴分行实现了澳门居民横琴参保的"一站通"服务。自2020年1月1日起,医疗保险试点范围扩大到全市,允许持有居住证的非就业港澳居民参保。同年7月,珠海市又创新推进"湾区社保通"合作项目,使得符合条件的港澳居民可在中国工商银行(澳门)股份有限公司的任一网点"一站式"办理珠海市基本医疗保险的相关业务。这一系列政策实施后,参加珠海市基本医疗保险的港澳居民人数不断增加,经办服务水平也显著提升,大大提高了港澳人民在珠海市参保的就医满意度。

(六)推进中医药"治未病"服务能力建设

2016年,珠海市制定了《珠海市基层中医药服务标准化建设工作方案》,设立了基层医疗卫生机构中医药标准化建设的专项资金补助项目,并按规定完成了项款的拨付。高栏港区,作为珠海市创建"全国基层中医药工作先进单位"的示范区建设试点单位,已基本完成了中医药综合服务建设,标志着基层中医药服务标准化建设工作已全面进入实施阶段。

2017年,市医改领导小组印发了《珠海市"治未病"服务体系建设实施方案》,启动了市、区、镇(社区)三级中医"治未病"服务网络。同时,积极推进了全市基层医疗卫生机构中医药服务标准化建设,使得70%以上的镇卫生院(社区卫生服务中心)按照标准设置了国医堂。

2018年,珠海市全面实施了《珠海市"治未病"服务体系建设实施方案》,将中医药预防保健服务纳入基本公共卫生服务项目之中,加强了中医药适宜技术的普及与应用,推进中医药进入社区与家庭。确保了全市100%的镇卫生院配备中医药服务基本设备,能够提供基本的中医药技术服务;同时,也促使90%以上的社区卫生服务站能够提供中医药服务。同年,市内多家医院在中医药领域取得了重大进展。

2019年,珠海市遴选了横琴新区社区卫生服务中心等10个镇卫生院(社区卫生服务中心),开展基层中医"治未病"服务平台的建设工作。同时,在多地积极举办了"中医药文化宣传"等活动。截至2019年底,珠海市的镇卫生院和社区卫生服务中心已完成了覆盖率达100%的"国医堂"建设。

2021年,珠海市政府对多所中医院给予了财政支持,旨在提高它们的中医药服务能力。同年,珠海市卫生健康局也积极推进"治未病"服务能力建设,组织并开展了"治未病"质控会议及服务体系建设工作培训,对各级医疗卫生机构的"治未病"相关人员进行了培训,从而有效提升了他们的服务能力。

随着国医堂中医药建设的大力发展,"健康保健"的观念在人民群众中得到了广泛普及,这极大地提高了珠海市人民的健康素养水平。

四、珠海市分级诊疗制度的实施效果

根据"结构—过程—结果"理论模型,参照第8章我国分级诊疗制度的实施效果评价指标,遵循国家卫生健康委发布的《2022年我国卫生健康事业发展统计公报》中规定的分级诊疗试点工作评价标准,并结合珠海市数据的可获得性,选取珠海市卫生资源(包括医疗卫生机构数、床位数、医生数、信息化建设情况等)作为结构指标,选取珠海市卫生服务情况(包括各级医疗卫生机构门诊住院人次、市域内就诊率、转诊人次等)作为过程指标,选取珠海市居民疾病负担(包括居民诊疗费用等)作为结果指标。从分级诊疗的结构、过程、结果3个维度,分别对分级诊疗制度实施后的效果进行纵向对比。同时,将珠海市的部分指标与广东省乃至全国做横向对比,以了解珠海市分级诊疗水平在广东省乃至全国的位置。

(一) 医疗卫生资源的变化

1. 医疗卫生机构数量和规模的变化

随着分级诊疗制度的深入开展,珠海市高水平医疗卫生机构和基层医疗卫生机构的总量呈整体增长的趋势。截至2022年底,珠海市三级医院(不含妇幼保健院,下同)数量增至8个,相较于2016年增长了60%;二级医院增至9个,增长率为28.6%;基层医疗卫生机构增至1015个,增长率为57.4%。各级医疗卫生机构均得到了显著发展,尤其是三级医院和基层医疗卫生机构的增幅尤为迅速,标志着珠海市在高水平医院建设和提高基层医疗卫生服务水平方面都取得了一定成果。医疗卫生高水平服务供给稳步提升,市域内住院率由2018年的97.1%提升至2022年的97.7%,在广东省的市内就医率排名中居第3位,仅次于广州市和深圳市,显示出珠海市居民看病就诊的需求在本地得到了较好的解决(图10-3、图10-4)。

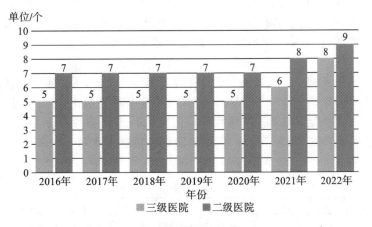

扫码看彩图

图10-3 珠海市二、三级医院数量变化情况(2016—2022年)

自2017年以来,珠海市基层医疗卫生机构数量持续增长。截至2022年底,在珠海市所有的医疗卫生机构中,基层医疗卫生机构的数量相较于2016年增长了57.36%,这一大幅度增长,大大提高了"基层首诊"的能力。其中,公有性质(政府办+社会办)的基层医疗卫生机构相较于2016年增长了50.87%,占比达59.61%,而私人性质(个人办)的基层医疗卫生机构的占比下降到40.39%。公有性质的基层医疗卫生机构,在一定程度上对全市基层医疗卫生机构的服务起到了一定的规范作用。由于基层医疗卫生机构数量的持续增长,珠海市已初步建成"十五分钟卫生健康服务圈",形成了覆盖四级的医疗卫生健康服务体系(图10-5)。

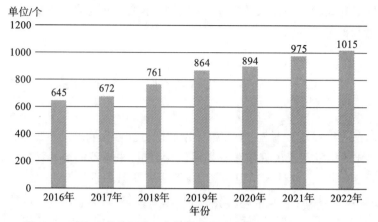

图 10-4　珠海市基层医疗卫生机构数量变化情况（2016—2022 年）

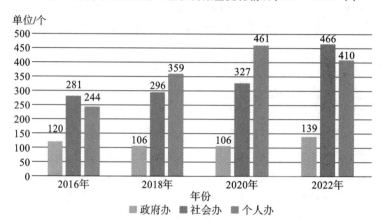

图 10-5　珠海市基层医疗卫生机构构成情况（2016—2022 年）

2. 医疗卫生机构床位数的变化

在"分级诊疗"制度实施的过程中，医院床位数应保持在一定水平内，以确保大医院有足够的能力接收来自基层的转诊患者，并具备一定的住院接诊能力；同时，基层医疗卫生机构应保持适量的床位数，以便为居民提供康复治疗服务、承接上级医院向下转诊的患者等，医疗机构的床位数是直观反映其服务水平的重要指标。

数据显示，从 2016 年至 2022 年，珠海市医疗卫生机构床位数总体呈递增趋势。其中，三级医院床位数由 2016 年的 4915 张增加至 2022 年的 6980 张，二级医院床位数由 1086 张增加至 1619 张，而乡镇卫生院床位数由 353 张减少至 315 张。在各级医疗卫生机构床位数的占比中，三级医院床位数占比从 2016 年的 77.35% 上升至 2022 年的 78.30%，二级医院床位数占比由 17.09% 上升至 18.16%，而乡镇卫生院的床位数占比由 5.56% 下降至 3.53%（图 10-6）。

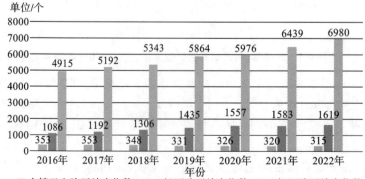

图 10-6　珠海市各级医疗卫生机构开放床位数量情况（2016—2022 年）

数据显示,二、三级医院(尤其是三级医院)的床位资源持续增长,而乡镇卫生院的床位数则进一步下降。自2017年以来,珠海市二、三级医院的床位数始终保持正向增长态势,且其增长率保持在1.5%～10%之间。其中,二级医院的床位数增长率在2020年以前保持稳定的增长趋势,但自2020年起增长率开始下降;三级医院的床位数增长率虽在个别年份有所波动,但总体呈较高水平的增长,特别是在2021年后,其增长率保持在7%以上。相反,乡镇卫生院的床位数增长率则一直呈现负向增长态势(图10-7)。

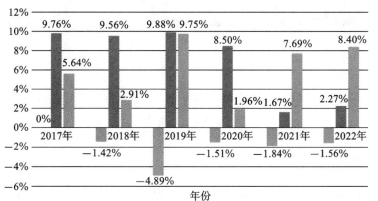

图10-7 珠海市各级医疗卫生机构床位数增长率变化情况(2017—2022年)

数据显示,广东省乡镇卫生院床位数由2016年的56054张增加至2021年的66310张,增长了18.30%;同时,全国乡镇卫生院的床位数由2016年的122.39万张增加至2021年的141.74万张,增长了15.81%。然而,珠海市乡镇卫生院床位数由2016的353张减少至2021年的320张,下降了9.35%,与广东省以及全国乡镇卫生院床位数增长相比,珠海市乡镇卫生院床位数减少严重,且下降趋势仍在继续(图10-8)。

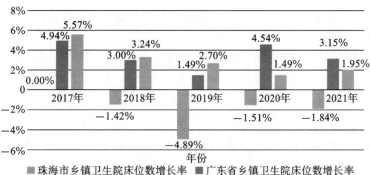

图10-8 乡镇卫生院床位数增长率对比情况(2017—2021年)

在对比每千人口床位数时,如图10-9所示,与广东省和国家卫生健康事业发展公报所公布的标准相比,截至2021年底,珠海市每千人口床位数由2016年的4.49张增长至2021年的4.74张,这一数字高于广东省2021年设定的每千人口4.64张的目标,在广东省内属于高水平地区。

3. 卫生技术人员的变化

(1) 卫生技术人员数量与质量:在2016—2022年间,珠海市卫生技术人员中执业(助理)医生数量保持稳定增长,具体人数由2016年的5806人增加至2022年的9072人,增幅达到56.25%。其中,综合医院新增执业(助理)医生923人,社区卫生服务中心新增执业(助理)医生79人,乡镇卫生院新增执业(助理)医生139人。数据表明,尽管医生总量明显增加,但是新增医生的流向呈现出明显不均衡性,大量执业(助理)医生流向了综合性医院,医院的"虹吸效应"依旧显著,这反映出城市基层医疗卫生机构在吸引执业(助理)医生方面有待进一步加强(图10-10)。

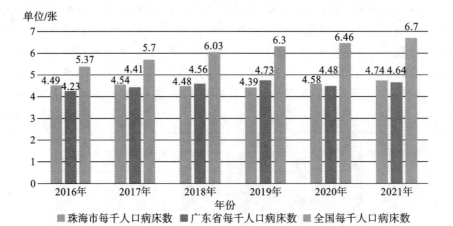

图 10-9 每千人口床位数对比情况（2016—2021 年）

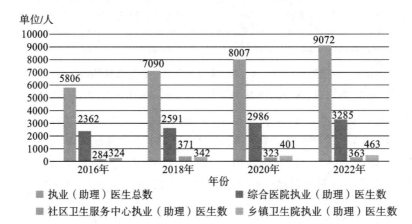

图 10-10 珠海市各级医疗卫生机构执业（助理）医生数对比情况（2016—2022 年）

在对基层医疗卫生机构进行走访调查时发现，相较于综合医院，基层医疗卫生机构中中级（主治医生）及以下职称的人员数量占比较大，副高级（副主任医生）及以上的医生普遍年龄较大，其中部分副高级人员为返聘人员，高水平医生数量较少。医院与基层医疗卫生机构之间在医生年龄、职称结构方面存在较大差距。

（2）全科医生数量与质量：全科医生是居民健康管理服务的主要提供者，其数量与质量将直接影响基层卫生服务能力。

根据珠海市分级诊疗工作报告显示，近年来，珠海市在扩大家庭医生队伍、丰富签约服务内容、优化签约服务模式等方面，创新开展多样化的家庭医生健康服务。通过"向上进修"或"专家带教"等方式，基层全科医生的数量和质量都得到显著提高，基层首诊服务能力也不断提升。海岛基层医疗卫生机构总诊疗人次从 11365 人次增长到 21751 人次，增长率高达 91.39%。全科医生数量的增长大大提升了基层卫生服务能力，基层"兜底"能力明显提升。

珠海市全科医生总数和每万人全科医生数逐年递增，增势保持稳定。截至 2022 年末，珠海市全科医生总数达 993 人，每万人全科医生数达 4.1 名，这一数字高于广东省要求的每万人 3.5 名全科医生以及全国每万人 3.28 名全科医生的目标（图 10-11）。自 2017 年起，珠海市每万人全科医生数持续高于广东省和全国的标准，在广东省乃至全国范围内均处于领先地位。尽管 2019 年因疫情、人口涌入等外部环境因素，每万人全科医生数增长率出现了短暂的负增长，但在其余年份始终保持正向增长，且增势在多个年份处于领先位置（图 10-12）。

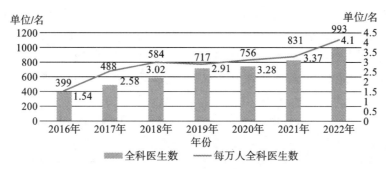

图 10-11 珠海市全科医生数量变化情况(2016—2022 年)

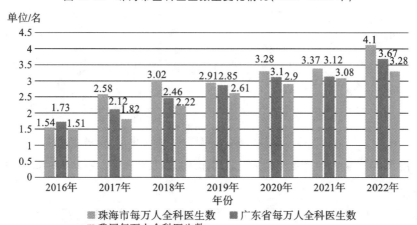

图 10-12 每万人全科医生数对比情况(2016—2022 年)

4. 信息化平台建设情况

电子信息平台建设、居民健康档案建设、互联网医院通道、双向转诊系统等电子信息化建设,是实现信息数据互联互通、共享共用、业务协同的重要途径。截至 2022 年,珠海市已经基本实现电子信息平台在医疗机构中的 100% 覆盖,远高于国家在 2022 年公布的卫生健康信息化发展总指数 74.02 的标准,甚至高于直辖市、省会及副省级城市总指数 77.67 的标准,显示出珠海市在电子信息化建设方面有良好水平。

(二)医疗卫生服务的变化

1. 总诊疗人次数与医疗卫生机构门急诊人次数

2016—2022 年间,在 2020 年 1 月新型冠状病毒感染疫情暴发之前,珠海市总诊疗人次数总体处于稳步增长趋势,疫情暴发后因收治新型冠状病毒感染患者,珠海市总诊疗人次数较前一年急剧下滑了 20.49%;后在 2021 和 2022 年整体呈现出诊疗人次逐步恢复的态势,但尚未恢复到疫情之前的水平(图 10-13)。

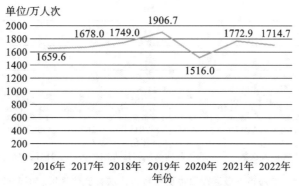

图 10-13 珠海市总诊疗人次数变化情况(2016—2022 年)

2016—2022年间,三级医院门急诊人次数增长了33.19%,二级医院增长了9.84%,社区卫生服务中心仅增长了5.36%,而乡镇卫生院的门急诊人次数相较于2016年下降了23.65%。同期,珠海市三级医院的门急诊人次数占总诊疗人次数的比例从2016年的26.28%增长到2022年的33.88%,增长了7.6个百分点。但值得注意的是,基层医疗卫生机构(乡镇卫生院与社区卫生服务机构)的门急诊人次数占总诊疗人次数的比例却从2016年的18.44%下降到了2022年的15.96%,下降了2.48个百分点,提示大多数居民依然选择到大医院就诊,引导居民到基层医疗卫生机构就诊的政策效果不佳(图10-14)。

扫码看彩图

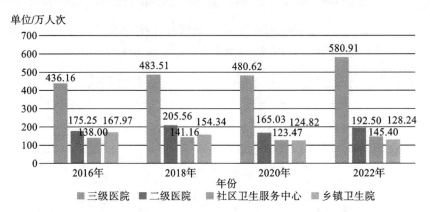

图10-14 珠海市各级各类医疗卫生机构门急诊人次数变化情况(2016—2022年)

2. 双向转诊情况

某一地区医疗卫生机构的双向转诊情况,是衡量该地区分级诊疗制度实施情况的直观表现。经转诊系统记录在案的转诊量变化,直接反映了医联体以及上下级医疗机构之间联系的紧密程度。近年来,随着珠海市政府出台的一系列政策、方针,上下级医疗机构之间的转诊次数出现了显著的增长。

根据图10-15,2016—2022年基层医疗卫生机构向上级医院转诊人次数总体呈上升趋势,转诊人次数由2016年的11631人次增长至2022年的15589人次,增长率为34.03%。值得注意的是,这一增长在2016—2019年间尤为明显,而在2019年后出现了小幅度波动。对此,新型冠状病毒感染疫情暴发、基层就医人数减少等因素的变化都会对基层上转人次数产生影响,从而影响转诊结果。尽管近年来基层医疗卫生机构每年向上转诊人次数持续增加,同时,三级医院向下转诊人次数也有所增长,从2016年的1225人次上升到2022年的2057人次,增长率达67.92%,但二级医院向下转诊人次数却呈下降趋势,从2016年的2846人次下降至812人次,下降率达71.47%。尤其值得注意的是,自2017年以来,二级医院下转至基层医院人次数显著低于三级医院下转至基层医院人次数。下转人次数的不足,不仅阻碍了基层卫生服务能力的发展,还导致二、三级医院的医疗资源被长时间占用,从而影响分级诊疗制度的落实和实施效果。

扫码看彩图

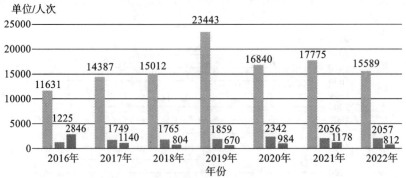

图10-15 珠海市各级医疗卫生机构转诊人次数变化情况(2016—2022年)

3. 各级医疗卫生机构住院人次数

在 2016—2022 年间,除了新型冠状病毒感染疫情影响的 2019—2020 年珠海市入院人次数有所下降外,总体呈现增长态势。其中,三级医院住院人次数由 2016 年的 170974 人次上升至 2022 年的 281789 人次,增长了 64.81%;相较于三级医院,二级医院的住院人次数增长较为平缓,仅由 42401 人次增加至 48130 人次,增长率仅为 13.51%;而乡镇卫生院住院人次数由 4350 人次下降至 684 人次,下降了 84.28%。截至 2022 年末,三级医院接收入院人次数达到珠海市所有医疗卫生机构入院总人次的 85.23%(图 10-16、图 10-17),显示出居民在就医时向大医院流动的趋势,并且这一趋势仍在持续增强。

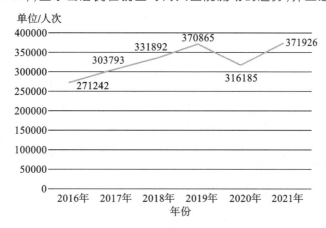

图 10-16 珠海市医疗卫生机构入院总人次数变化情况(2016—2021 年)

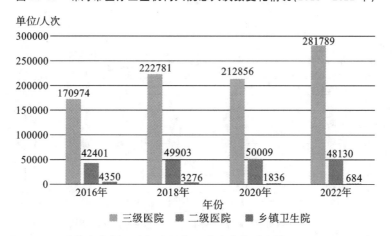

图 10-17 珠海市各级医疗卫生机构入院人次数对比情况(2016—2022 年)

(三)诊疗费用的变化

自分级诊疗制度提出以来,珠海市一直致力于解决居民"看病难、看病贵"的难题。珠海市在"门诊统筹""门诊共济"方面所做的努力在极大程度上减缓了医疗费用上涨的速度。作为我国经济较为发达的地区,珠海市在 2023 年调整了医保支付比例。以居民医保为例,患者在选定的普通门诊统筹定点医疗机构(以下简称门诊统筹定点机构)就医发生的门诊核准医疗费用,不设年度最高支付限额,居民统筹基金支付比例为 80%,而对于签订了家庭医生付费服务协议的支付比例达 85%;对于因病情需要经签约的门诊统筹定点机构转诊至本市二级及以上定点医疗机构就医所发生的门诊核准医疗费用,统筹基金支付比例为 50%,支付限额合计为 1500 元;对于已办理异地长期居住就医备案的参保人员,在备案统筹区内的定点二级及以下医疗机构门诊就医的统筹基金医保支付比例为 70%,在定点三级医院门诊就医的统筹基金医保支付比例为 50%,支付限额合计为 1500 元。此外,珠海市还额外划定了门诊特定病种,并对这类群体给予"特殊照顾"。珠海市在就医方面提供的高报销比例和人性化政策,更好地守住了居民的"钱袋子"。

虽然珠海市在居民就诊费用方面连续出台了多项利民政策,但居民就医时的门诊和住院次均费用依旧不断上涨,截至2022年末,居民门诊次均费用为339.5元,住院次均费用涨至15250.6元(图10-18)。截至2020年12月,珠海市居民住院次均费用与其年增长率一直低于广东省平均水平(2019年例外),但2021年1月以后开始超过广东省平均水平(图10-19)。在门诊次均费用方面,自2016年以来,珠海市的相关费用虽然低于广东省和全国的平均水平,但其上涨速度却高于国家和广东省的平均水平(图10-20)。门诊与住院次均费用的上涨可能与近年来医疗器械、药物测试使用成本的增加,以及珠海市经济的高速发展有关。

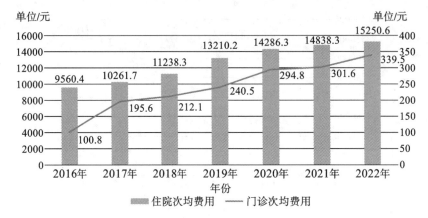

图 10-18 珠海市居民诊疗费用变化情况(2016—2022年)

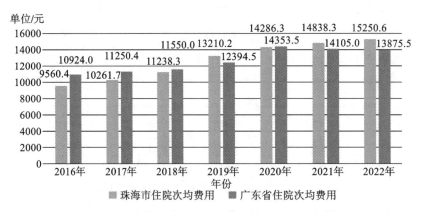

图 10-19 居民住院次均费用对比情况(2016—2022年)

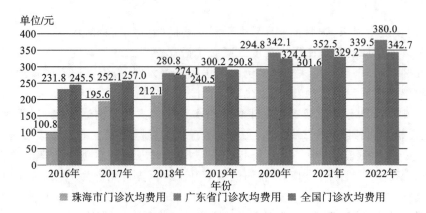

图 10-20 居民门诊次均费用对比情况(2016—2022年)

五、基层医疗卫生机构医生对分级诊疗的认知情况分析

(一) 医生对分级诊疗制度的认知度

采取随机抽样的方式,对香洲区、斗门区、金湾区的6家社区卫生服务中心的医生进行问卷调查,发放问卷68份,回收有效问卷67份。医生基本情况见表10-6。

表10-6 医生基本情况

基本情况	分组	人数/人	构成比/(%)
性别	男	48	71.6
	女	19	28.4
年龄	20~40岁	23	34.3
	41~60岁	40	59.7
	60岁以上	4	6.0
最高学历	专科	17	25.4
	大学本科	46	68.7
	硕士研究生	4	6.0
职称情况	初级职称	20	29.9
	中级职称	32	47.8
	副高级及以上职称	15	22.4

调研的基层医疗卫生机构的医生中,50.7%的医生明确表示珠海市分级诊疗制度实施效果显著,46.3%的医生认为所在单位医生数量不足,53.7%的医生认为所在单位医生工作量大,56.7%的医生认为所在单位医生收入相对较低,53.7%的医生认为所在单位医生晋升较为困难(表10-7)。可以看出,尽管分级诊疗制度在基层医生之间得到了一定程度的认可和接受,但在基层医疗卫生机构的工资待遇、晋升机制等方面,仍旧需要一定程度的倾斜帮助,以提高基层医疗卫生机构医务人员的待遇水平,进而提高对基层医生的激励效果。

表10-7 基层医生对分级诊疗的认知情况

项目	分类	人数/人	占比/(%)
珠海市分级诊疗制度实施效果显著	相符	34	50.7
	一般	31	46.3
	不相符	2	3.0
所在单位医生数量不足	相符	31	46.3
	一般	21	31.3
	不相符	15	22.4
所在单位医生工作量大	相符	36	53.7
	一般	29	43.3
	不相符	2	3.0

续表

项　目	分　类	人数/人	占比/(%)
所在单位医生收入相对较低	相符	38	56.7
	一般	29	43.3
	不相符	0	0
所在单位医生晋升困难	相符	36	53.7
	一般	25	37.3
	不相符	6	9.0
双向转诊通道通畅且高效	相符	40	59.7
	一般	19	28.4
	不相符	8	11.9
转诊会导致患者治疗不连续	相符	23	34.3
	一般	10	14.9
	不相符	34	50.7
双向转诊对医生本人没有任何好处	相符	13	19.4
	一般	19	28.4
	不相符	35	52.2

值得注意的是，认为双向转诊通道畅通且高效的医生仅占59.7%，有34.3%的医生认为转诊会导致患者治疗不连续，明确表示双向转诊对于医生本人的绩效、工作量等任务的完成有好处的医生仅占52.2%。由于基层医生是分级诊疗的首层"把关员"，若想要持续有效推进分级诊疗制度的实施，医生对于这一制度的认知十分关键。因此，在强化医生认知观念和完善转诊系统上，仍需进一步加强引导。

在分级诊疗制度实施后，医生对分级诊疗制度的实施效果的认知情况会受到他们自身客观条件及主观认知水平如年龄、工作年限、职称等的影响。年龄较大（Pearson相关系数为0.539，$P<0.0001$）、职称较高（Pearson相关系数为0.626，$P<0.0001$）、工作年限长（Pearson相关系数为0.542，$P<0.0001$）的基层医生认为珠海市分级诊疗实施效果显著（表10-8）。

表10-8　受访医生认知情况Pearson分析一览表

项　目	性别	年龄	职称	最高学历	所在科室	工作年限	认为珠海市分级诊疗制度实施效果显著
性别	1						
年龄	−0.070	1					
职称	−0.101	0.187	1				
最高学历	0.238	−0.079	−0.044	1			
所在科室	0.377*	−0.070	−0.295	0.056	1		
工作年限	−0.006	0.794**	0.173	0.007	−0.059	1	
认为珠海市分级诊疗制度实施效果显著	−0.033	0.539**	0.626**	0.147	−0.260	0.542**	1

＊＊在0.01水平（双侧）上显著相关；＊在0.05水平（双侧）上显著相关。

从分析结果来看，年龄越大、职称越高、工作年限越长的医生对珠海市分级诊疗制度的实施效果更为肯定。其中，医生职称对分级诊疗制度实施效果的认知情况影响效果最为显著，医生工作年限次之，医生年龄最次。因此，珠海市需要进一步加大对珠海市普通青年医生的教育和培训力度，以提高他们对分级诊疗制度的认知度,并培养他们的"分级诊疗"意识,从而促进珠海市分级诊疗制度的稳步推进。

(二)医生对分级诊疗制度实施中存在问题的认知情况

对于选取的 6 家社区卫生服务中心,每家社区卫生服务中心随机选取 1 名相关负责人和 2 名全科医生进行半结构化访谈,以了解他们对珠海市分级诊疗制度实施效果和存在问题的认知情况。共访谈了 6 名社区卫生服务中心相关负责人和 12 名全科医生。

数据分析结果显示,基层医疗卫生机构的医务人员认为珠海市在进一步推进分级诊疗工作中,需要关注以下问题。

(1) 53%的基层医生认为需要完善双向转诊机制及通道,提高转诊效率。尤其是分级诊疗信息系统的维护和使用方面仍然存在一些问题,建议构建分级诊疗信息系统的使用规范和配套机制,使其能够有效发挥出作为转诊平台的作用。

(2) 30%的基层医生认为要落实预留号源给基层的政策。目前,三级医院为基层预留的号源远远满足不了实际需求,而且号源的分配机制需要进一步完善。这需要加大相关权力部门的监管力度,确保患者在基层就医、有转诊需求时能够及时预约到大医院专家号,从而增强患者前往基层就医的意愿。

(3) 30%的基层医生认为上下级医疗机构之间应该多联动,让基层医生有更多学习机会。尤其应鼓励专家定期下基层进行技术指导,通过有计划、有步骤的方式帮助基层提高卫生服务能力。

(4) 另外,在基层医生职称待遇、监督患者下转率、患者资料共享、放宽基层药物目录等方面也需加大关注力度,从而提高基层卫生服务能力,使其能够更好地被居民所接受,进而提高基层首诊率(图 10-21)。

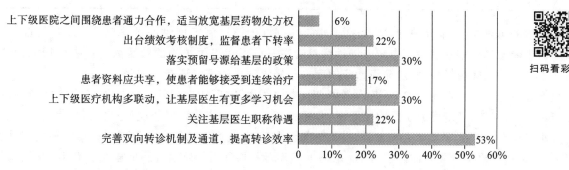

图 10-21 基层医疗卫生机构医务人员对分级诊疗制度存在问题的认知情况

六、患者与居民对分级诊疗的认知情况分析

(一)患者认知情况

采取随机抽样的方式,对香洲区、斗门区、金湾区的 6 家社区卫生服务中心的就诊患者进行问卷调查,发放问卷 95 份,回收有效问卷 92 份。患者基本情况见表 10-9。

表 10-9 患者基本情况

项目	分组	人数/人	占比/(%)
年龄	20~35 岁	23	25.0
	36~50 岁	35	38.0
	51~65 岁	29	31.5
	65 岁以上	5	5.4

续表

项　目	分　组	人数/人	占比/(%)
长期居住地	城市	73	79.3
	农村	19	20.7
学历状况	大专及以下	63	68.5
	大学本科	22	23.9
	硕士研究生及以上	7	7.6
参保类型	城镇职工医疗保险	45	48.9
	城镇居民医疗保险	41	44.6
	商业医疗保险	2	2.2
	未参保	3	3.3
	其他	1	1.1
是否签约家庭医生	是	24	26.1
	否	68	73.9
是否患有经医生确诊的慢性病	高血压	22	23.9
	糖尿病	6	6.5
	其他	9	9.8
	无慢性病	55	59.8

在调查的患者中，中老年患者占74.9%，患有高血压、糖尿病等慢性病的患者占30.4%，但仅有26.1%的患者签约了家庭医生。中老年慢性病患者在基层医疗卫生机构的就医人群中占比很大，年轻群体在基层就医的数量较少，提示分级诊疗制度在年轻人群中的宣传还有待加强。

数据显示，一方面，在受访的92名患者中，对"家庭医生"制度明确表示了解的患者仅有20.7%，显示出患者对"家庭医生"制度的了解明显不足，各相关部门需进一步加大对居民(患者)的宣传引导，减少家庭医生"签而不约"的现象。另一方面，在受访患者中，认为社区就诊无须排队或排队时间短的居民占52.2%，认为社区看病更便宜的居民占75.0%，明确表示基层开不到所需药品的居民仅有14.1%，认为大医院看病等待时间长的居民占75.0%(表10-10)。尽管如此，愿意首选在基层就医的居民却仅占38.0%。可以看出，尽管大医院存在就医"看病难、看病贵"的问题，仍有大批居民愿意前往大医院就医，基层医疗机构服务能力弱、医生水平偏低等因素对患者的就医选择产生了显著影响，基层医疗卫生机构的卫生服务能力仍需进一步加强。

表10-10 患者对分级诊疗制度的认知情况

项　目	分类	人数/人	占比/(%)
了解家庭医生制度	相符	19	20.7
	一般	28	30.4
	不相符	45	48.9
社区就诊无须排队或排队时间短	相符	48	52.2
	一般	29	31.5
	不相符	15	16.3
社区看病报销多，看病更便宜	相符	69	75.0
	一般	17	18.5
	不相符	6	6.5

续表

项 目	分 类	人数/人	占比/(%)
生病后首选基层医疗卫生机构看病	相符	35	38.0
	一般	32	34.8
	不相符	25	27.2
基层医疗卫生机构在夜间看病不方便	相符	39	42.4
	一般	38	41.3
	不相符	15	16.3
基层医疗卫生机构无法开到所需药品	相符	13	14.1
	一般	47	51.1
	不相符	32	34.8
大医院看病人多,等待时间长	相符	69	75.0
	一般	10	10.9
	不相符	13	14.1
曾被社区医生转往大医院就医	相符	17	18.5
	一般	11	12.0
	不相符	64	69.6
如果下基层的专家更多,患病后会更愿意到基层	相符	62	67.4
	一般	18	19.6
	不相符	12	13.0
大医院医生能更仔细地询问病情	相符	52	56.5
	一般	25	27.2
	不相符	15	16.3
比起基层,更愿意相信大医院医生的诊断	相符	43	46.7
	一般	39	42.4
	不相符	10	10.9

在对92名患者进行问卷调查时了解到,患者认为当前珠海市分级诊疗工作主要存在以下几个问题:第一,基层医疗卫生机构的医疗水平仍有欠缺,基层医生技术水平、就医环境、理疗床位等仍需进一步改善,以提高基层接诊能力;第二,医保定点限制太多,制度设计需要进一步改进;第三,不同医疗卫生机构之间的检查结果不互通,导致患者在不同的医疗卫生机构就医时需要重复进行同一检查,这无疑加重了患者的就医负担,因此在医疗卫生机构之间的信息共享方面,需要进一步加大推进力度(图10-22)。

(二)居民认知情况

采取随机抽样的方式,发放问卷100份,回收有效问卷90份。问卷调查的居民多为中青年群体,其中签约了家庭医生的仅有63.3%,低于国家设定的75%家庭医生签约率的标准(表10-11)。此外,在与居民进行实地访谈时了解到,珠海市部分基层医疗卫生机构存在家庭医生"签而不约""签约但不了解"等现象,提示珠海市在提高家庭医生签约率、加强对各年龄群体的宣传普及、落实"家庭医生签且履约"等方面,仍需进一步加大力度。

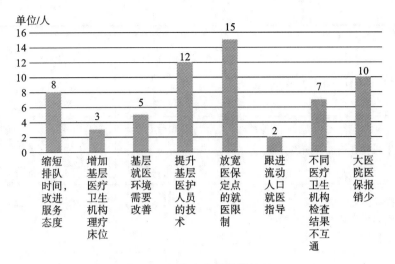

图 10-22 患者意见统计情况

表 10-11 居民基本情况

项 目	分 类	人数/人	占比/(%)
性别	男	34	37.8
	女	56	62.2
年龄	20~30 岁	23	25.6
	31~40 岁	32	35.6
	41~50 岁	30	33.3
	≥51 岁	5	5.6
长期居住地	城市	82	91.1
	农村	8	8.9
珠海居住时间	≤3 年	19	21.1
	4~9 年	33	36.7
	≥10 年	38	42.2
学历状况	初中及以下	3	3.3
	高中或中专	22	24.4
	大专	27	30.0
	大学本科	32	35.6
	硕士研究生及以上	6	6.7
月收入情况	≤4000 元	7	7.8
	4001~7000 元	19	21.1
	7001~10000 元	28	31.1
	≥10001 元	36	40.0
参保类型	城镇职工医疗保险	12	13.3
	城乡居民基本医疗保险	64	71.1
	商业保险	10	11.1
	公费医疗	1	1.1
	无医疗保险	3	3.3

续表

项　　目	分　类	人数/人	占比/(%)
是否签约家庭医生	是	57	63.3
	否	33	36.7

为进一步了解居民对家庭医生制度知晓度的影响因素,本研究以居民基本特征(性别、年龄、长期居住地、在珠海的居住时间、学历状况、收入情况、健康状况、参保类型)作为自变量 X,知晓度作为因变量 Y,进行二元多因素 Logistic 回归分析。首先,使用卡方检验先对 X 做差异分析,筛选出与 Y 有差异性的 X,以便简化模型。卡方检验结果见表 10-12。

表 10-12　变量的卡方检验结果

项　　目	类　　别	数　量	知晓度		卡方值	P 值
			了解	不了解		
性别	男	34	26	8	3.821	0.453
	女	56	49	7		
年龄	20～30 岁	23	15	8	19.622	0.031
	31～40 岁	32	27	5		
	41～50 岁	30	28	2		
	≥51 岁	5	5	0		
长期居住地	城市	82	70	12	17.102	0.054
	农村	8	4	4		
珠海居住时间	≤3 年	19	10	9	28.090	0.007
	4～9 年	33	28	5		
	≥10 年	38	36	2		
学历状况	初中及以下	3	3	0	24.019	0.016
	高中或中专	22	17	5		
	大专	27	21	6		
	大学本科	32	29	3		
	硕士研究生及以上	6	5	1		
月收入情况	≤4000 元	7	4	3	12.625	0.061
	4001～7000 元	19	15	4		
	7001～10000 元	28	20	4		
	≥10001 元	36	30	6		
身体健康状况	无疾病	19	15	4	29.015	0.001
	高血压、糖尿病等慢性病	34	33	1		
	其他疾病	37	36	1		
参保类型	城镇职工医疗保险	12	8	4	5.625	0.284
	城乡居民基本医疗保险	64	60	4		
	商业保险	10	7	3		
	公费医疗	1	1	0		
	无医疗保险	3	1	2		

根据以上分析结果，年龄、珠海居住时间、学历状况、身体健康状况 4 个变量具有统计学意义，对上述 4 个变量进行赋值(表 10-13)。

表 10-13 变量赋值表

因　　素	变量名	赋　值　说　明
年龄	$X1$	20～30 岁＝1,31～40 岁＝2,41～50 岁＝3,≥51 岁＝4
珠海居住时间	$X2$	≤3 年＝1,4～9 年＝2,≥10 年＝3
学历状况	$X3$	初中及以下＝1,高中或中专＝2,大专＝3,大学本科＝4,硕士研究生及以上＝5
身体健康状况	$X4$	其他疾病＝1,高血压、糖尿病等慢性病＝2,无疾病＝3
对家庭医生制度的知晓度	Y	不了解＝0,了解＝1

将年龄($X1$)、珠海居住时间($X2$)、学历状况($X3$)、身体健康状况($X4$)这 4 个变量作为自变量，将对家庭医生制度的知晓度作为因变量(Y)，构建二元多因素 Logistic 回归方程，分析结果见表 10-14。

表 10-14 二元多因素 Logistic 回归分析结果汇总

项　　目	回归系数	标准误	z 值	Wald χ^2	P 值	OR 值	OR 值 95% CI
年龄	2.010	0.204	2.213	3.834	0.026	2.967	2.306～7.163
珠海居住时间	1.311	0.417	3.040	7.011	0.009	4.131	4.056～14.128
学历状况	1.942	0.335	2.513	4.323	0.025	2.518	2.104～9.916
身体健康状况	－1.105	0.506	－3.754	8.526	0.001	5.734	5.672～18.794
常量	－8.351	3.251	－1.923	2.061	0.474	0.012	0.000～32.114

结果显示：年龄越大，知晓家庭医生制度的可能性越大，具有统计学意义(OR＝2.967,95%CI 为 2.306～7.163,$P<0.05$)；在珠海居住的时间越长，居民了解家庭医生制度的概率越大，具有统计学意义(OR＝4.131,95%CI 为 4.056～14.128,$P<0.05$)；学历越高，知晓家庭医生制度的概率越大，具有统计学意义(OR＝2.518,95%CI 为 2.104～9.916,$P<0.05$)；身体健康状况越差的居民知晓家庭医生的概率越大，差异具有统计学意义(OR＝5.734,95%CI 为 5.672～18.794,$P<0.05$)。其中，身体健康情况对家庭医生知晓度的影响最大。结果提示在保持对年长、健康状况较差、受教育情况良好的常住居民的宣传外，还应加大对中青年和学历较低人群的宣传力度。

另外，在对居民进行问卷调查时了解到，居民在基层就医中主要遇到以下几点问题。首先，基层医疗卫生机构的药品种类不全，并且，由于二、三级医院与基层医疗卫生机构之间存在壁垒，导致部分药品的购买在基层医疗卫生机构受到限制，居民难以买到所需药品。其次，由于当前珠海市的基层医疗卫生机构中约有一半为民营机构，部分居民反馈，尽管当前在珠海市设置有"家庭病床"服务，但是由专业护理人员上门服务的收费价格偏高，导致"家庭病床"服务的可及性并不理想。再次，在"双向转诊"方面，有不少居民反馈，在上下转诊时，存在着上级医院不认可下级医院的检查结果、自上级医院下转至基层后由于转诊系统的缺陷导致自身病情治疗信息不互通、双向转诊后在接受住院治疗时重复收费等现象，导致居民对"双向转诊"制度持观望态度。

七、珠海市分级诊疗制度实施效果的综合评价

本研究的样本数据来源于珠海市卫生年鉴、相关政策文件、通告以及新闻报道等，数据采集时间为 2016—2022 年，数据内容涉及珠海市医疗卫生机构的人力、物力、财力等情况。将收集的数据集中导入 SPSSAU 软件中进行处理，利用 TOPSIS 法对其进行综合评价分析。

TOPSIS 法是根据有限个评价对象与理想化目标的接近程度进行排序，在现有的现象中进行相对

优劣的评价,得出逼近于理想解决问题方案的排序法,是多目标决策分析中一种常用的有效方法。TOPSIS法通过评价对象与最优解、最劣解之间的距离并进行排序,若评价对象最靠近最优解同时最远离最劣解则为最佳,反之则不为最佳。评价过程包括评价指标的选取与构建、指标权重计算及结果分析3个方面,具体操作步骤如下:①确定指标及权重,并对数据进行处理;②得到加权后的规范化矩阵 Z;③确定正、负理想解;④计算各样本距离正、负理想解的距离;⑤计算各评价对象与最优方案的贴近程度。

(一)评价指标体系构建

1. 指标选取

根据指标体系选取的系统性、代表性、科学性和可操作性原则,在中国知网、万方数据库、维普中文期刊服务平台以"分级诊疗""TOPSIS法""实施效果"等为检索词查阅相关文献,摘录了部分文献的指标体系。

根据珠海市分级诊疗制度实施情况以及数据的可获得性,从结构、过程、结果3个维度出发,筛选出以下13个指标:每万人全科医生数、基层医疗卫生机构开放床位数、三级医院开放床位数、重点人群家庭医生签约率、基层医疗卫生机构向上转诊人数、三级医院向基层医疗卫生机构转诊人数、二级医院向基层医疗卫生机构转诊人数、门诊次均费用、住院次均费用、基层医疗卫生机构年门急诊人次数占比、二级医院年门急诊人次数占比、二级医院入院人次数占比、乡镇卫生院入院人次数占比(表10-15)。

表10-15 珠海市基层医疗卫生机构分级诊疗制度执行效果评价指标体系

分类	指标名称	指标说明
结构	每万人全科医生数/人	$\dfrac{全科医生数}{珠海市常住人口} \times 10000$
	基层医疗卫生机构开放床位数/张	包括社区卫生服务中心(站)和乡镇卫生院年底固定实有床位数
	三级医院开放床位数/张	指三级医院年底固定实有床位数
过程	重点人群家庭医生签约率/(%)	$\dfrac{辖区内重点人群家庭医生签约服务人口数}{年末重点人群人口数} \times 100\%$
	基层医疗卫生机构向上转诊人数/人	基层医疗卫生机构转至二、三级医院的人数
	三级医院向基层医疗卫生机构转诊人数/人	三级医院向社区或乡镇卫生院转诊人数
	二级医院向基层医疗卫生机构转诊人数/人	二级医院向社区或乡镇卫生院转诊人数
结果	门诊次均费用/元	$\dfrac{医疗门诊收入}{总诊疗人次数}$
	住院次均费用/元	$\dfrac{医疗住院收入}{出院人次数}$
	基层医疗卫生机构年门急诊人次数占比/(%)	$\dfrac{基层医疗卫生机构门急诊人次数}{各类医疗卫生机构总门急诊人次数} \times 100\%$
	二级医院年门急诊人次数占比/(%)	$\dfrac{二级医院门急诊人次数}{各类医疗卫生机构总门急诊人次数} \times 100\%$
	二级医院入院人次数占比/(%)	$\dfrac{二级医院入院人次数}{各类医疗卫生机构总入院人次数} \times 100\%$
	乡镇卫生院入院人次数占比/(%)	$\dfrac{乡镇卫生院入院人次数}{各类医疗卫生机构总入院人次数} \times 100\%$

2. 专家函询

在政策梳理、文献研究和指标提取的基础上,依托"结构—过程—结果"概念模型,选取评价指标。基于研究目的与现实调研条件,本研究共选取了 15 名专家进行函询,包括 6 名从事分级诊疗研究的专家和 9 名从事分级诊疗管理工作的卫生部门行政人员。

2 轮函询均发出问卷 15 份。专家平均年龄为 43.8 岁,45 岁以上专家最多,占专家总数的 46.7%;73.3%的专家为硕士及以上学历,60.0%的专家具有副高或县处级及以上的职称或职务;根据专业领域,将专家分为分级诊疗研究专家和分级诊疗管理工作专家 2 类,分别占 40.0%和 60.0%;专家来自高校(40.0%)、市级卫生行政部门(20.0%)和区级卫生行政部门(40.0%);专家工作年限均较长,大部分专家的工作年限大于 20 年,占专家总数的 60.0%,工作年限在 10 年以下的仅有 2 名。函询专家的基本情况见表 10-16。

表 10-16 函询专家基本情况

项目	构成	专家人数/人	构成比/(%)
年龄	<35 岁	3	20.0
	35~45 岁	5	33.3
	≥46 岁	7	46.7
学历	本科	4	26.7
	硕士研究生	5	33.3
	博士研究生	6	40.0
职称/职务	副高/县处级及以上	9	60.0
	中级/科级	6	40.0
专业领域	分级诊疗研究	6	40.0
	分级诊疗管理工作	9	60.0
工作单位	高校	6	40.0
	市级卫生行政部门	3	20.0
	区级卫生行政部门	6	40.0
从事该领域工作年限	<10 年	2	13.3
	10~20 年	4	26.7
	≥21 年	9	60.0

专家积极系数(Cj)是反映专家对研究合作程度与积极程度的指标,专家的权威程度(Cr)反映专家的判断依据和对该领域的熟悉程度,专家协调程度(W)用来判断专家之间对每项指标的评价是否存在较大分歧。

本研究一共进行了 2 轮专家函询,2 轮专家函询的专家积极系数均为 100%,表示专家对本研究关心度和积极性高;专家权威程度均高于 0.6,表示专家权威程度较高;专家对各级指标评价的协调系数的卡方检验结果均为 $P<0.05$,表示协调系数有统计学意义,函询结果可靠(表 10-17)。

表 10-17 专家函询结果的可靠度

项目	专家总数/人	专家积极系数(Cj)	专家权威程度(Cr)	专家协调程度(W)	
				一级指标	二级指标
第 1 轮	15	1	0.86	0.203	0.212
第 2 轮	15	1	0.88	0.201	0.120

3. 确定指标权重及指向性

经过 2 轮专家函询,遵循重要性、敏感性、可操作性的原则对指标进行筛选。根据专家打分计算每项指标的均数、标准差和变异系数,将均数小于4或变异系数大于0.3的指标予以删除,同时结合研究目的、实用性、科学性等原则,与相关领域专家进行深入讨论,最终确认了原指标体系的可行性。

据此,将15位专家提供的判断关系矩阵中各个指标赋值进行比较,对判断关系矩阵逐层进行加权计算,从而得出各个层级中指标的权重系数,并根据专家意见,确定了一级指标下各个指标的指向性。根据计算出的权重系数以及采取专家建议所确定的指标指向性,对指标体系进行了编码、权重分配以及指向性说明,权重系数越大的指标,在评价珠海市分级诊疗制度实施效果中越重要(表10-18)。

表10-18 珠海市分级诊疗制度实施效果评价指标体系

分类	指标名称	指标说明	权重	指向性	指标代码
结构 (0.45452)	每万人全科医生数/人	$\dfrac{\text{全科医生数}}{\text{珠海市常住人口}} \times 10000$	0.60658	+	A1
	基层医疗卫生机构开放床位数/张	包括社区卫生服务中心(站)和乡镇卫生院年底固定实有床位数	0.22587	+	A2
	三级医院开放床位数/张	指三级医院年底固定实有床位数	0.16756	−	A3
过程 (0.15971)	重点人群家庭医生签约率/(%)	$\dfrac{\text{辖区内重点人群家庭医生签约服务人口数}}{\text{年末重点人群人口数}} \times 100\%$	0.33774	+	A4
	基层医疗卫生机构向上转诊人数/人	基层医疗卫生机构转至二、三级医院的人数	0.09746	+	A5
	三级医院向基层医疗卫生机构转诊人数/人	三级医院向社区或乡镇卫生院转诊人数	0.30015	+	A6
	二级医院向基层医疗卫生机构转诊人数/人	二级医院向社区或乡镇卫生院转诊人数	0.26466	+	A7
结果 (0.38577)	门诊次均费用/元	$\dfrac{\text{医疗门诊收入}}{\text{总诊疗人次数}}$	0.07959	−	A8
	住院次均费用/元	$\dfrac{\text{医疗住院收入}}{\text{出院人次数}}$	0.06944	−	A9
	基层医疗卫生机构年门急诊人次数占比/(%)	$\dfrac{\text{基层医疗卫生机构门急诊人次数}}{\text{各类医疗卫生机构总门急诊人次数}} \times 100\%$	0.45479	+	A10
	二级医院年门急诊人次数占比/(%)	$\dfrac{\text{二级医院门急诊人次数}}{\text{各类医疗卫生机构总门急诊人次数}} \times 100\%$	0.09064	+	A11
	二级医院入院人次数占比/(%)	$\dfrac{\text{二级医院入院人次数}}{\text{各类医疗卫生机构总入院人次数}} \times 100\%$	0.09274	+	A12
	乡镇卫生院入院人次数占比/(%)	$\dfrac{\text{乡镇卫生院入院人次数}}{\text{各类医疗卫生机构总入院人次数}} \times 100\%$	0.21279	+	A13

（二）过程与结果

1. 数据处理过程

在珠海市基层医疗卫生机构分级诊疗制度实施效果评价指标体系构建的基础上，运用 TOPSIS 法对珠海市基层医疗卫生机构分级诊疗制度的实施效果进行综合评价。

由于指标体系中各个指标的统计单位和属性不同，一般将指标分为高优指标、中性指标和低优指标 3 种，其中高优指标即正向指标，数量越多越好；低优指标即负向指标，数量越少越好；中性指标既不能太多，也不能太少，在正常范围之内或在其附近即可。对于低优指标，需要通过倒数法将其转化为高优指标，即 $n^A = \dfrac{1}{A_n}$；对于中性指标，同样需要将其转化为高优指标，即 $n^A = -|A_n - k|$。建立起转换数据表和对应的 n 行 m 列转换矩阵。

对同趋势化后的高优指标按照公式 $Z_{ij} = \dfrac{X_{ij}}{\sqrt{\sum_{i=1}^{n} X_{ij}^2}}$ 进行归一化处理，其中 X_{ij} 表示第 i 个评价对象在第 j 个指标上的取值，$i = 1, 2, 3, 4$；$j = 1, 2, 3, \cdots\cdots, 13$。将数据进行无量纲化处理，得到的数据矩阵记作 $Z = ij^z$。

2. 确定最优向量与最劣向量

在进行归一化处理后的矩阵中，找出各个指标的最大值，即最优向量（$Z+$ 正理想解），以及各个指标的最小值，即最劣向量（$Z-$ 负理想解）。

3. 计算每年指标值与最优向量和最劣向量间的欧氏距离

公式分别为：

$$D_i^+ = \sqrt{\sum_{j=1}^{m} (Z_{j\max} - Z_{ij})^2}; \quad D_j^- = \sqrt{\sum_{j=1}^{m} (Z_{j\min} - Z_{ij})^2}$$

4. 计算 Ci 并进行排序

计算各个评价指标与最优方案的接近程度 Ci，并根据 Ci 对各个评价指标进行排序，Ci 的取值范围为 0～1。Ci 越接近 1，表示该评价对象越接近最优水平，评价越好；Ci 越接近 0，说明评价结果越差。公式为

$$Ci = \dfrac{D_i^-}{D_i^+ + D_i^-}$$

5. 数据分析结果

根据已编码的珠海市基层医疗卫生机构分级诊疗制度实施的评价指标体系，以珠海市基层医疗卫生机构作为研究对象，遵循科学性、实用性、敏感性原则，运用 TOPSIS 法从结构、过程、结果 3 个维度对其 2016—2022 年的服务水平进行评价分析，将涉及的 13 组数据进行直接对照，进行数据的同趋势化及归一化处理，得出最优向量与最劣向量矩阵，并进一步算出各个指标与最优向量及最劣向量之间的欧式距离，与最优方案的接近程度（Ci）及排序结果（表 10-19）。

表 10-19　TOPSIS 法计算结果

年　份	正理想解距离 D^+	负理想解距离 D^-	相对接近度 Ci	排 序 结 果
2022	0.233	0.310	0.570	1
2021	0.211	0.259	0.551	2
2020	0.220	0.241	0.524	3
2019	0.249	0.201	0.448	4
2016	0.320	0.238	0.427	5

续表

年 份	正理想解距离 D^+	负理想解距离 D^-	相对接近度 Ci	排 序 结 果
2018	0.260	0.189	0.421	6
2017	0.260	0.187	0.418	7

基于 TOPSIS 法对珠海市分级诊疗制度的实施效果进行综合评价,各个指标与最优方案的接近程度(Ci)的变化趋势见图 10-23。

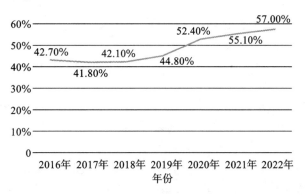

扫码看彩图

图 10-23 珠海市分级诊疗制度执行效果 Ci 变化(2016—2022 年)

总体而言,珠海市分级诊疗制度的实施效果整体呈上升趋势,尤其是在 2018—2022 年间,其实施效果提升较快。在 2019—2020 年间,受新型冠状病毒感染疫情等外部因素影响,基层医疗卫生机构的诊疗服务量迎来了一个"小高潮",这也在一定程度上促使居民对基层就医的观念有所改善。尽管从珠海市分级诊疗制度的实施效果来看,相关政策的推行在珠海市取得了一定的效果,但是在居民就医观念的改变、大医院扩张、转诊系统的建设等方面,依旧存在较大的改进空间。

八、小结与讨论

(一)取得的主要成绩

随着分级诊疗制度的深入推广,珠海市不断出台新政策、新方案,在高水平医院和重点专科建设、强化基层服务能力、加强医联体建设、完善医保支付制度、开发推广线上平台、加快中医药建设、改善资源配置不平衡等方面取得了重要突破。尤其是自 2018 年以来,分级诊疗制度的实施效果开始显现。

在高水平医院和重点专科建设方面,截至 2022 年末,珠海市"广东省高水平医院"增至 3 家,珠海市三甲医院增至 5 家,三级医院增至 8 家;新增省级临床重点专科 6 个,中医重点专科 11 个,妇幼特色专科 3 个,市级临床重点专科 35 个;珠海市市内住院率从 2018 年的 97.1% 提升至 2022 年的 97.7%,实现珠海市民看病基本在市内解决的目标。

在基层医疗卫生服务能力建设方面,珠海市围绕构建"能力强、服务优、环境好、公卫实、医防融"基层医疗卫生服务体系目标,积极推进基层医疗卫生机构建设。目前,珠海市已有 5 家医疗卫生机构达到国家推荐标准,院办院管形式的基层医疗卫生机构在多地开展实施;此外,珠海市曾多次开展上级医院专家下基层、基层全科医生进上级医院培训等活动,对基层医疗卫生机构进行帮扶,大大提升了基层全科医生的素质,提高了基层卫生服务能力。截至 2022 年底,珠海市全科医生总数增长至 993 人,每万人全科医生数达到了 4.1 名,高于广东省设定的每万人 3.5 名的目标,在全国范围内属于高水平地区,居民"十五分钟健康服务圈"基本建成。

在智慧医疗方面,随着"互联网+"模式的深入推广,吸引了更多的医疗卫生机构上线"健康珠海"APP,线上转诊系统实现了市内医疗卫生机构100%覆盖,促进了转诊的信息化、系统化、标准化、科学化。

在中医药建设方面,珠海市基层医疗卫生机构"国医堂"建设已达100%覆盖率,"治未病"建设深入推广,医务人员能力不断提升。这表明珠海市医疗卫生资源配置更加趋向合理化,兼顾各级医疗卫生机构的发展,实现资源均衡配置,为珠海市分级诊疗的持续深入推进打下坚实的基础。

(二)存在的主要问题

虽然珠海市的医疗卫生资源配置逐渐趋于均衡化、合理化,但仍存在一些问题和短板亟待解决。

第一,在优质医疗资源方面,依旧存在发展不充分的问题。珠海市国家级和省级临床重点专科在数量上偏少,与周边城市相比仍有一定差距,这与珠海市作为新时代中国特色社会主义现代化国际化经济特区的定位不相适应。

第二,不同区域间的医疗资源配置有待进一步优化。一方面,根据珠海市分级诊疗工作报告显示,目前珠海市5家三甲医院全部集中在东部的香洲区,汇聚了珠海市70%以上的医生、护士、床位数及价值500万元以上的医疗设备,包揽了所有已获评的国家级、省级临床重点专科以及93%以上的市级临床重点专科。而西部医院的建设发展偏弱,金湾区、斗门区的居民在就医时会更倾向于前往市城区医院,导致区域内住院率较低。另一方面,大医院规模的持续扩大严重挤压了基层医疗卫生机构乃至二级医院的生存空间,基层医疗卫生机构的诊疗量急剧下滑,当前诊疗格局尚未实现根本性转变。

第三,基层卫生服务能力仍然偏弱,群众对于基层医疗卫生机构的信任度有待提高。目前,珠海市部分区域在落实"公益一类财政供应、公益二类绩效管理"的工作中,仍存在人员不足、待遇不高、能力不强、支撑不够、人才难引进及难留住等问题,并且还存在二、三级医院向基层医疗卫生机构的下转率偏低、基层医疗卫生机构的病床使用率偏低等问题。这些问题影响着珠海市深入推进分级诊疗制度的工作进度。

第四,转诊系统有待进一步完善。在对珠海市6家基层医疗卫生机构的12名全科医生及负责人进行访谈的过程中,被访者普遍反映珠海市转诊系统存在操作烦琐、系统不流畅、信息查询不便捷等问题。患者双向转诊需要通过转诊系统完成,但转诊系统使用上的不便导致医生的使用意愿不强,从而影响了实际转诊效果。2022年记录在案的二级医院向基层医疗卫生机构下转的患者次数仅有812次,相较于2016年有大幅度下降。患者下转意愿不强、二级医院下放意愿不强、转诊系统不流畅、基层医疗卫生机构承接能力薄弱等原因都会对此产生影响,进而影响分级诊疗制度的实施效果。

第五,对于社区居民(患者)来说,"分级诊疗"和"家庭医生"制度的普及度有待进一步提高。尽管截至2022年末,珠海市家庭医生签约率已超过半数,但仍存在大批居民(患者),尤其是年轻群体,不了解"分级诊疗""家庭医生"制度,"签而不约"的现象仍旧突出。另一方面,居民的就医习惯严重影响了分级诊疗制度的实施。尽管珠海市当前已经出台了一系列鼓励基层就医的倾斜政策,但调查发现仍有半数以上居民的就医意愿是首选大医院,这不仅阻碍了分级诊疗制度的实施效果,还造成了医疗资源的浪费。

第六,分级诊疗相关政策在基层医疗卫生机构的宣传力度也有待进一步加强。对于医生来说,"分级诊疗"的开展将大大改变他们的日常工作模式,并对患者的治疗产生影响。尽管目前已有超过60%的基层医生了解并认可分级诊疗制度,但是由于基层医生数量不足、工作量大、工资水平低、晋升困难等问题的存在,影响着基层医生的工作意愿和基层医疗卫生机构的服务能力。此外,超过40%的基层医生认为转诊会导致患者治疗的不连续性,医生对于转诊的认知水平以及不同医疗机构之间转诊衔接的连贯与否,均会对患者的治疗效果产生影响,进而对分级诊疗制度的实施效果产生影响。

(三)讨论与思考

作为中国一个经济发达、地理位置优越的地级市,珠海市在推进分级诊疗制度方面有着独特的优势。

首先，基层卫生人力资源相对丰富。这从珠海市全科医生总数逐年递增的趋势可见一斑。2022年，珠海市每万人口全科医生数已达4.1名，高于广东省设定的每万人3.5名以及国家设定的每万人3.28名的目标。全科医生是夯实基层卫生服务能力的基石，相对其他同级城市，珠海市拥有这一宝贵的资源。

其次，民营基层医疗卫生机构的占比相对较高。作为中国改革开放的前沿阵地，珠海市的民营经济一直较为发达，这一点也同样体现在医疗卫生领域。2022年，珠海市的民营基层医疗卫生机构占比为40%左右，这是珠海市基层医疗卫生服务体系与其他地区非常不同的地方，同时也是一个较具争议的话题。在当今中国90%以上的基层医疗卫生机构是公立性质的大背景下，大多数人认为公立基层医疗卫生机构才是通往分级诊疗的必经之路。本研究认为，公立基层医疗卫生机构虽然可以发挥规范引导、建设标杆等作用，但是在现行管理体制下，如何提高人员积极性仍是一个难题。放眼世界，国际上分级诊疗较为成功的国家都有一个共同特点，那就是基层医疗卫生服务体系的私营占比较高。例如，在英国，75%的全科医生在私立诊所工作，而仅有25%的全科医生在公立的NHS工作。初级卫生保健服务的特点是可及性，包括地理位置上和服务功能上的可及性。从国际经验来看，适当的竞争是保持服务可及性的一个重要途径。因此，本研究认为，珠海市应继续保持这一特点，同时，在加强对民营基层医疗卫生机构的监管方面做一些探索。

最后，提高基本医疗保障水平的财力。《珠海市基本医疗保险门诊共济保障实施细则》中明确指出，参保人员在签约的门诊统筹定点机构（社区卫生服务机构及镇卫生院）就医时，在职职工的支付比例由70%提高至80%，退休职工的支付比例提高至85%，居民医保同步提高至80%，签订家庭医生付费服务包协议的还额外提高5个百分点，调整后门诊统筹最高的支付比例可以达到90%。实地调研数据显示，75.8%的患者选择在社区就诊是因为社区看病更便宜，说明经过提高"两病"普通门诊统筹和"两病"门诊特定病种待遇、增加报销比例和支付限额等一系列医保政策的调整措施，基本医疗保险门诊共济保障的经济杠杆调节作用已初见成效，医保政策调整对患者就医行为的引导已取得阶段性的积极成果。

但是，从珠海市近年来出台的分级诊疗相关政策和总体实施效果来看，尽管市委、市政府以及相关部门已经在医疗保障制度改革、医疗卫生服务体系完善等方面做出了极大的努力，并取得了一些好成绩，让就医秩序较之前有了明显改善，但与形成真正的分级诊疗格局仍有一定差距。主要表现为：①大医院对患者和医生的"虹吸效应"一直存在；②双向转诊中患者上转容易下转难；③三级医院住院人次数持续增长，而乡镇卫生院住院服务量不断减少；④医疗卫生服务的连续性不足；⑤信息整合度不够，大医院和基层医疗卫生机构之间互通的医疗卫生信息系统尚未建立。

以上这些表现，是医疗卫生资源配置"倒金字塔"结构的具体体现，并非珠海市所特有，它在我国分级诊疗制度的实施过程中，是全国各个大中小城市普遍遇到的问题。究其原因，与大医院之间的高度竞争、机构互通信息系统不完善、缺乏支付方对供方的有效管理、医保的整合度不够等因素息息相关。进一步挖掘，就会发现，这些问题背后的深层次成因，是我国分级诊疗制度实施过程中面临的5个共同困境，即行政等级制与分级诊疗资源配置需求不一的困境、二元化补偿制度和管理机制强化了医疗资源配备倒置的困境、支付方面临再造医疗服务模式的困境、无法形成专科与全科界限清晰的医疗卫生服务体系的困境、"单位人"的医生管理模式无法实现资源优化配置的困境（详见第9章）。由此可见，在现行管理体制下，即便是珠海市这样面积不大、人口不多、经济发展较好的地区，医疗卫生资源配置的"倒金字塔"结构也很难得到真正调整。

综上所述，在当前形势下，珠海市在分级诊疗制度建设方面付出了极大努力，也取得了一定的成绩。然而，与理想的分级诊疗格局相比仍有差距，在分级诊疗制度的实施过程中依然面临诸多周期性、结构性、体制性的深层次障碍。这需要结合珠海市具体情况，在"三医联动"、医保支付方式等方面寻求进一步突破。

参考文献

[1] Schneider A, Ingram H. Behavioral assumptions of policy tools[J]. The Journal of Politics, 1990, 52(2): 510-529.

[2] Howlett M, Ramesh M. Studying public policy: policy cycles and policy subsystems[M]. Oxford: Oxford University Press, 1995.

[3] 莱斯特·M.萨拉蒙. 政府工具: 新治理指南[M]. 肖娜, 等译. 北京: 北京大学出版社, 2016.

[4] Rothwell R, Zegveld W. Reindusdalization and Technology[M]. London: Logman Group Limited, 1985.

[5] 郭帅峰. 我国城乡居民养老保障政策的演进特征研究——基于30份政策文本的Nvivo质性分析[J]. 改革与开放, 2021(7): 45-54.

[6] 韩振燕, 金晶. 政策工具选择的系统模型研究[J]. 甘肃理论学刊, 2009(4): 138-142.

[7] 黄伟. 理想目标与现实问题: 公共政策工具选择的基本取向[J]. 国家教育行政学院学报, 2010(11): 30-34.

[8] 朱喜安. 综合评价方法优良标准研究[M]. 武汉: 武汉大学出版社, 2020.

思考篇

11 什么是符合中国国情的分级诊疗？

当今世界正在发生广泛而深刻的变化，我国也同样在经历着广泛而深刻的变革。对中国基本国情的深入认识，是中国特色社会主义发展过程的重要内容。同时，为了有效推进分级诊疗制度，首先需要对我国国情有深刻的理解。

一、什么是中国国情？

国情，指一个国家的社会性质、政治、经济、文化等方面的基本情况和特点，也特指一个国家某一时期的基本情况和特点。毛泽东曾明确指出："认清中国社会的性质，就是说，认清中国的国情，乃是认清一切革命问题的基本的根据。"

党的十九大报告中指出，经过长期努力，中国特色社会主义进入了新时代，这是我国发展新的历史方位。我国社会主要矛盾已经转化为人民日益增长的美好生活需要和不平衡不充分的发展之间的矛盾。必须认识到，我国社会主要矛盾的变化是关乎全局的历史性变化，它对党和国家工作提出了许多新要求。我们要在继续推动发展的基础上，着力解决好发展不平衡不充分的问题，大力提升发展质量和效益，更好地满足人民在经济、政治、文化、社会、生态等方面日益增长的需要，进而推动人的全面发展、社会全面进步。我们也需要清醒地看到，尽管我国社会主要矛盾已经发生了变化，但这并没有改变我们对我国社会主义所处历史阶段的判断。我国仍处于并将长期处于社会主义初级阶段的基本国情没有变，我国是世界最大发展中国家的国际地位没有变。

当前中国发展的阶段性特征是社会主义初级阶段基本国情在新世纪新阶段的具体表现，必须把社会主义初级阶段基本国情与中国发展的阶段性特征有机统一于发展中国特色社会主义新的伟大实践。所谓初级阶段，就是不发达阶段，这种不发达不只是表现在一两个方面，而是表现在经济、政治、文化生活的各个方面。

(一) 政治体制与行政架构

1. 政治体制：中国共产党的领导

改革开放四十多年来，中国特色社会主义取得了巨大成就。我们对社会主义的认识和中国特色社会主义规律的把握，已经达到了一个前所未有的新高度。尤为重要的是，中国共产党的领导是中国特色社会主义最本质的特征。

首先，从政治体制和政治架构看，党是各项事业的决策核心和指挥中枢。经过长期发展，我们党已经形成一个庞大严密的组织系统和制度体系。在这个系统中，必须坚持党员个人服从党组织，少数服从多数，下级组织服从上级组织，全党各个组织和全体党员服从党的全国代表大会和中央委员会，其中，核心是全党各个组织和全体党员服从党的全国代表大会和中央委员会。事关党和国家发展的理论路线、大政方针，都是在党的领导核心的统筹谋划下作出部署和安排的。对于党的领导核心，也就是党中央作出的决策部署，党的组织、宣传、统战、政法等部门要贯彻落实，同时，人大、政府、政协、法院、检察院的党组织，以及事业单位、人民团体等的党组织也都要不折不扣地执行。各方面党组织都要对党委负责，并向党委报告工作。习近平总书记曾明确指出："我国社会主义政治制度优越性的一个突出特点是党总揽全局、协调各方的领导核心作用，形象地说是'众星捧月'，这个'月'就是中国共产党。在国家治理体系的大棋局中,党中央是坐镇中军帐的'帅',车马炮各展其长,一盘棋大局分明。如果出现了各自为政、一盘散沙的局面,不仅我们确定的目标不能实现,而且必定会产生灾难性后果。"

其次,从实际领导力、凝聚力、执行力来看,中国共产党是当代中国最高的政治领导力量。在当代中国,中国共产党得到了中国最广大人民群众的支持和拥护,获得了中国各党派、各团体、各民族、各阶层、各界别、各宗教人士的支持和拥护,也赢得了国际社会各方面和有识之士的高度肯定和积极评价。作为一个拥有9900多万名党员的政治团体和政党组织,中国共产党展现出了无与伦比的强大凝聚力、战斗力、创造力。例如,在2020年抗击新型冠状病毒感染疫情中,援鄂医疗队2小时集结、24小时内到达;29小时建成首批3座方舱医院,10天建成火神山、雷神山医院;不惜一切代价救治每一个患者,彰显了党的领导和中国特色社会主义的政治优势。正是基于这种经得起实践检验的组织能力、治理能力和执政能力,可以坚定地说,党的领导是确保党和国家各项工作顺利进行的根本保证,也是我国政治稳定、经济发展、民族团结、社会稳定的根本点,绝对不能有丝毫动摇。

2. 行政架构——行政等级制

中国的行政等级制指的是中国政府体系中各级政府的行政组织结构和层级。一般来说,中国的行政等级从高到低可以分为国家级、省级、地市级和县级,分别是国务院、省级人民政府、地市级人民政府和县级人民政府。不同等级的政府有着不同的权责范围、管理权限和服务范围。

行政等级和财政供给之间存在着密切关系,它们相互影响、相互制约,共同构成了政府的治理和运作机制。较高行政等级的政府通常拥有更多的财政资源,能够提供更多的财政支持。例如,国家级政府通常拥有更多的财政收入和更大的资金调配权,可以向地方政府提供财政转移支付,以支持其发展;地方政府可以通过更高等级政府的支持来补充自身财政收入,促进地方经济社会发展。不同行政等级的政府会根据地区经济发展水平、基础设施建设需求等因素,制定不同的财政支出计划和项目资金分配方案。较高行政等级的政府可能会向重点项目、重点领域或贫困地区倾斜更多的财政资源,以实现经济社会均衡发展。同时,财政供给水平可能会影响政府的行政机构设置、职能划分以及行政服务水平。财政资源充足时,政府可能增设部门、加强职能,以更好地满足社会需求;而财政资源匮乏时,政府可能会进行行政机构精简、职能压缩,以提高行政效率。充足的财政资源有助于提升行政服务的质量和效率,包括改善公共服务设施、提高政府工作人员的待遇等,从而增强行政机构的服务水平和公信力。总的来说,较高行政等级通常意味着更多的财政资源和更大的财政支持,但同时也需要更高的责任和效率来保障财政资源的有效利用和公共利益的最大化。

在国家的行政架构中,事业单位扮演着举足轻重的角色。由于中国的医疗卫生机构以公立为主,所以它们大多是事业单位性质。尽管这些机构不同于政府机关,但在行政等级制下,依据不同的行政隶属关系,它们也享有不同的行政等级和财政供给模式,这导致不同等级的医疗机构在资源配置上存在较大差异。高等级医疗机构通常具有更多的医疗资源和技术设备,而低等级医疗机构资源较为匮乏。在优质资源都集中在高等级医疗卫生机构的情况下,患者和卫生技术人员更倾向于向高等级医疗卫生机构集中,从而导致分级诊疗制度的实施效果受限。目前中国的事业单位体制改革正聚焦在两个方面,一是推进分类改革,二是逐步取消行政化。事业单位去行政化问题是党和国家的持续主张,党的十八届三中全会通过的《中共中央关于全面深化改革若干重大问题的决定》再次强调加快事业单位分类改革,要推动公办事业单位与主管部门理顺关系,实现去行政化,同时创造条件,逐步取消学校、科研院所、医院等单位的行政等级。由此可见,去行政化已经成为事业单位改革不可回避的焦点问题。

(二)经济发展情况

经过新中国成立以来,尤其是改革开放以来的快速发展,我国已积累起庞大的物质技术基础,为我国保持经济平稳增长、应对风险挑战提供了坚实支撑。一个国家的发展水平总体上取决于人均国内生产总值(GDP),并随着人均GDP的提高而提高。中国的人均GDP在2021年排在全球第63位,达到12359美元。同美国、日本、德国等发达国家相比,我们仍有很大的差距,发展水平还需要进一步提高。

尤其是当前,中国的经济发展正处于一个关键时期。

一方面,中国正面临着全方位崛起和成为世界领导者的重大战略机遇。国家信息中心发布的《2024年中国宏观经济形势展望》显示,尽管2024年世界经济增长动能不足,地区热点问题频发,外部环境的复杂性、严峻性、不确定性上升,全球经济延续高通胀、高利率、高债务、低增长、低贸易的"三高两低"特点,但我国经济发展面临的有利条件仍然强于不利因素。根据国家统计局发布的数据,2023年我国GDP同比增长5.2%;全国城镇调查失业率平均值为5.2%;居民消费价格指数(CPI)同比上涨0.2%;全国居民人均可支配收入同比实际增长6.1%;货物进出口总额同比增长0.2%;年末外汇储备超过3.2万亿美元……主要预期目标圆满实现。总体而言,我国经济回升向好、长期向好的基本趋势没有改变。国内宏观政策加力增效、新动能加速培育、改革红利加快释放、开放红利加速显效、产出缺口加快回补,共同支撑着我国经济稳定增长。

另一方面,中国所面临的国际经济环境依然严峻复杂,自身内部诸多深层次的问题和矛盾也亟待解决。根据清华大学《重振增长:2023—2027中国经济发展展望》的宏观经济报告,中国经济在2010—2019年间已然呈现出一个GDP增速单调下降的趋势,年均下降0.33个百分点,如果照此下降速度,从2023年开始,只需2年时间就会低于4.61%。目前,我国存在的8个问题和挑战包括:①房地产市场短期风险和长期拐点交织;②地方政府债务无法持续,严重拖累地方经济活力;③民营经济发展活力不足;④消费增速持续下滑;⑤地方政府发展经济的积极性不足;⑥人口总量下降和人口老龄化;⑦青年失业率持续走高;⑧外需对中国经济增长的贡献下降。

在这样一种机遇与挑战并存的形势下,如何选择未来转型之路,已成为一个日益紧迫的重大命题。越来越多的学者、专家和有识之士已经认识到,中国经济转型已不单单是一个经济命题,它要求经济、政治、文化的联动改革和综合治理,需要建立和完善符合中国国情的政治、经济、社会、文化体制,并转变经济社会发展方式。随着市场经济体制基本框架的确立,中国经济体制改革的重点、难点正与政治、社会、文化等领域的问题相互交织和关联。

因此,中国经济的深层次转型要求改革必须能够超越现有经济层面的单兵突进,转而进入一个包括政治、经济、社会和文化在内的全面改革推进阶段,这一阶段需要顶层设计和综合治理,同时需要合理界定和厘清政府、市场和社会的治理边界。

(三)中医药文化

人类在漫长发展进程中创造了丰富多彩的世界文明,中华文明是多样性、多元化世界文明的重要组成部分。中医药作为中华文明的杰出代表,是中国各族人民历经几千年生产、生活、实践和与疾病不懈斗争的结果,它逐步形成并不断丰富发展成为一门医学科学。中医药不仅为中华民族繁衍昌盛作出了卓越贡献,也对世界文明进步产生了积极影响。

中医药是中华优秀传统文化的重要组成部分和典型代表,强调"道法自然、天人合一""阴阳平衡、调和致中""以人为本、悬壶济世",体现了中华文化的内核。此外,中医药还提倡"三因制宜、辨证论治""固本培元、壮筋续骨""大医精诚、仁心仁术",进一步丰富了中华文化内涵,对中华民族认识和改造世界起到了积极的促进作用。在数千年的发展过程中,中医药不断吸收和融合各个时期先进的科学技术和人文思想,不断创新发展,其理论体系日趋完善,技术方法也更加丰富,形成了鲜明的特点。第一,重视整体。中医认为人与自然、人与社会是一个相互联系、不可分割的统一体,人体内部也是一个有机的整体。第二,注重"平"与"和"。中医强调和谐对健康具有重要作用,主张人的健康在于各脏腑功能和谐协调,情志表达适度中和,并能顺应不同环境的变化,其根本在于阴阳的动态平衡。第三,强调个体化。中医诊疗提倡因人、因时、因地制宜,体现为"辨证论治"。第四,突出"治未病"。中医"治未病"核心体现在"预防为主",重在"未病先防、既病防变、瘥后防复"。第五,使用简便。中医诊断主要由医生通过望、闻、问、切等传统诊断方法收集患者信息,不依赖于各种复杂的仪器设备。中医干预既有药物疗法,也有针灸、推拿、拔罐、刮痧等非药物疗法,其所需器具(如小夹板、刮痧板、火罐等)往往可以就地取材,易于推广使用。

中医药是中华文明的瑰宝，承载着五千多年文明的深厚底蕴。作为中华民族原创的医学科学，它从宏观、系统、整体角度出发，揭示了人的健康和疾病的发生发展规律，体现了中华民族的认知方式。中医药已深深融入民众的生产生活实践中，形成了独具特色的健康文化和实践体系，成为人们治病祛疾、强身健体、延年益寿的重要手段，维护着民众健康。时至今日，中医药在全民健康中仍然发挥着重要作用。新中国成立以来，高度重视和大力支持中医药的发展。中医药与西医药优势互补，相互促进，共同维护和增进民众健康，已经成为中国特色医药卫生与健康事业的重要特征和显著优势。特别是在2020年防控新型冠状病毒感染的严峻斗争中，中西医结合、中西药并用的策略发挥了重要作用，成为中医药传承精华、守正创新的生动实践。党的十八大以来，习近平总书记高度重视中医药学的发展和运用，多次强调要"坚持中西医并重，传承发展中医药事业"。

促进中医药的传承、创新和发展，需要充分发挥中医药优势，建设以国家中医医学中心、区域中医医疗中心为龙头，各级各类中医医疗机构和其他医疗机构中医科室为骨干，基层医疗卫生机构为基础，融预防保健、疾病治疗和康复于一体的中医药服务体系，同时，健全符合中医药特点的服务模式、管理制度和支付机制。加强中医药人才培养，完善以院校教育、师承教育为主要模式的中医药人才培养体系，并建立能够体现中医药特色的人才评价机制。加强中药从种植、加工、炮制、流通到使用的全链条质量监管，深化审评审批制度改革，加快构建中医药理论、人用经验和临床试验相结合的中药注册审评证据体系。推进中医药科学研究和技术创新，抓紧布局建设中医药领域的国家重点实验室、临床医学研究中心，加快中药新药、器械设备的研发，力争在重大理论创新、技术攻关等方面实现突破。最后，推进中医药国际合作，推动中医药国际标准制定，建设一批中医药对外交流合作示范基地，加快中医药"走出去"的步伐。

（四）人口数量与结构

人口数量与结构对于国家战略制定具有重要意义，深刻影响着经济增长模式、消费模式、中长期竞争力以及医疗卫生需求。

中国作为人口大国，占世界人口六分之一以上，经历了过去40年的人口规模的惊人增长，从6.6亿激增到14亿。然而，根据国家统计局公开数据，2022年末，全国人口数量为141175万，相较于2021年减少85万，这是自1959—1961年"大饥荒"时期以来的首次人口下降。2021年，国家统计局发布第七次全国人口普查公报。从人口规模、年龄结构、城乡结构、区域结构和人口素质等方面来看，中国人口变化呈现"一慢四快"的5个主要趋势，即人口增速放慢、老龄化加快、城镇化加快、人口流动加快、人口素质提升加快。

从这个趋势来看，21世纪上半叶将是中国人口老龄化快速发展的阶段。人口、健康、社会经济等诸多因素的共同变化将带来老年患者规模的扩大、照料需求的增长和供需差距的加大，以及医疗服务需求和费用的增长。中国的疾病流行模式已经处于慢性病流行阶段，尽管卫生部门已经意识到慢性病是中国健康的最大挑战，但是还应当认识到，与此并行的人口老龄化现象进一步增加了患慢性病的人数，因而使得挑战更为严峻。在人口快速老龄化和健康转变的双重作用下，国家的应对策略至关重要。中国需要从可干预的因素入手，从生命起点开始，及早制定应对措施，有效应对人口老龄化和健康转变的双重挑战。中国健康转变的历史轨迹明显反映出国家政策对转变进程的干预影响，未来中国人口健康的发展方向显然也会在很大程度上取决于国家政策的导向与选择。

在疾病模式转变和人口老龄化的双重作用之下，中国人口健康的主要问题聚焦于慢性病。大约50％的慢性病患者为65岁及以上的老年人口，显然，随着老年人口规模的增加，患慢性病的人数也会相应增多。此外，老年人当中不仅患慢性病的比例高，还存在较广泛的多种慢性病共患情况。因此，在疾病模式转变和人口结构转变的背景下，老年人的健康状况成为了决策和研究的焦点之一。老年人口的健康状况及地区差别，对于未来在人口老龄化背景下应对健康转变及制定应对策略，包括估计医疗服务和照料需求，都是必要的基础信息。

（五）区域发展不平衡

区域发展不平衡是我国发展不平衡不充分的重要体现。改革开放后，东部地区凭借地理区位优势、政策先发优势等率先发展，珠三角、长三角、京津冀等地区步入了经济高速增长的轨道，引领中国经济实现了腾飞。与此同时，地区发展差距问题也开始凸显，特别是20世纪90年代，我国东、中、西部的差距显著拉大。为此，从2000年起，我国先后实施了西部大开发、中部崛起、振兴东北等区域发展战略，促进落后地区经济增长，推动区域协调发展。随着一系列重大区域发展政策的落实和推进，我国区域发展的协调程度明显增强。特别是党的十八大以来，脱贫攻坚战逐步深入，区域协同发展力度不断加大，部分原本经济落后的省份（如贵州等）实现了经济增速从长期滞后到全国领先的转变，进一步促进了区域差距的缩小。然而，近年来，我国区域发展格局出现了新的情况和问题，全国经济重心进一步南移，南北方发展差距快速扩大，引起了社会各界的高度关注和广泛讨论。

中国区域发展格局不平衡的现象也深刻体现在医疗卫生领域。当前，我国医疗卫生事业发展不平衡不充分，既表现为中西部地区及农村地区的卫生与健康事业发展滞后于东部地区，存在优质资源短缺、基层服务能力不强等问题；又体现在重治疗、轻预防的观念上，公共卫生应急体系发展滞后，其监测预警、流调溯源、物资储备等能力尚难以充分应对重大突发公共卫生事件的需求。由于地区间医疗卫生发展不平衡，以及城乡间卫生资源分布不均，加之卫生投入高与健康产出低之间的不匹配现象，医疗服务公平性相对较低的问题日益凸显。而医疗卫生资源的稀缺性决定了对其进行优化配置的重要性，因此科学评价医疗服务体系运行效率，对于充分利用医疗卫生资源、提高人民群众的就医获得感具有重要意义。

总的来说，在中国的国情中，既有中国共产党的领导、深厚的中医药文化等有利因素，也有人口老龄化、区域发展不平衡等不利因素。在这种形势下，推进分级诊疗制度时，更应该认清基本国情中的有利和不利因素，并将其作为政策制定和优化的依据和出发点。

二、在什么样的语境下推进分级诊疗？

（一）坚持中国共产党的领导不动摇

党的十九届六中全会审议通过了《中共中央关于党的百年奋斗重大成就和历史经验的决议》，是党的历史上又一部划时代的政治宣言和纲领性文献，对于从百年党史中看清楚、想明白过去我们党为什么能够取得成功、未来怎样才能继续成功，具有重大指导意义和引领作用，为全党走好新时代长征路提供了科学指引。回顾党领导卫生健康事业的百年发展历程，我们始终树立为人民健康服务的理念，明确了卫生健康工作方针，构建了卫生健康政策体系、服务体系和保障体系，培养了一支医术精湛、作风优良的医疗卫生人才队伍。这一百年来，党领导的卫生健康事业逐步发展壮大，人民健康水平持续提高，中华民族以更加强健的身姿屹立于世界民族之林，取得了举世瞩目的伟大成就。尤其是党的十八大以来，以习近平同志为核心的党中央，坚持把人民健康放在优先发展的战略高度，作出了"全面推进健康中国建设"的重大决策部署，并颁布实施了《"健康中国2030"规划纲要》，开启了健康中国建设新征程，走出了一条具有中国特色的卫生健康事业改革发展之路。目前，中国特色、服务全民的基本医疗卫生制度框架已基本建立，覆盖城乡的医疗卫生服务三级网日益健全，卫生健康队伍不断壮大，主要健康指标居于中高收入国家前列。我们经受住了新型冠状病毒感染疫情的重大考验，健康在现代化建设全局中的基础性地位和重要支撑作用更加凸显，建设健康中国的社会共识更加强烈，为开启全面建设社会主义现代化国家新征程奠定了坚实的健康基础，也积累了一系列弥足珍贵的历史经验。

在致力于实现第二个百年奋斗目标、全面建设社会主义现代化国家的新征程中，卫生健康系统要深入学习宣传贯彻党的十九届六中全会精神,用历史映照现实,远观未来,坚持以习近平新时代中国特色社会主义思想指导卫生健康工作,把党领导卫生健康事业发展的宝贵经验传承好、发展好,更加清醒、更加坚定地处理好当前各项事务,推动卫生健康事业在时代的潮流中发展。由于人民的卫生健康事业因党而生,我们必须始终传承党的红色基因,坚持党对卫生健康工作的全面领导;人民至上、生命至上是卫生健康工作的必然逻辑,要求我们始终恪守党的根本宗旨,坚持以人民健康为中心的根本立场;正确的方向是卫生健康事业发展的关键保障,我们须始终在党的指引下前行,坚持新时代党的卫生健康工作方针;实事求是则是卫生健康事业发展的根本原则,我们必须始终立足国情实际,坚持走中国特色卫生健康发展道路;同时,群众路线是卫生健康事业发展的根本方法,要求我们持续发挥群众参与积极性,坚持把卫生健康工作与群众工作结合起来。

历史和现实深刻地告诉我们,方向决定前途,而群众路线不仅是党的生命线和根本工作路线,也是党的优良传统。在我国这样一个大国发展卫生健康事业,必须坚持走中国特色卫生健康发展道路,解决好最广大人民群众看病就医的难题,必须毫不动摇地坚持和加强党对卫生健康工作的领导。

(二)持续深化行政体制改革

行政体制是国家体制的重要组成部分,是由一个国家的经济基础决定的。行政体制改革包括政府权力结构变革、政府组织机构调整、政府职能转变、行政管理制度以及行政手段方式创新等。中国行政体制改革离不开中国特定的历史、国情、现实需要,同时也受国际行政理论与实践发展的深刻影响。

从国内视角来看,中国共产党历来重视行政体制的理论创新和实践创新。中国改革开放四十多年来,进行了8次重大改革,包括以机构精简和人员分流、减少对微观经济干预、公共服务体系(服务型政府)建设、深化"放管服"为重点的各项改革,在一些重要领域和关键环节取得了重大进展,为党和国家事业取得历史性成就、发生历史性变革提供了有力保障。从国际层面来看,自20世纪70年代以来,随着国际形势的变化,国际行政改革理论与实践取得了积极进展,相继出现了以新公共管理运动、公共选择理论和治理理论为代表的政府行政改革理论,并在美国、英国、法国、澳大利亚、新西兰等国家取得了显著成效。国际行政改革理论和实践的主要做法包括:一是明确政府职责范围,将社会事务交由社会承担,政府则专注于法律制度的制定、执行和监督;二是政府充分利用市场和社会力量,推行公共服务市场化和社会化;三是缩小政府行政管理的范围,实施分权与权力下放;四是引入现代化管理技术,旨在"重塑政府",实现政府管理的现代化。尽管不同国家之间的行政体制因政治、历史、文化等因素而各具特色,其改革路径自然不可能相同,更不应盲目照抄、照搬国际行政改革的模式,但国际行政改革的理论与实践对于中国开阔眼界、打开思路具有积极的启迪意义。

事业单位改革是行政管理体制改革的重要组成部分。推进事业单位改革,关键要从体制机制层面入手,转变政府职能和管理方式,并调整和规范政事关系。在医疗卫生领域,事业单位改革不仅是医疗卫生体制改革的重要组成部分,更是推进医疗卫生体制改革的重要途径之一。通过深化事业单位改革,可以完善医疗卫生体制的组织结构、管理机制和激励机制,推动医疗卫生体制朝着更加健康、高效、可持续的方向发展,为推进分级诊疗制度提供有力支撑。事业单位改革可以优化医疗资源的配置和利用,使得医疗资源更加合理地分布在各个层级的医疗机构中,有助于分级诊疗制度的实施。具体来说,通过将适当的医疗资源下沉到基层医疗卫生机构,减轻大医院的压力,降低医疗服务成本,提高医疗服务的可及性和公平性。同时,事业单位改革可以引入竞争机制和激励机制,激发医疗机构的活力和创新能力,这有助于促进医疗机构的管理机制和运行模式的革新,进而提高医疗服务的效率和质量。

因此,深化事业单位改革是推进分级诊疗制度的重要举措之一,可以促进医疗服务效率的提高、医疗资源的优化配置、医疗机构活力的激发,同时也有助于医疗卫生体制的改革和完善。

(三)科学发展中医药事业

从历史的角度看,中华民族虽屡经天灾、战乱和瘟疫,却能一次次转危为安,人口不断增加,文明得以传承,这其中,中医药作出了重大贡献。中医药在历史发展进程中,兼容并蓄、创新开放,形成了独特的生命观、健康观、疾病观、防治观,实现了自然科学与人文科学的融合与统一,蕴含了中华民族深邃的哲学思想。随着人们健康观念的变化和医学模式的转变,中医药的独特价值愈发凸显。

党的十八大以来,以习近平同志为核心的党中央更加重视中医药事业,将中医药资源定位为独特的卫生资源、具有原创优势的科技资源、潜力巨大的经济资源、重要的生态资源、优秀的文化资源,从中国特色社会主义建设总体布局的战略高度出发,谋划并推动中医药发展,让中医药工作更好地服务于经济社会发展大局。习近平总书记指出,在坚持中西医并重的基础上,要进一步传承和发展中医药事业。这既精确指明了中医药事业在我国经济社会发展中的重要作用和地位,也深化了我们对中医药在"用中国式方法破解医改难题"中突出地位的认识,更为中医药服务于社会建设指明了方向,提供了广阔的空间。中医药将在建立完善中国特色医疗卫生制度、推动大健康产业发展、促进医养结合、加强生态建设等领域扮演重要角色,同时,中医药与西医药的优势互补,是全面建设健康中国的现实需要。

坚持中西医并重,推动中医药和西医药相互补充、协调发展,是我国卫生与健康事业的显著优势。进入新的发展阶段,人民群众对健康有了更高的需求,渴望活得健康、不生病、少生病。中医药强调整体观、系统论和辨证论治思维,具有"治未病"、简单易行、经济方便、便于推广的鲜明特点,在缓解看病难、看病贵问题上能够发挥更大作用。特别是在抗击新型冠状病毒感染疫情中,中西医结合、中西药并用的策略,极大地提高了治愈率,降低了病亡率,成为了我国疫情防控的一大特点。因此,在全面推进健康中国建设的进程中,我们必须坚持中西医并重,在明确中医药事业发展的思路和方法的基础上,进一步推动中西医相互补充、协调发展,充分发挥两者的叠加效应,扩大优质健康服务供给,更好地保障人民生命安全和身体健康。

(四)以满足"基本健康需要"为中心优化服务体系

改革开放以来,我国的社会经济、居民价值观念、社会结构等发生了巨大的变化,我国人口结构和居民疾病谱也发生了重要变化。在世界范围内,疾病经济负担与危险因素的变化重构了健康产业的蓝图。同时,我国居民的主要健康风险从急性传染性疾病逐渐转换到慢性非传染性疾病。这些变化共同推动着卫生健康服务的发展和变迁。健康产业出现了医养结合、医疗旅游、数字医疗、基因组学、人工智能等多领域交叉的新业态和新模式,促进了多样化健康需求的形成。自党的十八大以来,"大健康"的价值理论不断深入人心,健康理念逐渐融入公共政策制定与实施的全过程。

自新医改实施以来,大量的资源投入使得我国医保基金规模、医务人员数量和床位数都得到了大幅提升。尽管分级诊疗、全民医保、药品供应保障等制度不断完善,但是不同等级医疗机构的服务利用效率存在较大差异,出现了过度医疗、诱导需求、就医负担较重、基层机构服务利用少等现象,这些问题共同导致了优质医疗服务资源总量不足、结构不合理、分布不平衡,以及部分服务项目提供不充分等挑战。各国的医疗卫生改革,均将提高卫生服务的可及性、可负担性、服务质量、筹资的可持续性,以及促进社会公平和正义作为最重要的目标,这意味着卫生服务体系优化的核心在于满足基本健康需求。因此,健康中国的建设需要卫生服务体系与其他体系实现有效的整合,从而促进人的健康全面发展。

首先,卫生服务体系的建设应从充分且高效地满足居民的基本健康服务需求出发,同时考虑到健康需求结构和层次的持续动态变迁。在卫生资源有限且面临与发达国家类似的健康挑战的情况下,我们应始终坚持"以人为本,价值导向"的发展路径。在大健康的视角下,真正做到以基层卫生为重点,提高健康相关支出的整体效率,促进筹资、供给和资源配置的可持续发展,改善服务提供的不充分、区域和人群间的不平衡。其次,满足健康需求的首要前提是形成共识,即健康权作为基本人权,基本健康需求的满足依赖于"基本医疗卫生"相关法律的制定与执行。政府作为满足居民基本健康需求的责任主体,应加强不同利益主体间的良性互动和促进社会契约关系的构建,实现不同的利益相关方目标和利益"权衡",做到"有为政府、有效市场",不断提高卫生服务体系治理能力,促进卫生服务体系的可持续发展。

综上所述,符合中国国情的分级诊疗制度是一个坚持"一不变、三必须变"语境下的体系,即在我国现行政治体制、经济发展状况、中医药优势、人口数量和结构的变化以及区域发展不平衡的状况下,坚持中国共产党的领导,持续深化行政体制改革,科学发展中医药事业,不断建立和优化一个以满足人民群众"基本健康需求"为中心的服务体系。这一语境框架,是未来分级诊疗制度优化和推进的依据和出发点。

参考文献

[1] 郑真真.中国的健康转变、人口老龄化与医疗和照料需求[C]//人口老龄化与家庭发展政策研讨会,辽宁锦州 2011 年 10 月 15 日.

[2] 魏礼群.中国行政体制改革的历程和经验[J].全球化,2017(5):5-14,134.

[3] 张成福.政府治理创新与政府治理的新典范:中国政府改革 40 年[J].国家行政学院学报,2018(2):33-39,135.

[4] 曾新颖,齐金蕾,殷鹏,等.1990—2016 年中国及省级行政区疾病负担报告[J].中国循环杂志,2018,33(12):1147-1158.

[5] 郑功成.健康中国建设与全民医保制度的完善[J].学术研究,2018(1):76-83,2,177.

[6] 贡森.中国特色社会建设理论框架与基本思路[J].国家治理,2017(10):40-48.

[7] 岳远雷.基本药物制度治理困境及法治化保障研究[J].中国卫生政策研究,2017,10(12):44-48.

12　中国未来分级诊疗制度是什么样？

分级诊疗究竟难在哪儿？我国分级诊疗体系的现状如何？国际上为实现分级诊疗设计了怎样的制度？什么才是符合中国国情的分级诊疗制度？基于前文的分析，本章将从卫生经济学等角度，进一步探讨我国下一步分级诊疗制度可能会是什么样，即对未来我国分级诊疗制度几种可能的演绎逻辑和方向进行分析，以期为我国分级诊疗制度的完善和推进提供一定的决策参考依据。

一、分级诊疗制度的优化逻辑和突破点

从卫生经济学的角度分析，任何医疗体系的设计无非要落实两个重要的制度安排，一个是卫生服务的筹资买单，解决"看病贵"的问题；另一个是卫生服务的组织供应，解决"看病难"的问题。

自2009年以来，随着国家医改的全面推进，我国医疗体系和全民医保制度建设在很多方面取得了长足的进步，特别是我国已初步建立了覆盖95%以上人口的全民基本医疗保障制度，使得"看病贵"的问题得到逐步缓解。但是，"看病难"的问题似乎未见明显改善，特别是"看病拥堵"的现象似乎还是常态。

根据国务院国家医改方案的基本思路，特别是2015年9月颁布的《国务院办公厅关于推进分级诊疗制度建设的指导意见》指出，解决"看病难"的问题需要改革现行医疗服务体系，促进医疗资源向基层和农村流动，打破行政规划约束，建立优质资源共享的机制，真正实现有效的分级诊疗服务模式。自此，各地都开始探索分级诊疗制度的建设和实施。从建设区域医疗中心、提升县医院能力、实施重大疾病单病种管理、推广三级医院日间服务、建立紧密型医共体或城市医疗集团等措施构建城市网格化医疗服务新体系。然而，改革至今，分级诊疗与理想中的格局尚有差距。

与我国计划经济时期的分级诊疗格局进行纵向对比，可以发现，"此时的分级诊疗"（2015年以后）已经不再是"彼时的分级诊疗"（计划经济时期），分级诊疗制度的内涵和实施背景已经发生了很大变化。首先，在制度内涵上，计划经济时期的分级诊疗是在单位制管理的基础上，依托三级医疗服务网络和公费、劳保、合作医疗保障制度建立的高度行政化、逐级转诊的分级诊疗体系；而当前的分级诊疗制度，更多侧重于打破单位制，在社会化的三级卫生服务体系内进行"分工分类"，更为强调全科医疗与专科医疗的分工和合作。其次，我国社会经济文化背景已经发生了翻天覆地的变化，计划经济时期依赖行政等级制的分级诊疗体系逐步解体。在新的经济社会和政策环境下，随着经济快速发展、民众收入提高、全民医保的实现和待遇的提升，患者到高等级医疗机构寻找权威专家就医的观念不断强化，原本通过医疗服务价格差异调整患者就医去向的方式逐步失效。加之，交通的日益便利使得就医的空间成本逐步下降。患者到高等级医疗机构以及区域医疗中心机构就医已成为普遍现象，且不断加剧。综上所述，由于经济、社会、文化、科技、主流意识等方面的日新月异，我们绝无可能再回到计划经济时期的分级诊疗格局。

与其他分级诊疗较为成功的国家进行横向对比，我们发现，这些国家分级诊疗的核心制度包括医疗卫生服务体系构架（全科与专科分开、公立医院的非竞争性、全科医疗的可及性）、医学教育与培训、政府购买与支付方式、医疗卫生信息系统、政府财政投入，这5个因素一起构成了分级诊疗的核心制度。基于这5个核心制度，构建了基层首诊制度、良好的转诊和沟通机制、有效的激励约束机制以及以质量为导向的绩效评估和薪酬制度。这些国家分级诊疗格局的形成是在核心制度基础上，各种制度协调运行

的一个良性结果。

通过横向和纵向比较,并结合系统性的文献分析,我们对分级诊疗制度推进过程中遇到的三个重要问题的成因进行了深入剖析,发现主要有五个深层次成因共同造成了分级诊疗的困境,具体包括:①行政等级制与分级诊疗资源配置需求之间的冲突;②二元化补偿制度和管理机制强化了医疗资源配备的倒置;③支付方面临再造医疗服务模式的困境;④无法形成专科与全科界限清晰的医疗卫生服务体系的困境;⑤"单位人"的医生管理模式无法实现资源的优化配置。

从这些问题的成因上看,大多是我国结构性、体制性、周期性问题相互交织产生的,而所有的问题及其成因,都指向一个关键问题,那就是资源配置不合理。那么,如何把医疗卫生服务体系的资源配置从不合理逐渐调整为合理?突破点在哪里?要厘清这个问题,首先要明确在所有的卫生资源中,最核心的资源是什么?一旦抓住了核心卫生资源,就等于找到了分级诊疗的突破点。

所谓的卫生资源是人类开展卫生保健活动所使用的社会资源,包括卫生人力资源、卫生物力资源、卫生财力资源、卫生信息和技术。马克思主义认为,人是生产力中最具有决定性的力量和最活跃的因素。在优化卫生资源配置的过程中,人的因素同样也是决定分级诊疗能否成功的关键要素和主体力量。那么,医生,作为卫生资源中最关键的卫生人力资源,如何充分利用这个关键要素,让他们带动资源配置结构的调整,是分级诊疗制度能否成功的决定性因素。

二、未来中国分级诊疗制度的两种走向

如上文所述,解决分级诊疗问题,首先要解决"人"的问题。医生,作为最关键的卫生人力资源,决定了分级诊疗制度的成败。那么,在分级诊疗制度中,"医生的问题"主要是什么呢?

从目前的情况来看,主要问题在于优质的医生资源正向发达地区和大医院集中,而基层医疗卫生机构的医生数量不足、卫生服务能力弱和积极性不高。正是医生资源分布的"倒金字塔"结构,导致了我国患者"大病小病"均去大医院的就医行为。之所以会出现医生资源的"倒金字塔"配置结构,无非与医生的培养、使用和管理有关。剖析这个现象的背后,是相互交错的各类体制性、结构性、周期性问题,涉及行政体制、补偿和管理机制、支付方功能、医疗卫生服务体系等多方面变革。因此,我们以什么样的改革决心、力度和策略来解决医生的资源配置问题,决定了我国未来分级诊疗的走向和趋势。

关于谁来配置医生资源的问题,目前在我国,优质医生资源大多集中在发达地区或城市的大医院,且这些医生的身份是事业单位人员。反观国际上分级诊疗相对成功的国家,医生资源则大多根据全科和专科两种类型分布于初级卫生保健系统和专科服务系统,他们的身份是自由执业医生或公立医疗机构雇员。如果把医生身份是事业单位人员视为"政府这只看得见的手"来配置资源,把医生身份是自由执业医生视为"市场这只看不见的手"来配置资源,那么,分级诊疗制度未来的走向可能有以下两种。

(一)医生身份依旧是事业单位人员模式下的分级诊疗制度

根据经济学生产理论,产品或服务的生产效率取决于生产要素的配置效率。就医疗服务而言,关键的生产要素是医院硬件资本和医生人力资本。这些生产要素之间如果是固定关系,没有自由选择或组合的机会,则很难实现"有效"或"最优"配置。假设不改变医生的事业单位人员身份,且国家继续以目前的思路和措施推进分级诊疗制度,可能出现以下情况:①国家继续以行政命令的方式加大现行分级诊疗的政策力度,不断投入资源,加大区域医疗中心、紧密型医联体或医共体的建设力度;②各种形式的医联体和医共体将越来越多,城市地区逐渐实现紧密型医联体的网格化管理,农村地区逐渐实现医保打包支付的县域医共体;③随着资源的不断投入,县医院和城市基层医疗卫生机构的设备、设施会得到持续改善;④随着各类医联体的建设,专家下基层的频率增加,在一定程度上可能会提升基层医疗卫生服务能力。然而,以上情形依然改变不了医生资源配置呈"倒金字塔"的形态,因为上述改革大多还停留在机构

整合的层面,没有触及医生资源配置这个关键因素,导致大量的优质医生资源依旧聚集于三级医疗服务体系的顶端。

在这种改革的前提假设下,若想实现将医生资源配置的"倒金字塔"逐渐调整为"正金字塔"形态,可能的路径有以下两条。①通过政府强有力的干预和体制内改革,实现资源的重新配置。具体来说,大幅度提高基层医生的薪酬待遇,使之达到或接近于医院医生平均薪酬水平,同时,在职称晋升方面开设基层全科医生的特别通道。这些措施可能会吸引部分医生前往基层工作,在一定程度上缓解基层医生数量不足的问题。但要解决医生的质量问题,整体提高基层卫生服务水平,还需要配合绩效考核和全科医生教育培训等制度的综合改革。这个改革路径的最大挑战是在目前的经济环境下,政府财政能否负担大幅增长的医生薪酬,并且如何测算和不断调整医生薪酬,在保持公平性的同时兼顾效率,管理成本亦将显著增高。②继续以医联体或行政命令方式让专家下基层,随着大医院的技术支援,基层卫生服务能力可能有不同程度的改善。但是,在目前的薪酬制度和收支两条线的管理模式下,数量有限的医学生毕业后仍可能尽量避免前往基层工作,基层医生的工作积极性依旧不会很高。同时,随着医院的竞争不断加剧,虹吸现象会愈演愈烈,医疗卫生服务体系中专科与全科的界限会越来越模糊,三级医疗卫生服务体系依然会以医院为中心进行资源配置和服务提供,大多数患者仍倾向于去大医院就诊。随着分级诊疗制度的继续推进,行政指令可能会越来越多,无论是管理者还是医生资源最终可能会出现不同程度的疲态,甚至可能出现"政府失灵"现象。

(二) 医生身份变革为自由执业者模式下的分级诊疗制度

就经济学意义讲,医生自由执业等于建立一个人力资源自由流动的环境,从而形成竞争充分的医生人力资源市场,使医生拥有更大的选择自由,也使医院在充分竞争的同时只能依靠自身的竞争力来获得医生人力资源,而不是靠行政权力束缚医生。

自2016年以来,包括国务院、国家卫生健康委以及最高法在内的多部门先后发布文件,旨在对体制内医生进行"松绑"。如《"健康中国2030"规划纲要》中指出,要积极探索医生自由执业模式,鼓励医生个体与医疗机构签约服务或组建医生集团。2022年,新修订的《中华人民共和国医师法》规定,医生在两个及以上医疗卫生机构定期执业的,应当以一个医疗卫生机构为主。但有一点需要指出,"多点执业"不能等同于"自由职业"。"多点执业"是医生在保留"编制"这一体制内身份和完成"第一执业地点"的本职工作前提下,去其他医疗机构兼职,医生仍然是"单位人"身份,只需要考虑医疗技术问题,无须把自己当成一个经营者。而"自由执业"是指医生不再受"编制"的束缚,不再是"单位人",成为"社会人"。在"自由执业"的状态下,医生和医疗机构之间是一种契约式合作关系。医生可以通过到医院接诊获得收益分配,也可以开设诊所,介绍需要住院或检查的患者去医院。目前,医生自由执业已成为国际主流模式,在美国、加拿大、澳大利亚等西方发达国家被广泛采用,其自由执业身份并不受国家管控,只要持有执业医师资格证,医生可以自由选择个体、合伙或者受聘于医院的行医方式。

然而,在我国,若想真正实现医生自由执业,不对旧体制进行深刻改革则很难取得实质性成功。需要突破的制度或法规包括以下七点。①立法先行。修订《执业医师法》,取消对医生执业的限制,确保持有合法执业医师资格证的医生可以自主开办诊所,无须审批,只需在卫生监督部门备案即可。②公立医院去行政化。取消公立医院行政等级制,推动实施法人化改革,建立完善的法人治理结构。同时,废除公立医院院长行政等级和国家干部身份,促进公立医院院长走向专业化、职业化。③改革医生职称评审制度。近期目标可以是建立适应"医、教、研、管理"不同岗位特点的职称评审体系,实现评聘分离。远期改革目标应该和国际接轨,除教学医院外,其他医院考虑取消职称制度。④限期实现医疗行业各级各类行业协会、职业协会与行政机关真正脱钩,使其成为真正意义上的社会自治组织、行业(职业)自律组织和行业(职业)权益维护组织。⑤真正落实多元化办医。全面放开非公立医疗机构位置、规模和数量限制,赋予民营医疗机构投资者自主选择设置地点、机构性质和机构规模的权利。⑥医保体制改革。医保经办部门应该尽快引入医保医生制度,以助力医生自由执业,引导优秀医生分流到社区和民营医疗机构。利用社区和民营医疗机构的竞争和分流能力,形成充分竞争、分级诊疗的医疗服务供给格局。对公立和民营医疗机构一视同仁,凡拥有合法医疗执业资质的各类医疗机构同等获得社会医保定点资格。⑦养老保险制度并轨。从根本上解决机关事业单位和企业从业人员在养老保险制度上的"双轨制"矛盾,推动公立医疗机构实施全员合同制改革,确保全员加入社会保险。

以上七项制度突破,无一不是对旧体制大刀阔斧的改革,若没有坚定的改革决心、强大的魄力和实事求是的胆略,是难以实现的。但是,一旦这些改革得以实现,分级诊疗的主要问题就会迎刃而解。医生作为资源配置最关键的一环,若能实现自由流动并达到"正金字塔"形态,就会带动其他资源如医疗设备设施、患者等朝着这个形态流动。实现这些改革可能出现的情形包括以下五点。①为了控制费用,医疗服务的主要支付方(政府或医保)逐渐整合,承担起对供方(即服务提供方,包括医院和基层医疗卫生机构)的管理责任,进一步推动供方的整合。在控制费用和保障医疗质量的双重权衡下,以"将患者在合适的地点接受合适的医疗卫生服务"为目标,倒逼医疗卫生服务体系的变革。例如,在基层医疗卫生机构(包括公立和私立的诊所、社区卫生服务中心等)引入竞争机制,以提高效率和卫生服务质量。②支付方根据卫生需求的特点设置不同的支付方式,如在初级卫生保健系统采取按人头付费,而在专科服务系统按照DRG付费。在支付方制度的引导下,大医院的功能将会逐步转型,使医院之间的规模竞争逐渐转向质量竞争,进而推动"以医院为中心"的三级医疗卫生服务体系逐渐转变为"以全科为枢纽"。③鉴于初级卫生保健的投入产出性价比最高,支付方可能会加大对初级保健系统的投入。自由执业的医生则能自主选择在公立或私立医疗机构执业,基层医疗卫生机构医生的数量和质量将得到极大提升,且工作积极性、创造性将得到全力释放。基于品牌和名声的自由执业团队不仅作为"增量",还能通过合理竞争,促使作为"存量"的现有的公立基层卫生服务机构进一步改善服务质量和水平,从而在基层构成一个庞大、高效的初级保健服务体系,为患者提供可及性更高的全科医疗服务。④医院和医生的关系将从"从属关系"变为"合作关系",将有助于进一步理顺全科、专科和住院服务之间的互补关系,为优化医疗资源配置、提高医疗服务全要素生产力创造有利条件。⑤与支付方签约或合作的供方(包括基层医疗卫生机构和医院)的信息系统将得到进一步整合,这将进一步加强医疗卫生服务的连续性,并为分级诊疗制度的推进提供基础设施保障。

综上所述,解决医生资源配置的问题存在"政府"和"市场"两种不同的方式。前者是在现行体制下的制度改良,分级诊疗制度的实施可能会取得一定成绩,但医疗卫生服务体系中结构性、体制性问题却难以得到根本性解决;后者是在中国共产党的领导下,对行政体制、医疗卫生体制的彻底变革,使深层次问题得以解决,但也有可能会产生一些新的问题,其关键在于能否合理界定和厘清政府、市场和社会的治理边界。未来,中国分级诊疗制度更大可能是在"政府"和"市场"之间权衡资源配置,这取决于未来的政治环境与改革的决心。

三、未来中国分级诊疗制度的几个配套改革

越来越多的学者、专家和有识之士已经认识到,如经济体制改革一样,中国分级诊疗制度已不单单是一个与卫生相关的命题,随着市场经济体制基本框架的确立,中国医药体制卫生改革的重点、难点正与政治、社会、文化等领域的问题相互交织和关联。因此,中国分级诊疗制度的深层次转型要求改革必须也能够超越现有医疗卫生层面的单兵突进,转而进入一个包括政治、经济、社会和文化在内的全面改革推进阶段,这一阶段需要顶层设计和综合治理,同时需要合理界定和厘清政府、市场和社会的治理边界,以及加强多部门合作。

(一)建立以健康结果为导向的医保支付制度

医保支付和分级诊疗都是维护健康的制度安排。从长远来看,需要建立起以健康结果为导向的医

保支付制度,强化支付方和供给方的协同合作,推动分级诊疗制度加快形成。在制度安排层面,涉及产品、需方和供方三个方面。

第一,促进产品差异化,即通过制度安排消除产品技术和消费上的替代性或强化互补性。典型案例如英国NHS体系中全科医疗和专科医疗的划分。在医保支付方面,可以通过合理界定不同等级医疗机构的诊疗病种范围及对应的定额付费标准,以此引导供方提供差异化医疗服务产品。例如,某些地区已推行的病种定额付费支付方式,确保不同等级医疗机构诊治的病种不同。同时,还应探索标准化临床路径管理与支付方式改革相结合,以明确不同机构的服务内容。

第二,加强需方行为激励,通过进一步拉大不同等级医疗机构间报销差异,如降低未经基层首诊患者的报销比例或不予报销等政策,充分发挥医保支付杠杆作用,引导和约束患者的就医行为。但不建议采取"一刀切"的政策,在基层服务能力较弱且实际报销比例不高的情况下,一方面要避免服务质量与人民健康安全受影响,另一方面要避免低收入人群因此承受更大压力。

第三,加强供方行为激励,通过创新医保支付方式改变供方行为偏好。例如,全科服务和健康管理的最大特征是几乎人人所需,所以它们具有大样本、随机分布、选择性低等特点,这为基于人群健康水平作为绩效单元的管理竞争提供了条件。事实上,不少发达国家的实际做法也是如此,医保与服务机构的契约合同不再仅面向选择性强的差异个体,而是转向服务社区的全体居民。因为面向大样本人群,人均健康水平自然成为绩效评估的主线,不同服务主体就可能开展以人群健康为中心的良性竞争,从而导向居民、医保、服务主体等多方共赢的结局。美国的HMO模式以及我国部分地区采取的紧密型医联体打包支付模式,都是这种将服务的成本和"利润"内部化,激励医疗体系内部各主体探索有效的分工模式,从而推动分级诊疗的形成。同时,应进一步发挥医保在大数据、信息化方面的治理作用,将开展病种情况、转诊率纳入绩效考核,并将考核结果与医保基金支付挂钩。

(二)构建符合全科医疗特点的教育体系

提出全科医学教育的中国问题,意味着将牵动全科医生培养乃至使用的一系列改革,需要从整体上处理好改革过程中可能出现的若干关系。概括起来,主要有以下三点。

第一,从规模扩展走向高质量发展。在保持全科医生数量稳步增长的同时,系统内部合格尤其是高水平全科医生比例偏低的结构失衡问题仍旧存在。我们不能等到全科医生数量和规模上达到预定目标之后,才着手考虑全科医学人才的层次与结构问题。因此,我们应把握社会资源条件、公众合理诉求与高等医学教育发展的变化态势,逐步提高全科医生的培养质量、执业门槛及职业专业化水平。

第二,从形式普惠向精准供给转化。从供给侧角度来看,区域医学教育投入不均、结构失衡、短板明显等方面的问题,会严重制约全科医生的有效供给乃至区域基层医疗卫生服务水平,进而影响到整体意义上社会公平的实现。针对全科医学教育在规模、质量、区域上存在结构性差异的现实国情,以及改革牵涉招生录取、培养训练、使用激励、考核评价等多个环节的复杂性,在当前及未来可预期的一段时间内,中央政府应兼顾效率与公平的辩证,强化教育、编制、卫健、发展改革、财政、人社等多部门协同,在医疗资源相对落后、基层医学人才匮乏的区域,加快建设一批医学院校和中医药院校,特别是将全科医学专业布点重点向中西部医学教育资源匮乏地区倾斜,并优先向农村和贫困地区配置招生名额。

第三,制定若干国家标准以保障人才质量。从现实情况来看,全科医学专业本科层次所存在的最大问题是临床医学学科逻辑与全科医学专业逻辑混同,将临床医学知识的精深视同为全科专业能力乃至医业理性养成的要津,导致在培养过程中始终难以摆脱以往培养专科医生的临床医学教育惯性。就本科层次而言,全科医学实际上是"通"与"专"的结合。"通"意味着广涉临床医学、康复医学、预防医学等学科知识,经由汇集、筛选与整合,形成专门的知识和技能体系。"专"指向的不只是宽泛的临床学科知识领域,还有全科医生所需要的专业能力与素养。至此,基于"通专结合、业务精熟、适材适所、才尽其用"的目标,教育部应考虑与国家卫生健康委密切合作,在招生层次、师资准入与考核、课程标准、基层临床基地、规范化培训、专业质量认证等方面尽快建立或完善国家统一标准,对入口生源质量、过程能力培养、出口规格质量等环节进行全方位把控。基于上述分析,建议政府在详尽调查与科学论证的基础上,提出全科医学教育改革的基本方向、价值目标与总体框架,制定具有原则性、导向性的规定,并赋予基层单位可以根据改革方向灵活探索具体路径和方法的空间。

参考文献

[1] 张毓辉.建立以健康结果为导向的医保支付制度[J].中国医疗保险,2020(7):19-20.

[2] 苏强,赵腾.中国全科医学教育政策进路与人才培养制度改革[J].中国大学教学,2023(4):11-17,24.

附1：英国国民健康服务(NHS)指南

国民健康服务(NHS)的结构、资金流和其他运作方式因英国不同地区而异。本指南聚焦于NHS在英格兰地区的应用。

NHS在英格兰不是一个单一的组织，它是由数百个不同规模的组织组成的，这些组织在中央、国家、区域和地方各级扮演着不同的角色且承担着不同责任。

NHS被认为是欧洲最大的雇主。其工作人员可以直接受雇于NHS，或受雇于服务提供者，或自雇，甚至可以根据合同为非NHS组织提供服务。

自2014年推出5年展望规划，并于2019年发布当前的NHS长期计划(http://www.longtermplan.nhs.uk/)以来，NHS不断发展并发生了重大变化。因此，它的结构复杂，难以简单将其描述清楚。

在这篇文章中，我们提供了一个关于英格兰NHS结构和资金流的简明观点。

一、角色、职责和资金

NHS各部分的作用、责任和资金是复杂的。国王基金在"NHS概览"中发布了NHS资金摘要。下表提供了国家或地方以及所涉及的主要部门和组织的结构、功能的广泛概述。

治理机构/负责人	范围	运作机制	资金、细节
政府/首相	国家	负责决定给NHS拨款的额度，并设置最高级别的优先级	NHS的资金来源：税收、国民保险缴纳的保险、处方费、牙科服务费，以及通过活动(如停车收费、财产出售、提供私人服务等)产生的其他收入
卫生和社会保健大臣，英国卫生和社会保障部(DHSC)，教育部(DFE)	国家	国务秘书负责DHSC的工作，包括全面财务控制和监督国民保健服务的提供和绩效。DHSC确定未来卫生保健的发展方向，并帮助政府实现卫生目标(如癌症防治、疾病预防预测、减少冬季超额死亡等)。成人和儿童都享有医疗保健服务，但社会保健服务仅为成人提供。DFE负责儿童服务和教育，包括早期教育、学校教育、高等教育和继续教育政策、学徒制和更广泛的技能培训	大部分钱被转用，但有小部分用于公共卫生、NHS工作人员的培训、发展以及管理护理质量(由卫生质量委员会负责)
护理质量委员会(CQC)	国家	作为所有健康和社会保障服务提供者的独立监管机构，对健康与安全委员会负责	负责登记卫生提供者，并监测、检查和评估他们的服务，以保障用户权益。还可就卫生和社会保健方面的重大质量问题发表独立见解

续表

治理机构/负责人	范围	运作机制	资金、细节
英格兰国民健康服务(NHSE)	国家	负责为NHS提供统一的全国领导。NHSE作为单一监管机构,负责监督英格兰地区NHS的医疗保健资金、规划、交付、转型和绩效。《健康与社会保健法案》正式合并了多个NHS组织,包括NHSE、NHS改进、英格兰健康教育和NHS数字化	监督服务的委托、规划和购买。在全国范围内委托一些服务,将大部分资金转交给综合护理系统(ICSS)。过往基金会总结了《2022年医疗保健法案》带来的主要变化
NHS数字化(NHS Digital)	国家	负责开发和运营国家IT和数据服务,以支持临床医生的工作,帮助患者获得最佳卫生服务,并使用数据改善卫生服务水平	NHS数字化与NHSE的转型理事会密切合作,专注于卫生和社会保健系统的核心优先事项
NHS英格兰区域小组(NHS England Regional Teams)	区域(7个地区团队)	与ICSS合作,负责所在区域内所有NHS组织的服务质量、财务和运营绩效,监督绩效并支持其发展	—
英格兰国民健康服务转型理事会(Transformation Directorate at NHS England)	国家/地区	推动国民健康服务和社会照护的数字化转型,是NHSE和DHSC的联合机构	数字化国民健康服务(NHSX)此前支持健康和社会照护的数字化转型,现在大多已经合并转型到NHSE理事会的其他部门
学术健康科学网络(Academic Health Science Network,AHSN)	15个区域网络	目标是通过调整医疗保健方面的教育、临床研究、信息学、创新、培训等领域来改善患者和人口健康水平	—
综合护理系统(Integrated Care Systems,ICSs)	区域	ICSs是组织之间的合作伙伴关系,共同规划和提供联合的卫生与照护服务,以改善在其所在地区内居民的生活品质。随着NHSE的地方建议和《健康和照护法案》(2022年)通过,2022年7月1日,英格兰各地法定建立了42个ICSs	ICSs包括以下内容:综合照护伙伴关系,综合照护委员会,地区当局,实体的伙伴关系,合作的提供者

续表

治理机构/负责人	范围	运作机制	资金、细节
综合照护伙伴关系（Integrated Care Partnerships, ICPs）	区域和地方	由NHS的综合照护委员会和所有属于ICS领域的高层地方当局共同组成的法定委员会。ICP把致力于改善人口健康和福利的伙伴组成广泛联盟，成员由当地确定。同时，负责制定综合的保健战略，以保障ICS地区人口的健康和福利	—
初级保健网络（Primary Care Networks, PCNs）	地方	全科医生（GP）团体与社区、精神卫生、社会保健、药房、医院和志愿服务机构合作，提供就近卫生服务，实现规模经济效应。根据当前安排，PCNs不是法律实体	英格兰共有1250个PCN，每一个都是基于GP注册的患者名单设立，通常服务于3万~5万人的自然社区（具有一定的灵活性）。其规模既便于提供人们和GP都重视的个人卫生服务，又足以通过GP与当地卫生和社会保健系统中的其他机构更好合作以发挥作用，节省时间和成本
服务提供者（如初级保健）（Service providers）	地方	提供者包括医院服务、全科医学、救护车服务、地区护理、健康探访、心理健康提供者，综合心理健康、学习障碍和社区服务提供者，专科服务提供者（如癌症治疗），综合服务提供者（如提供急性和社区照护的组织）	—
全科医学（General Practice）	地方	为患者或自感不适者提供积极、预防性的健康教育、建议和治疗	资金来源于与NHSE签订的全科医生合同，以及通过PCNs和当地委托服务获得的额外资金
地方当局（Local anthorities）	地方	负责改善当地居民的健康和公共卫生服务，包括大多数的性健康服务和减少毒品、酒精滥用的措施	—

二、总结

尽管NHS的高层结构不太可能发生重大变化，但最大和最新的改革将出现在ICS及以下级别。ICSs是合作伙伴关系，将特定地理区域的NHS服务的提供者和专员与地方当局和其他当地合作伙伴聚集在一起，共同规划健康和照护服务，以满足其人口的需求并减少健康不平等现象。从2022年7月起，英格兰正式划分为42个基于区域的ICSs，覆盖人口50万~300万人。ICSs是工作方式，将特定地区的所有卫生和护理组织聚集在一起，以促进更紧密地合作。

NHS将持续根据其面临的各种挑战进行发展。在最近的结构变革中,已经预见并考虑到了以下一些重要挑战:人口老龄化;人口不断增长;肥胖、糖尿病和抗生素耐药性水平的上升,导致医疗保健需求不断变化;医学进步虽然挽救了生命,但也推高了成本(据估计,NHS每年要为医疗技术额外花费100亿英镑);中央集权导致的地方服务关闭;对私有化服务的依赖增加;诸如2019新型冠状病毒大流行等突发事件。

附2：英国国民健康服务(NHS)基金会信托理事指南

一、本指南是什么？

这份文件是一个简短的指南，介绍英国国民健康服务(NHS)基金会信托理事的核心职责。它描述了理事的"法定"职责，即法律要求履行的职责，并概述了理事对监管框架的期望。

(一) 一些重要的组织

依据《2012年卫生和社会保健法》，NHS改变了结构和流程，更加明确地把患者放在首位，并注重提高质量和结果。NHS基金会信托及其理事现在与一系列具有新角色或角色变化了的组织进行互动。

1. 监事会(Monitor)

Monitor曾是英格兰卫生服务部门的监管机构。其工作是通过确保整个部门为患者的利益而工作，保护和促进患者的利益。

例如，Monitor负责确保基金会医院、救护车信托基金、精神健康和社区照护组织得到良好的领导并高效运作，以保障他们能够在未来继续为患者提供高质量的服务。为此，Monitor与质量和安全监管机构CQC密切合作。当CQC发现NHS基金会信托未能提供高质量的护理时，Monitor会采取相应补救措施以确保问题得到解决。

此外，Monitor还负责为NHS资助的服务设定价格，打击违背患者利益的反竞争行为，确保在提供者陷入严重困难的情况下继续提供必要的地方服务，并推动护理更好地整合，从而减少服务碎片化现象，提升服务的便捷性与可及性。

2. 护理质量委员会(CQC)

CQC是英格兰地区负责健康和成人社会保健的独立监管机构。其目的在于确保为人们提供安全、有效、高质量的卫生服务，并促进照护服务得到改善。CQC的作用包括监督、检查和规范服务，以确保它们符合质量和安全的基本标准，并通过公布检查结果，包括性能评级，来帮助人们选择合适的护理服务。

在进行检查服务时，CQC会重点关注以下问题：

(1) 服务是否安全？
(2) 服务是否有效？
(3) 领导层管理是否得当？
(4) 服务是否能够及时响应并满足人们的需求？

CQC的原则包括：以用户为中心，保持独立性、严谨性、公平性和一致性；营造开放且无障碍的文化氛围；在整个卫生和社会保健系统中开展合作；致力于成为高绩效组织，并对自己和他人持续采用同样的改进标准；提倡平等、多元化和尊重人权。

CQC监管：医院、全科医生、牙医、救护车、社区和精神卫生服务机构提供治疗、护理和支持；在疗养院和居民家中为成人提供治疗、护理和支持服务；为权利受到《精神卫生法》限制的人提供服务。

3. 医疗保健领域的变化

NHS 计划和购买服务的方式在《2012 年卫生和社会保健法案》实施之后发生了变化,其中 211 个临床委托小组(CCG)承担了当地初级保健信托机构的角色。

健康和福利委员会(HWB)是 CCG 和地方当局共同规划和整合一个地区健康和社会保健服务的平台。每个 HWB 都有一名来自当地健康观察(Health Watch)的代表作为成员。

维持和提高医疗保健部门的绩效涉及大量组织,每个组织都有各自的角色。这些组织包括医疗保健提供者(如医院、心理健康、社区和救护车服务)、Monitor、CQC、NHS 和 CCG 的董事会,以及皇家学院、国家健康和护理卓越研究所(NICE)以及总医学委员会(GMC)。他们都有一个共同的目标,即根据 NHS 章程中的原则和价值观,确保人们从 NHS 获得最佳的服务。

(二)什么是 NHS 基金会信托?

NHS 基金会信托不同于 NHS 信托,它们拥有独特的法律形式,被称为"公益公司"。NHS 基金会信托为英格兰的患者和服务使用者提供保健服务。与 NHS 信托不同的是,它们不受中央政府的控制,可以自主管理事务并做出决定,包括是否投资盈余。然而,它们仍受法律的约束,承担"有效、高效、经济"地行使职能的责任。

每个 NHS 基金会信托都在其章程中规定了其治理结构。对于所有 NHS 基金会信托的管理,都有明确的立法要求。例如,所有 NHS 基金会信托都有成员、理事会、董事会。

1. 成员

在 NHS 基金会信托工作的公众和工作人员可以成为该信托的"成员"。此外,NHS 基金会信托还可以选择患者、服务使用者或其照护者成为"成员"。成员有权投票选举理事,也有资格自己参选。

2. 理事会

理事会由选举产生的理事和任命的理事组成。理事均是志愿者,没有报酬。民选理事由不同的选区选举产生;公共理事由公众选区的成员选举产生。员工理事由员工团体选举产生;患者、护理人员或服务使用者的理事由患者、服务使用者或其照护者选举产生。

任命的理事代表利益相关者组织,如当地议会或当地慈善机构。如果基金会信托希望由外部组织任命理事,则必须在章程中明确此规定。理事会的结构如下图所示。

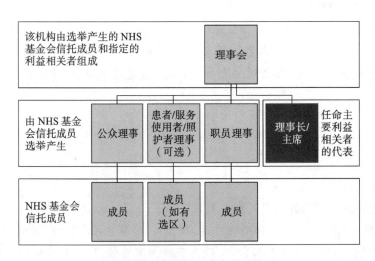

NHS 基金会信托理事会的结构

理事有责任让非执行董事个人和集体为董事会的表现负责,但这并不意味着理事要为董事会代表 NHS 基金会信托所做的决定负责。董事会拥有决策权,并代表基金会信托行事。

3. 董事会

董事会由执行董事和非执行董事组成。执行董事作为员工,由首席执行官领导,负责基金会信托的日常运营管理工作。此外,基金会信托董事会还必须包括以下执行董事:一名财务董事、一名注册医生董事以及一名注册护士或注册助产士董事。

非执行董事不是员工。他们为董事会会议提供独立的观点,并承担特殊的责任,即对执行董事的决定和建议提出质疑。董事会由一名非执行董事担任主席来领导,同时还设有副主席和高级独立董事职位。

董事会的总体职责是确保为成员和公众提供安全、有效的服务。理事会通过对基金会信托的治理来实现这一目标。治理是董事会领导和指导其组织发展的过程,包括制定公司战略、塑造组织价值观和文化、监督执行董事的工作。董事会虽保留某些关键决策权,但也会将许多决策权委托给执行董事或董事会委员会。此外,董事会还承担着对理事、监管机构和委员等关键利益相关者负责的重要职责。

4. 主席的双重角色

董事会主席同时兼任理事会主席。他们负责确保董事会和理事会有效地协同工作,并确保双方都能获得履行各自职责所需的信息。重要的是,董事会和理事会应将其相互作用视为一种建设性的伙伴关系,并寻求实现高效的合作。

5. 董事委员会

NHS基金会信托利用董事委员会在可授权的关键业务领域做出决定,并帮助董事会获得所需的保证。根据法律规定,信托必须设立董事委员会,就任命、薪酬以及与审计相关的事项做出决定。此外,NHS基金会信托也可以决定设立其他委员会和工作小组,如监事会和工作组,但这些不是强制性要求。

NHS基金会信托的"问责链",包括董事委员会的职位设置,如下图所示。

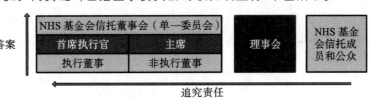

NHS基金会信托的"问责链"

二、理事的职责是什么?

在让NHS基金会信托公开其所提供的服务方面,理事发挥着重要作用。他们为基金会信托的活动带来了宝贵的观点和贡献。重要的是,理事可要求非执行董事对董事会的表现负责,并代表NHS基金会信托成员和公众的利益。这些职责将在下文进一步解释。

(一)要求非执行董事对董事会的表现负责

没有一种"正确的方法"可以强制让非执行董事承担责任,但各地正在采取不同的做法。可以通过履行其他必要职责来实现,例如:任命或罢免董事长、非执行董事或审计师;向非执行董事询问董事会如何实现未来计划中确定的目标;邀请董事会成员参加理事会会议来回答问题。

(二)代表成员及公众的利益

法律要求理事既代表NHS基金会信托成员的利益,也代表公众的利益。他们可以选择一系列不同的方式与这些群体进行接触。我们了解到,一些理事会选择采用一些方法,比如设立理事"拜访日",让成员和公众有机会和理事见面,或者进行调查。

(三) 理事会的其他具体职责

1. 修改章程

与理事合作的 NHS 基金会信托有权修改其章程。对 NHS 基金会信托章程所做的任何更改必须符合《NHS 法案 2006》(the National Health Service Act 2006),并需经半数以上的理事会成员和半数以上出席并投票的董事表决同意。

2. 批准行政长官的任命

负责包括主席在内的非执行董事任命或 NHS 基金会信托首席执行官的罢免。理事会则负责决定是否批准首席执行官的任命。

3. 任免董事长和其他非执行董事

理事会有权在理事会全体会议上任免董事长及其他非执行董事。除了任免权外,理事会还决定非执行董事的薪酬、津贴及其他条款和条件,并与任命和薪酬委员会合作。但是,如果出现违反信托牌照条件的情况,Monitor 可能会行使其法定权力,暂停或罢免董事长或其他非执行董事的职务。在这种情况下,Monitor 的法定权力优先于理事会可能行使的权力。

4. 任免 NHS 基金会信托的外部审计员

在收到审计委员会关于此事的报告后,这一职责将在理事会的全体会议上执行。在任免 NHS 基金会信托的外部审计员时,管理者必须考虑"NHS 基金会信托审计准则"中列出的审计员标准。

5. 接收 NHS 基金会信托的年度账目和年度报告

理事会负责接收向 NHS 基金会信托提交的年度账目、审计师的报告以及董事会全体会议上的年度报告。向理事会提交年度报告和账目是董事会向理事会简要介绍上一年信托整体表现的好机会。理事会应根据其对董事会整体表现的看法,向董事会提供相应的反馈。理事会不能改变报告的内容。Monitor 的 NHS 基金会信托年度报告手册(每年更新)规定了这些文件内容的要求,包括质量和财务方面。

6. 制定未来计划

NHS 基金会信托的未来计划由董事会负责制定,但法律要求董事会考虑理事会的意见。为了提出明智且具有代表性的观点,理事会应征询成员和公众的意见,并将他们的意见反馈给董事会。

7. 对重大交易做出决策

理事会负责对"重大交易"、合并、收购、分立和解散进行决策。简而言之,在当地会议上,半数以上出席并投票的理事可以批准重大交易("重大"的定义在章程中有规定,或者章程中没有定义,但可以包括财务门槛或业务性质的变化,例如承担社区服务)。对于合并、收购、分立和解散,必须有超过一半的理事批准该决定,而不仅仅是参加决策会议的人数的一半。

在与另一个 NHS 基金会信托(其理事会也必须批准交易)合并后,各自的理事会将解散,并建立一个新的理事会。

在 NHS 基金会信托被另一个 NHS 基金会信托收购后,收购 NHS 基金会信托的理事会可以继续存在。收购 NHS 基金会信托可能会扩展其公共选区,以覆盖被收购方 NHS 基金会信托所服务的地区,并且需要选举新的理事来代表这些额外的公共选区。

8. 对非 NHS 收入作出决定

NHS 基金会信托的主要目的是为英格兰提供产品和卫生服务,这些产品和服务的收入必须始终超过非 NHS 来源的收入。对于非 NHS 来源的收入比例的任何变化,都必须通过理事会的决定,理事会必须决定他们是否认为这种变化会在很大程度上干扰信托的主要目的或其他功能的履行。

如果 NHS 基金会信托的董事会建议在一年内将其非 NHS 收入增加 5% 或更多(例如从收入的 2% 增加到 7%),那么在会议上投票的理事必须有超过一半的人批准该提案,该提案才能生效。这种变化通常会在未来计划中有所体现。非 NHS 活动(如投资)的变化可能会受到上述重大交易条款的约束。

三、什么是理事长？

在一些特定情况下，Monitor 可能需要联系理事会，理事长是主要联系人，反之亦然（见下文"理事通常如何与 Monitor 合作？"）。信托秘书通常会将 Monitor 的信息传递给理事。有些信托会选择扩大理事长的职责范围（尽管这不是强制性的），另有一些也会选择设立副理事长。当职责范围扩大时，董事和理事应就角色描述达成一致。然而，董事不应参与理事长的选择，这是由理事决定的。

四、高级独立董事的职责是什么？

董事会经与理事会协商后，会任命其中一名非执行董事为高级独立董事。在下列情况下，他们是理事（和董事）的另一联络人：担忧通过正常渠道无法解决问题；与主席、财务董事或首席执行官的直接接触是不合适的；讨论主席的绩效考核、薪酬或津贴等问题。

五、什么是理事顾问组？

"顾问组"是独立的，也是全国性的。它的任务是回答 NHS 基金会信托理事提出的关于信托是否未能或未按照章程或《NHS 法案 2006》第 5 章行事的问题。只有在超过半数的理事会成员投票同意的情况下，理事才可以将问题提交给顾问组。在顾问组审议理事提出的问题之前，理事需要向其提供投票的证据。顾问组的职责是支持理事履行其代表成员和公众利益的角色。在向顾问组提出问题之前，理事应寻求与其信托主席和其他非执行董事解决问题，以符合各方最佳利益。然而，在持续存在不确定性的情况下，顾问组可作为免费资源使用。

六、理事通常如何与 Monitor 合作？

在适当的时候，Monitor 会通过理事长与理事会进行互动。这种情况通常会发生在以下三个主要时间点。

（一）任命理事长时

Monitor 通常是区域资源管理者，他们会向理事长进行自我介绍（通常是通过电话），就像他们向新任主席或首席执行官进行自我介绍一样。

（二）业务照常开展期间

在业务照常开展的情况下，NHS 基金会信托的董事会和理事会将自行管理他们之间的关系，在认为合适的情况下，Monitor 可能会在年度访问期间会见少数理事或理事长。

（三）当有计划或有实际的监管行动时

如果计划采取任何行动，Monitor 将会与理事长联系。例如，Monitor 可能会打电话给理事长，或在调查启动时写信征求意见，并在调查结束时再次提出建议。如果发现信托机构违反了其提供医疗保健服务的许可范围，理事长可能希望安排与 Monitor 会面，以听取其关注的问题和对信托的期望。当然，当信托机构违约出现问题时，理事长也能够迅速联系到 Monitor。

本成果得到了国家留学基金管理委员会和珠海市公立医院管理中心的资助,在此一并表示感谢!